# 北京市预防接种工作技术规范

庞星火　卢　莉　主编

科 学 出 版 社

北　京

## 内 容 简 介

本书是一本全面系统地介绍北京市预防接种工作技术规范的专著。全书共25章，详细阐述了脊髓灰质炎、麻疹、风疹、流行性腮腺炎、白喉、百日咳、新生儿破伤风、流行性脑脊髓膜炎、流行性乙型脑炎、水痘、人狂犬病、甲型病毒性肝炎、乙型病毒性肝炎13种疫苗针对传染病的监测技术与方法；介绍了疫苗、冷链系统、常规免疫接种、预防接种不良反应、免疫效果与疫苗滴度等方面的管理规范、监测技术或监测方法；论述了预防接种规范化门诊标准；同时，还对预防接种工作管理制度和免疫预防监测检验工作管理规范做了介绍。

本书供从事免疫预防工作的预防保健人员、疾病预防控制人员和卫生行政人员使用，也可供临床医务人员和其他公共卫生工作者参考。

**图书在版编目(CIP)数据**

北京市预防接种工作技术规范/庞星火，卢莉主编. —北京：科学出版社，2014.3
ISBN 978-7-03-039874-1

Ⅰ.①北… Ⅱ.①庞…②卢… Ⅲ.①预防接种-技术操作规程-北京市 Ⅳ.①R186-65

中国版本图书馆CIP数据核字(2014)第035195号

责任编辑：罗 静 贺窑青 / 责任校对：刘小梅
责任印制：赵德静 / 封面设计：耕者设计工作室

科学出版社 出版
北京东黄城根北街16号
邮政编码：100717
http://www.sciencep.com
三河市骏杰印刷有限公司印刷
科学出版社发行 各地新华书店经销
*
2014年3月第 一 版 开本：720×1000 1/16
2016年1月第二次印刷 印张：22 3/4
字数：511 000

**定价：110.00元**

# 编写委员会

**主　编：** 庞星火　卢　莉

**副主编：** 曾　阳　李晓梅　潘静彬

**编　委：**（按姓氏汉语拼音排序）

陈　萌　崔德军　富继业　高　培　郭舫茹
黄　芳　侯文俊　纪文艳　李　娟　李晓梅
刘东磊　刘　方　刘维祥　卢　莉　马　蕊
苗　良　彭兴慧　潘静彬　庞星火　孙　木
孙　昊　索罗丹　王中站　王冬梅　王凤双
王海红　王　怀　吴　疆　吴　涛　闫　乐
虞　睿　曾　阳　赵立平　赵　丹　翟力军
张合润　张曙光　张一华　张朱佳子

**编　审：** 孙美平

# 前　　言

北京市40余年的预防接种工作实践经验和取得的瞩目成绩是预防接种工作的宝贵财富。本书总结了北京市预防接种工作的成功经验，并适应规范化、信息化管理的需要，提出了更加完善、科学的预防接种管理模式，共25章，第1章介绍急性弛缓性麻痹病例的监测管理方法和技术；第2～13章分别介绍麻疹、风疹、流行性腮腺炎、白喉、百日咳、新生儿破伤风、流行性脑脊髓膜炎、乙型脑炎、水痘、人狂犬病、甲型病毒性肝炎和乙型病毒性肝炎12种传染病的监测管理技术和方法；第14章和第15章分别介绍疫苗和冷链系统管理规范；第16章介绍常规免疫接种率监测方案；第17章介绍北京市学龄前流动儿童强化查漏补种工作方案；第18章介绍北京市免疫规划信息报告工作方案；第19章介绍北京市免疫预防血清学与疫苗滴度监测规范；第20章介绍北京市疑似预防接种异常反应监测方案；第21章介绍北京市预防接种门诊规范化标准；第22～25章分别介绍北京市免疫预防工作管理制度、北京市免疫预防监测检验工作管理规范、北京市预防接种服务技术规范和北京市免疫预防资料存档规范。各章内容既相对独立又密切结合。

本书阐述的内容是北京市预防接种工作执行的技术文件，供各级预防接种工作管理人员和服务人员遵照执行。本书的编辑工作得到了北京市各级卫生行政部门、疾病控制机构和基层预防接种人员的大力支持，并提出了极为宝贵的意见和建议，在此一并致谢。

由于编写人员水平有限，书中疏漏在所难免，欢迎广大读者和预防接种工作者批评指正，以便我们在将来的再版中加以修改和完善。

# 目　录

# 第 1 章　北京市急性弛缓性麻痹（AFP）病例监测方案

脊髓灰质炎（以下简称脊灰）是由脊髓灰质炎病毒引起的乙类传染病，主要以粪-口途径传播。病毒侵害脊髓灰质前角细胞的运动神经元，临床表现为肢体急性弛缓性麻痹（acute flaccid paralysis，AFP），部分患者留有永久的肢体瘫痪后遗症。我国自 1959 年开始使用脊灰减毒活疫苗（OPV），1978 年开始实施计划，脊灰发病率大幅度下降，2000 年经世界卫生组织证实实现了无脊灰目标。为做好维持无脊灰工作，2006 年卫生部下发了《全国急性弛缓性麻痹（AFP）病例监测方案》，北京市结合实际情况，相应制定了《北京市急性弛缓性麻痹（AFP）病例监测方案》（2007 年版）。2012 年根据卫生部下发的《脊髓灰质炎野病毒输入性疫情和疫苗衍生病毒相关事件应急预案（试行）》（卫办疾控发［2011］60 号）和《关于启用急性弛缓性麻痹病例监测信息报告管理系统的通知》（卫发明电［2011］40 号）等要求，对 2007 年版《北京市急性弛缓性麻痹（AFP）病例监测方案》进行修订，形成本方案。

## 1　监测目的

（1）及时发现输入的脊灰野病毒或脊灰野病毒病例，采取措施防止病毒传播，维持无脊灰状态。

（2）及时发现脊灰疫苗衍生病毒（vaccine-derived poliovirus，VDPV）及其循环，采取措施控制其进一步传播。

（3）评价预防接种工作质量，发现薄弱环节。

（4）监测脊灰病毒变异情况，为调整疫苗免疫策略提供依据。

## 2　脊灰病例及监测病例定义与分类

根据卫生部的病毒学分类标准对 AFP 病例进行分类。北京市 AFP 病例分类专家诊断小组（以下简称市级分类诊断专家组）根据脊灰实验室检测结果，结合流行病学、临床等资料对 AFP 病例进行诊断分类（图 1-1）。

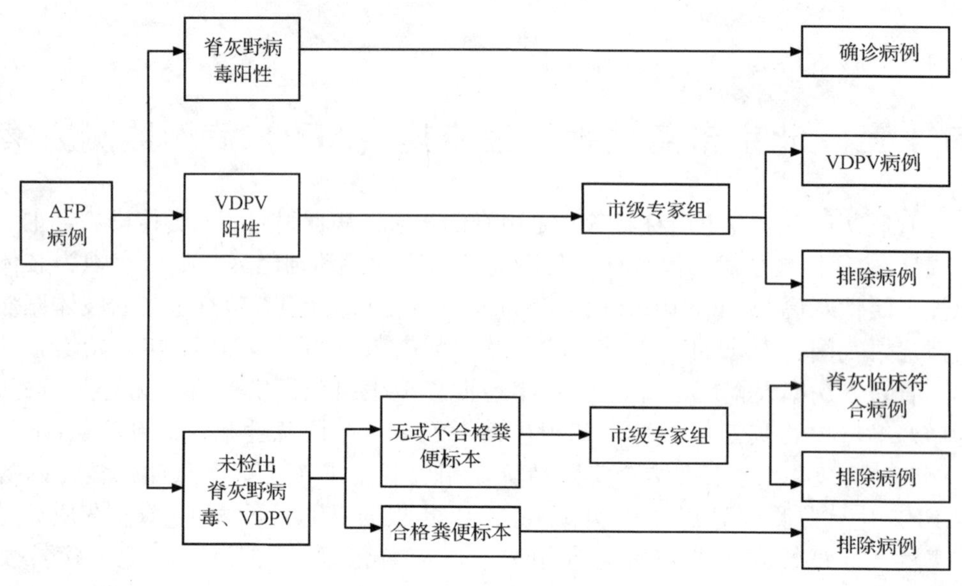


图 1-1　AFP 病例分类流程图

## 2.1　脊灰病例分类

### 2.1.1　脊灰野病毒确诊病例

脊灰野病毒检测阳性的 AFP 病例。

### 2.1.2　脊灰排除病例

（1）采集到合格粪便标本，且未检测到脊灰野病毒和 VDPV 的 AFP 病例。

（2）未采集粪便标本或采集粪便标本不合格、未检测到脊灰野病毒和 VDPV，无论麻痹 60 天随访时有无残留麻痹或死亡、失访，经市级分类诊断专家组审查，临床排除脊灰诊断的 AFP 病例。

### 2.1.3　脊灰临床符合病例

未采集粪便标本或采集粪便标本不合格、未检测到脊灰野病毒和 VDPV，无论麻痹 60 天随访时有无残留麻痹或死亡、失访，经市级分类诊断专家组审查临床不能排除脊灰诊断的 AFP 病例。

### 2.1.4　VDPV 病例

粪便标本中分离出 VDPV，经市级分类诊断专家组审查，临床不能排除脊灰诊断的 AFP 病例。Ⅰ型和Ⅲ型 VDPV 的 VP1 区基因序列核苷酸变异≥9 个

（变异率≥1%，但<15%），Ⅱ型 VDPV 的 VP1 区基因序列核苷酸变异≥6 个（变异率>0.6%，但<15%）。

## 2.2 监测病例分类

### 2.2.1 AFP 病例

所有 15 岁以下出现 AFP 症状的病例、任何年龄临床诊断为脊髓灰质炎的病例均为 AFP 病例。

AFP 不是一个单一的疾病种类，而是以急性起病、肌张力减弱、肌力下降和腱反射减弱或消失为主要特征的一组症候群。常见的 AFP 病例有以下疾病。

（1）脊髓灰质炎。

（2）格林-巴利综合征（感染性多发性神经根神经炎，GBS）。

（3）横贯性脊髓炎、脊髓炎、脑脊髓炎、急性神经根脊髓炎。

（4）多神经病（药物性多神经病、有毒物质引起的多神经病、原因不明性多神经病）。

（5）神经根炎。

（6）外伤性神经炎（包括臀肌内药物注射后引发的神经炎）。

（7）单神经炎。

（8）神经丛炎。

（9）周期性麻痹（包括低钾性麻痹、高钾性麻痹、正常钾性麻痹）。

（10）肌病（包括全身型重症肌无力，中毒性、原因不明性肌病）。

（11）急性多发性肌炎。

（12）肉毒中毒。

（13）四肢瘫、截瘫和单瘫（原因不明）。

（14）短暂性肢体麻痹。

### 2.2.2 高危 AFP 病例

年龄小于 5 岁、接种口服 OPV 少于 3 次或服苗史不详、未采集或未采集到合格粪便标本的 AFP 病例，或临床怀疑为脊髓灰质炎的病例。

### 2.2.3 聚集性临床符合病例

同一区（县）或相邻区（县）发现 2 例或 2 例以上的临床符合病例，发病时间间隔 2 个月以内。

### 2.2.4 VDPV 循环病例（cVDPVs）

如果发生 2 例或 2 例以上相关的 VDPV 病例，则为 cVDPVs。

# 3　疫情报告

## 3.1　AFP 病例快速报告

### 3.1.1　电话报告

疫情责任报告人发现 AFP 病例后，填写传染病报告卡，在 12 小时内电话报至医疗机构所属辖区的区（县）疾病预防控制中心。区（县）疾病预防控制中心接到报告后立即电话报告市疾病预防控制中心，由市疾病预防控制中心电话转至病例居住地/暂住地所属辖区疾病预防控制中心。各级病例接报人员在接到报告后，应填写“急性弛缓性麻痹（AFP）病例接报登记表”（表 1-1）。

### 3.1.2　网络直报

疫情责任报告人在电话报告的同时应网络直报，如果病例报告医疗机构所属区（县）与病例居住地所属区（县）一致，则“病例所属”选择“本地”，反之，则选择“异地”。

病例报告医疗机构所属辖区的区（县）疾病预防控制中心应在 24 小时内完成病例审核并纳入 AFP 监测信息报告管理系统（以下简称专病系统）。如果由本市其他区（县）调查处理则网转至相应区（县）；如果由外省调查处理，则告知市疾病预防控制中心网转。经核实，如果为错误报告或重卡的病例则可取消纳入并删除。

## 3.2　AFP 病例旬报告

各医疗机构预防保健科指定专人负责 AFP 病例旬报，于每旬 2 日前查阅上一旬有关科室的门诊病例登记或写有诊断病名的门诊处方、传染病报告登记以及住院、出院病例登记，核实 AFP 病例情况，按旬填写“急性弛缓性麻痹（AFP）病例旬报表”（表 1-2），并上报医疗机构所属辖区的区（县）疾病预防控制中心。

# 4　疫情调查处理

麻痹前在北京市居住 35 天及以上的 AFP 病例视为北京市 AFP 病例，其余属于异地 AFP 病例。异地 AFP 病例由病例在北京暂住地所属辖区的区（县）疾病预防控制中心负责组织开展调查处理，但最终归原居住地所属辖区的疾病预防控制中心管理。

## 4.1　北京市 AFP 病例

### 4.1.1　个案调查

接到报告后 24 小时内，由病例居住地所属辖区的区（县）疾病预防控制中心开展个案调查，在临床医生配合下，详细填写“急性弛缓性麻痹（AFP）病例个案调查表”（表 1-3）。调查完成 24 小时内在专病系统中填写个案调查信息。如果发现 OPV 零剂次或高危 AFP 病例，立即报告市疾病预防控制中心。调查按以下步骤进行。

（1）核实诊断：如经调查证实为非弛缓性或非急性麻痹，或属于“急性弛缓性麻痹（AFP）病例个案调查表”（表 1-3）列出的排除情况，如外伤、肌肉疼痛不能行走、痉挛性麻痹、骨关节病或脑、脊髓占位性病变等，则上报市疾病预防控制中心后可诊断为非 AFP 病例，并在专病系统中订正，“病例类型”选择“非 AFP”，“初步调查结果”中“是否是 AFP 病例”选择“否”，并注明类别。

（2）了解病史：应了解麻痹发生的时间，是否伴发热、腹泻，麻痹部位是否对称，是否疼痛，有无外伤史或注射史、OPV 免疫史、就诊过程等。

（3）临床检查（咨询临床医生、查看病历）：重点检查肌力、肌张力、腱反射、肌萎缩和肢体活动情况。

（4）填写个案调查表：完整、准确填写所有项目，避免缺项和漏项。如果有调查表中未包括的症状或体征可用文字说明，调查时力求明确临床诊断。

### 4.1.2　病例随访

病例麻痹发生第 60～70 天由病例居住地所属辖区的区（县）疾病预防控制中心负责随访，填写“急性弛缓性麻痹（AFP）病例麻痹 60 天后随访表”（表 1-4），并于随访结束后 3 天内录入专病系统。随访必须见到病例本人，随访者最好为调查过该病例的人员。查体不能明确时，应请神经内科医生协助。首次个案调查时没有明确临床诊断的病例，力求在随访时能够得出明确诊断。

### 4.1.3　AFP 病例的病历摘抄及资料补充

区（县）疾病预防控制中心应在病例出院后 30 天内，完成并上报“急性弛缓性麻痹（AFP）病例病历摘抄表（住院病例用）”（表 1-5）。如果病例未住院，则摘抄“门诊病历”，填写“急性弛缓性麻痹（AFP）病例病历摘抄表（门诊病例用）”（表 1-6）。病历摘抄应详略得当，突出重点及病情变化，辅助检查不遗漏异常结果，以利于市级分类诊断专家组作出最终分类诊断。

市级分类诊断专家组进行分类诊断前 2 周内，应对病例进行资料补充。有残留麻痹的病例由区（县）疾病预防控制中心再次随访，并将随访情况补充到病历摘抄表中报市疾病预防控制中心。高危 AFP 病例由市疾病预防控制中心通知北京儿童医院、北京大学第一医院或北京博爱医院，由医疗机构安排 2 名副主任医师以上职称的神经内科医生进行医学检查，填写“北京市高危 AFP 病例医学检查记录表”（表 1-7），加盖医疗机构公章后提供给市疾病预防控制中心。市疾病预防控制中心将病历摘抄与医学检查记录表一并递交给市级分类诊断专家组。

#### 4.1.4 病例最终分类诊断

北京市卫生局每年组织召开 2～4 次市级分类诊断专家组会议，对北京市 AFP 病例进行最终分类诊断，并在 2 个工作日内通过专病系统上报分类诊断结果，工作内容和要求详见《省级 AFP 病例分类专家诊断小组工作规范》（卫疾控免疫［1999］第 63 号）。

### 4.2 异地 AFP 病例

异地 AFP 病例管理原则为暂住地属地化管理。

#### 4.2.1 住院病例

由医疗机构负责填写“急性弛缓性麻痹（AFP）病例个案调查表”（表 1-3）和采集标本。在北京有暂住地的病例由暂住地所属辖区的区（县）疾病预防控制中心收集调查表及标本，按规定时限及要求送市疾病预防控制中心，并对麻痹后第 60 天仍在本区（县）的病例随访，如病例已离开本区（县）要及时网转至病例居住地所属辖区的疾病预防控制中心。在北京无暂住地的病例由医疗机构所属辖区的区（县）疾病预防控制中心收集调查表及标本，按规定时限要求送市疾病预防控制中心，并对麻痹后第 60 天仍在本区（县）的病例随访，如病例已离开本区（县）要及时网转至病例居住地所属辖区的疾病预防控制中心。

#### 4.2.2 非住院病例

在北京有暂住地的病例由暂住地所属辖区的区（县）疾病预防控制中心完成病例的调查处理，病例管理要求与住院 AFP 病例相同。在北京无暂住地的病例由市疾病预防控制中心及时在专病系统中网转至病例居住地省级疾病预防控制中心。

异地 AFP 病例随访前离京返乡或随访完成后，区（县）疾病预防控制中心及时电话上报市疾病预防控制中心，由市疾病预防控制中心网转至病例居住地省级疾病预防控制中心。

### 4.3　高危 AFP 病例和聚集性临床符合病例

区（县）疾病预防控制中心在病例调查过程中发现高危 AFP 病例或聚集性临床符合病例，应立即上报市疾病预防控制中心，由市、区（县）疾病预防控制中心共同处理，处理要求详见《高危 AFP 病例和聚集性临床符合病例调查指南》（附 1-1）。

### 4.4　脊灰野病毒输入疫情和 VDPV 相关事件

发现脊灰野病毒输入疫情和 VDPV 相关事件应按照《北京市脊髓灰质炎野病毒输入性疫情和疫苗衍生病毒相关事件应急预案（试行）》（附 1-2）的要求启动分级响应。对于病例除进行个案调查外，还应到病例居住地进行现场调查，了解当地 OPV 接种情况，并结合其年龄、临床表现等特征，判定其危险性，决定其后续关注程度，处理要求详见《北京市脊髓灰质炎野病毒输入性疫情和疫苗衍生病毒相关事件应急处置技术方案（试行）》（附 1-3）。

## 5　标本采集、运输和实验室检测

### 5.1　AFP 病例标本的采集

普通 AFP 病例采集 2 份粪便标本，高危 AFP 病例应采集 3 份粪便标本和脑脊液标本。

#### 5.1.1　粪便标本

在麻痹出现后 14 天内采集 2 份（高危病例采集 3 份）粪便标本，每份标本时间间隔至少 24 小时，每份标本质量不少于 5g（约为拇指末节大，标本盒的 1/2），置于专用粪便标本盒内，－20℃保存。采集齐后 3 天内在冷藏条件下送市疾病预防控制中心脊灰实验室，送达时带冰且包装必须完整，进行脊灰病毒分离培养和型别鉴定。

住院病例由医疗机构负责采集病例标本。非住院病例由病例居住地地段医院预防保健科负责采集病例标本。每份标本要标明姓名、采集日期、采集人、标本序号。

#### 5.1.2　脑脊液标本

发现高危 AFP 病例时，就诊医疗机构负责采集病例脑脊液 1～2ml，标明姓名、采集日期、采集人，区（县）疾病预防控制中心于当天在冷藏条件下将标本送市疾病预防控制中心实验室（如不能当天送检，需－20℃保存），进行脊灰病毒分离培养和PCR检测。

## 5.2 接触者标本的采集

接触者定义：曾与处于传染期的病例共同生活、共用卫生间的人员以及其他存在传染或共同感染可能性的人。

### 5.2.1 AFP病例接触者

以下情况应采集AFP病例的5名近6周内未接种过OPV的接触者（原则上优先采集5岁以下儿童）单份粪便标本。

（1）未采集到合格粪便标本的AFP病例。

（2）根据临床或流行病学资料高度怀疑为脊灰的AFP病例。

（3）未完成随访死亡的AFP病例。

### 5.2.2 VDPV、cVDPVs和脊灰野病毒病例接触者

对于VDPV、cVDPVs和脊灰野病毒病例接触者标本的采集要求见《北京市脊髓灰质炎野病毒输入性疫情和疫苗衍生病毒相关事件应急处置技术方案（试行）》（附1-3）。

### 5.2.3 采集要求

由地段医院预防保健科负责辖区内接触者标本采集，集体单位也可由单位属地医院预防保健科完成。所有标本要标明病例姓名、编号、接触者姓名、采集日期、采集人。每份标本质量不少于5g，置于专用粪便标本盒内，－20℃保存，采集齐后3天内在冷藏条件下送市疾病预防控制中心脊灰实验室，进行脊灰病毒分离培养。

## 5.3 标本签收

（1）区（县）疾病预防控制中心：从地段医院预防保健科收集标本时须核对、检查标本标签，登记清楚，不可空项。送标本时需填写“AFP病例粪便标本送省级实验室检查申请表”（表1-8）。

（2）市疾病预防控制中心：标本送达后要及时进行标本登记、编号，并于－20℃保存备检。

## 5.4 检验结果反馈

市疾病预防控制中心脊灰实验室应在收到标本后18天内将标本病毒分离检测结果，反馈给同级流行病学监测人员和下级送检单位，并在检测结束后2个工

作日内通过专病系统补充录入实验室检测结果。需要送国家脊灰实验室进行脊灰病毒型内鉴定的，市疾病预防控制中心脊灰实验室要将国家鉴定结果及时反馈给同级流行病学监测人员和下级送检单位。

### 5.5　阳性标本的运送

市疾病预防控制中心在分离定型后 14 天内将脊灰病毒阳性分离物送达国家脊灰实验室进行型内鉴定。标本应冷冻运送，在送达国家脊灰实验室时带冰且包装必须完整。阳性标本运送要符合国家对标本运送的有关要求。

## 6　疫情监测

### 6.1　主动监测

#### 6.1.1　主动监测医院

一级及以上综合性医院、神经专科医院、儿童医院、传染病医院、综合性中医医院等均为 AFP 主动监测医院。

#### 6.1.2　主动监测科室

主动监测医院中易发现 AFP 病例的科室为主动监测科室，一般为儿科、神经内科、内科、传染科、急诊科、骨科等，区（县）疾病预防控制中心可根据实际情况增加监测科室。主动监测工作应覆盖以上科室的门诊（包括专家门诊、特需门诊等）和病房。

#### 6.1.3　主动监测工作的内容

主动监测工作由主动监测医院的预防保健科设专人负责完成，每旬开展 1 次。监测人员应到主动监测科室查阅门诊日志、有诊断病名的门诊处方、出入院记录或病案，并与医务人员交谈，还可利用 ICD 编码查询 AFP 病例。填写“医院急性弛缓性麻痹（AFP）病例主动监测旬访表”（表 1-9）记录监测结果，如发现漏报的 AFP 病例应立即报告。

#### 6.1.4　疾病预防控制中心负责的主动监测医院

区（县）疾病预防控制中心应选择辖区内 1 家或 2 家接诊量较大的医院作为主动监测点，由区（县）疾病预防控制中心专人每旬和医院监测人员共同完成主动监测工作。

各区（县）主动监测医院包括：协和医院、北京市第六医院、北京儿童医院、北京大学第一临床医院、天坛医院、同仁医院、宣武医院、首都儿科研究所、朝阳医院、丰台区医院、711医院、石景山医院、首钢医院、北医三院、海淀医院、门头沟区医院、京煤集团总医院、房山区第一医院、良乡医院、昌平区医院、大兴区医院、潞河医院、顺义区医院、平谷区医院、密云县医院、怀柔区第一医院、延庆县医院。

其余主动监测医院的工作由医院独立完成。

#### 6.1.5 主动监测数据报告

(1) 主动监测医院：于当月3日前完成上月“医院急性弛缓性麻痹（AFP）病例主动监测旬访表”（表1-9），并报至所属辖区的疾病预防控制中心。

(2) 区（县）疾病预防控制中心：收集辖区内主动监测医院的“医院急性弛缓性麻痹（AFP）病例主动监测旬访表”（表1-9），按年度汇总成“急性弛缓性麻痹（AFP）主动监测年汇总表”（表1-10），并在每年1月15日前上报市疾病预防控制中心。

### 6.2 主动搜索

#### 6.2.1 搜索对象

卫生部规定的14类小于15岁的AFP病例，包括医院住院病例和门诊病例。

#### 6.2.2 搜索医院

全市二级及以上医院，包括部队医院和厂矿医院。首都儿科研究所、北京儿童医院、北京大学第一医院由市疾病预防控制中心负责搜索，其他医院由区（县）疾病预防控制中心负责搜索。

#### 6.2.3 开展时间

每年6～7月完成对上一年度病例的主动搜索工作。

#### 6.2.4 步骤和内容

了解医院的基本情况、医院的就诊情况及AFP监测工作培训情况。区（县）疾病预防控制中心人员赴医院相关科室查阅门诊病例登记处方、传染病报告登记、入院和出院病例登记或通过医院的计算机管理系统检索本年度全部病例，将发现的AFP病例与实际报告的AFP病例进行比较，统计漏报病例数并寻找漏报原因，防止漏报病例再次发生。工作内容和要求详见每年下发的“北京市AFP主动搜索方案”。

#### 6.2.5　主动搜索数据报告

区（县）疾病预防控制中心于每年 8 月上旬将搜索结果录入数据库，报至市疾病预防控制中心。各级疾病预防控制中心均应在每年 10 月月底前完成本级主动搜索工作总结。

## 7　资料管理

### 7.1　数据管理

各级疾病预防控制中心要将全部 AFP 监测资料（电话报告记录、旬报、主动监测报表、个案调查表、随访表、AFP 病例专家分类诊断资料、高危 AFP 病例、聚集性临床符合病例等调查资料、AFP 病例标本送检表、AFP 病例标本实验室检测记录、AFP 病例标本实验室检测结果报告单等）至少每年整理一次，归档保存。相关资料至少保存至全球证实消灭脊灰后。

### 7.2　信息反馈与交流

#### 7.2.1　区（县）疾病预防控制中心

每季度第一个月内完成上季度 AFP 监测数据分析，内容应包括各项监测指标完成情况、存在的问题和建议等，以简报或通报等方式反馈同级卫生行政部门、市疾病预防控制中心和辖区医疗机构。

#### 7.2.2　市疾病预防控制中心

每季度完成季度 AFP 病例监测数据分析和反馈，并于每年 5 月前完成《北京市无脊髓灰质炎证实年度工作报告》，上报中国疾病预防控制中心。

### 7.3　资料的分析利用

#### 7.3.1　AFP 病例流行病学分布

各级疾病预防控制中心以本级为单位绘制病例分布散点图，统计 AFP 病例报告发病率，分析病例的年龄构成和时间分布。报告敏感度低的地区，需分析原因。

#### 7.3.2　AFP 病例免疫史

计算 AFP 病例 OPV 零剂次免疫、未全程免疫、全程免疫和免疫史不详所占比例，重点分析儿童未全程免疫原因和零剂次免疫儿童原因。

#### 7.3.3 AFP 病例粪便标本采集及检测结果

计算未采集、采集单份、采集双份粪便标本病例所占比例，脊灰病毒分离阳性率、各型别分离数、非脊灰肠道病毒分离率等。

#### 7.3.4 分析 AFP 监测系统及时性、完整性

计算相关的监测指标，评价监测系统运转质量，分析存在的问题。各项指标见“9 监测指标评价”。

#### 7.3.5 年度总结

各级疾病预防控制中心应于每年第一季度内完成本级上年度急性弛缓性麻痹病例流行病学监测总结，其中应包括 7.3.1～7.3.4 节的全部内容，以及主动搜索的情况。

## 8 其他相关监测

### 8.1 常规接种率监测

按《北京市常规免疫接种监测方案》进行脊灰疫苗接种率监测，以监测方案为准。

### 8.2 血清学和疫苗滴度监测

按《北京市免疫预防血清学与疫苗滴度监测规范》进行脊灰疫苗基础免疫阳性率监测、健康人群脊灰抗体水平监测和脊灰疫苗滴度监测，以每年监测方案为准。

### 8.3 健康儿童便标本监测

选择适宜年龄组健康儿童，采集粪便标本，进行健康儿童粪便带毒率监测，以每年监测方案为准。

## 9 监测指标评价

### 9.1 监测的敏感性

15 岁以下儿童非脊灰 AFP 病例报告发病率在 1/10 万以上。

### 9.2　监测的及时性

（1）AFP病例报告后24小时内调查及时率100%。

（2）AFP病例14天内双份合格粪便标本采集率≥80%。

（3）AFP病例粪便标本3天内送达市疾病预防控制中心脊灰实验室及时率≥80%。

（4）市疾病预防控制中心脊灰实验室18天内完成AFP病例粪便病毒分离及时率≥90%。

（5）阳性分离物在14天内送国家脊灰实验室的及时率≥80%。

（6）AFP病例麻痹后60天随访调查率≥90%。

（7）AFP病例病历摘抄及时率100%。

（8）AFP病例监测报告（包括“零”病例报告）及时率≥80%。

### 9.3　监测的完整性

（1）市疾病预防控制中心对高危AFP病例和聚集性临床符合病例调查处理率100%。

（2）市级AFP病例分类专家诊断小组对本地AFP病例的复核率100%。

（3）旬报完整性：实际监测报告数/应监测报告数×100%（应报告数=报告点数×报告频率）。

（4）主动监测报表完整性：实际监测报告数/应监测报告数×100%（应监测报告数=报告点数×报告频率）。

### 9.4　实验室质控

（1）市疾病预防控制中心脊灰实验室年度现场评估成绩≥80分。

（2）市疾病预防控制中心脊灰实验室世界卫生组织（WHO）标准职能考核成绩≥80分。

（3）市疾病预防控制中心脊灰实验室检测AFP粪便标本数≥150份。

（4）市疾病预防控制中心脊灰实验室脊灰病毒定型正确率≥90%。

## 10　培训

### 10.1　市级培训

市疾病预防控制中心每年上半年举办“维持无脊灰状态”培训班，培训对象为全市二级及以上医院和各区（县）卫生局防保科、疾病预防控制中心的相关人员，培训内容包括消灭脊灰工作进展、北京市AFP监测工作的要求和问题等。

会后完成简报，并将各医院到会情况反馈至各级卫生行政部门和区（县）疾病预防控制中心。

### 10.2 区（县）级培训

市疾病预防控制中心培训后1个月内，各区（县）疾病预防控制中心完成本区（县）的脊灰培训工作，培训对象应包括辖区内所有医疗机构相关科室，如医务处、儿科、传染病科、神经科、内科、急诊科、预防保健科等。培训情况以简报形式报至区（县）卫生行政部门和各级医疗机构。培训教材、试卷、简报、照片等资料存档备查。

### 10.3 各级医疗机构培训

区（县）疾病预防控制中心培训后1个月内，各级医疗机构完成本单位的脊灰培训工作，培训对象应包括预防保健科、儿科、神经科、传染科、病案室等相关各科室和人员，特别加强对进修医生的培训，加强培训后的考核，培训教材、试卷、简报、照片等资料存档备查。

## 11 各部门职责

### 11.1 各级医疗机构

（1）设专人负责AFP病例的报告管理，及时向区（县）疾病预防控制中心进行报告。

（2）制定本单位AFP病例监测报告程序和工作制度。

（3）在疾病预防控制中心指导下组织开展AFP监测培训。

（4）协助疾病预防控制中心进行AFP病例调查、标本采集、病例随访、主动监测、主动搜索、查漏补种工作。

（5）收集、补充AFP病例的临床资料，提供给辖区疾病预防控制中心，协助其完成病历摘抄。

### 11.2 区（县）疾病预防控制中心

（1）负责汇总各医疗机构AFP病例的报告，及时上报市疾病预防控制中心。

（2）负责AFP病例调查处理，标本采集、运送，病历摘抄和病例随访等工作。

（3）检查指导辖区内医疗机构开展主动监测工作。

（4）每年对辖区内二级及以上医疗机构进行AFP病例主动搜索。

（5）负责对辖区内各级医疗机构相关人员进行AFP监测培训。

（6）每季度对监测资料进行分析与评价，及时向本级卫生行政部门和市疾病预防控制中心报告，并向辖区内医疗机构反馈。

（7）对辖区内 AFP 病例监测工作开展督导、检查，评价监测质量，并向本级卫生行政部门和市疾病预防控制中心报告监测工作情况。

（8）每年第一季度内完成上年度急性弛缓性麻痹病例流行病学监测总结。

## 11.3　市疾病预防控制中心

（1）负责收集并分析各区（县）疾病预防控制中心上报资料，对 AFP 病例实行个案管理。

（2）每年对市疾病预防控制中心负责主动搜索的医疗机构进行 AFP 病例主动搜索。

（3）培训区（县）疾病预防控制中心和医疗机构人员。

（4）每季度对监测资料进行分析与评价，及时向本级卫生行政部门报告，并向区（县）疾病预防控制中心反馈。

（5）组织对高危 AFP 病例、聚集性临床符合病例、VDPV 及其循环病例的调查和处理。

（6）整理病例分类诊断的资料，协助卫生行政部门完成 AFP 病例分类诊断专家会。

（7）检测 AFP 病例标本，提供实验室诊断依据，及时反馈结果。

（8）与国家和其他省（自治区、直辖市）沟通和信息交流，协调异地 AFP 病例报告、调查及其他相关事宜。

（9）每年完成《北京市无脊髓灰质炎证实年度工作报告》并上报中国疾病预防控制中心。

## 11.4　各级卫生行政部门

（1）负责对辖区内 AFP 监测的组织领导，保障工作必须经费，对辖区监测工作进行评估、督导与考核。

（2）组织对辖区医疗机构人员的培训。

（3）市卫生局负责组织专家对临床高度怀疑脊髓灰质炎的病例会诊，每年定期组织市级专家诊断组对所有 AFP 病例进行分类诊断。

## 表 1-1 急性弛缓性麻痹（AFP）病例接报登记表

编号：

<table>
<tr><td colspan="2">患者姓名：</td><td colspan="2">性别：</td><td colspan="2">出生日期/年龄：</td></tr>
<tr><td colspan="2">家长姓名：</td><td colspan="4">联系方式：</td></tr>
<tr><td colspan="6">家庭住址（包括省/市、地区、县/区、乡/街道、村/居委会及门牌号等）：<br>户口住址：<br>在京居住地址：</td></tr>
<tr><td colspan="2">来京日期：</td><td colspan="2">发病日期：</td><td colspan="2">麻痹日期：</td></tr>
<tr><td colspan="3">就诊日期：</td><td colspan="3">就诊医院：</td></tr>
<tr><td colspan="6">麻痹情况（简单描述部位、肌力、肌张力、腱反射的情况）：</td></tr>
<tr><td colspan="6">是否住院：　如是，医院名称及住院科室<br>如否，病例去向：1. 在京居住；2. 离京返回原籍；3. 其他<br>______________________________</td></tr>
<tr><td colspan="3">接诊医生：</td><td colspan="3">诊断病名：</td></tr>
<tr><td colspan="3">报告人：</td><td colspan="3">报告单位：</td></tr>
<tr><td colspan="3">报告日期和时间：</td><td colspan="3">接报人：</td></tr>
<tr><td colspan="6">备注（转报情况等）：</td></tr>
</table>

注意事项：1. 表中各项务必填写清楚、齐全。

2. 医院发现病例后立即报告所属辖区疾病预防控制中心。
3. 区（县）疾病预防控制中心接报后立即报至市疾病预防控制中心。
4. 市疾病预防控制中心通知病例在京居住地所属辖区区（县）疾病预防控制中心

**表 1-2　急性弛缓性麻痹（AFP）病例旬报表**

（　　年　　月　　日至　　年　　月　　日）

报告单位（盖章）：　　　　　　　　　　　　　　报告时间：　　年　　月

| 病例编号 | 姓名 | 出生年月日 | 性别 | 家庭住址 | 麻痹日期 | 调查日期 | 免疫史 | | 粪便标本 | | | 60 天随访 | | | 最后分类 | | |
|---|---|---|---|---|---|---|---|---|---|---|---|---|---|---|---|---|---|
| | | | | | | | 次数 | 不详 | 采集日期 | | 病毒型别 | 随访日期 | 残留麻痹 | | 确诊 | 排除 | 临床符合 |
| | | | | | | | | | （1） | （2） | | | 有 | 无 | | | |
| | | | | | | | | | | | | | | | | | |
| | | | | | | | | | | | | | | | | | |
| | | | | | | | | | | | | | | | | | |
| | | | | | | | | | | | | | | | | | |
| | | | | | | | | | | | | | | | | | |
| | | | | | | | | | | | | | | | | | |
| | | | | | | | | | | | | | | | | | |
| | | | | | | | | | | | | | | | | | |
| | | | | | | | | | | | | | | | | | |
| | | | | | | | | | | | | | | | | | |
| 本旬报告病例： | | | | | | 本旬排除病例： | | | | | | 本旬确诊病例： | | | | | |

填表说明：1. 家庭住址填写详细。

2. 所有报告病例编号与 AFP 监测信息报告管理系统一致

填表人：

填表日期：

## 表 1-3　急性弛缓性麻痹（AFP）病例个案调查表

|  |  |
|---|---|
| 省疾病预防控制中心收到本表的时间 | ____年__月__日　T0 □□/□□/□□ |
| **一、编号** | |
| 1. 病例编号 | ________________　T1A□□□□□□□□□□□□□ |
| 2. 调查日期 | ____年__月__日　T1B □□/□□/□□ |
| 3. 调查单位 | 1. 区（县）CDC　2. 地级 CDC　3. 省级 CDC　T1C □ |
| 4. 调查人 | ________________ |
| **二、基本情况** | |
| 1. 患者姓名 | ________________ |
| 2. 性别 | 1. 男　2. 女　T2B □ |
| 3. 民族 | ________________　T2C □□ |
| 4. 出生日期（公历） | ____年__月__日　T2D □□/□□/□□ |
| 5. 如无出生日期，年龄 | ______岁______月 |
| 6. 居住状况 | 1. 散住　2. 集体（托、幼、学校）<br>3. 流动人口　4. 其他（请注明）______<br>9. 不详　T2H □ |
| 7. 患者详细地址 | ________________ |
| 8. 家长姓名 | ________________ |
| 9. 家长工作单位 | ________________ |
| 10. 家长电话号码 | ________________ |
| 11. 病例报告单位级别 | 1. 村级　2. 乡级　3. 区（县）级　4. 市级 T2M □ |
| 12. 病例报告单位名称 | ________________ |
| 13. 病例报告日期 | ____年__月__日　T2O □□/□□/□□ |
| 14. 是否本市户籍病例 | 1. 是　2. 否　QTBL1 □ |
| 如否，暂住地 | ________________ |
| 来京日期 | ____年__月__日　QTRQ1 □□/□□/□□ |
| 15. 麻痹 70 天内是否离京 | 1. 是　2. 否　QTBL2 □ |
| 如是，离京日期 | ____年__月__日　QTRQ2 □□/□□/□□ |
| **三、临床症状和体征** | |
| 麻痹出现前症状： | |
| 1. 发热 | 1. 有　2. 无　9. 不知道　T3A □ |
| 2. 腹泻 | 1. 有　2. 无　9. 不知道　T3D □ |
| 3. 颈项强直 | 1. 有　2. 无　9. 不知道　T3E □ |
| 4. 肌肉疼痛 | 1. 有　2. 无　9. 不知道　T3F □ |
| 5. 3 天内注射史 | 1. 有　2. 无　T3N1 □ |
| 如有，注射部位 | 1. 右上肢 2. 左上肢 3. 左下肢 4. 右下肢　T3N2 □<br>5. 其他（请注明）________ |
| 注射品名称 | __________ |

| | | |
|---|---|---|
| 6. 麻痹出现日期 | ____年__月__日 | T3R □□/□□/□□ |
| 麻痹部位及程度 | | |
| 7. 左上肢： | 0. 肌肉无收缩　1. 肌肉轻微收缩<br>2. 能力水平运动　3. 能垂直运动<br>4. 能抵抗外力　5. 正常运动　9. 不详 | T3G □ |
| 8. 右上肢 | 编码同上 | T3H □ |
| 9. 左下肢 | 编码同上 | T3I □ |
| 10. 右下肢 | 编码同上 | T3J □ |
| 11. 呼吸困难 | 1. 严重　2. 中等　3. 轻微　4. 正常 | T3K □ |
| 12. 肢体感觉障碍 | 1. 有　2. 无　9. 不详 | T3N2 □ |
| 13. 大小便失禁 | 1. 有　2. 无 | T3N3 □ |
| 14. 巴彬斯基氏反射 | 1. 有　2. 无　9. 不能判断 | T3P □ |
| 15. 踝阵挛 | 1. 有　2. 无　9. 不能判断 | T3N4 □ |
| 16. 深部腱反射 | 1. 消失　2. 减弱　3. 正常<br>4. 亢进　9. 不能判断 | T3Q □ |
| 17. 肌张力 | 1. 减低　2. 正常　3. 增强 | T3T □ |
| 18. 最初麻痹时伴发热 | 1. 有　2. 无　9. 不详 | T3S □ |

**四、麻痹后就诊情况**（含本次就诊）

| | | |
|---|---|---|
| 1. 就诊次数 | 1. 1 次　2. 2 次　3. 3 次　4. >3 次 | T4N1 □ |
| 2. 本次就诊日期 | ____年__月__日 | T4N2 □□/□□/□□ |
| 3. 本次就诊的诊断结果 | 1. AFP　2. 非 AFP　9. 无临床诊断 | T4N3 □ |
| 4. 麻痹后第一次就诊 | | |
| 就诊地 | 1. 北京　2. 异地 | T4A5□ |
| 就诊单位 | 1. 村卫生所　2. 乡医院　3. 区（县）医院<br>4. 地区医院　5. 省医院 | T4A1 □ |
| 就诊单位名称 | ________________ | |
| 就诊日期 | ____年__月__日 | T4A2 □□/□□/□□ |
| 诊断结果 | 1. AFP　2. 非 AFP　9. 不详 | T4A3 □ |
| 是否报告 | 1. 是　2. 否 | T4N4 □ |
| 5. 麻痹后第一次到县及以上级医院就诊情况 | | |
| 就诊日期 | ____年__月__日 | T4N5 □□/□□/□□ |
| 诊断结果 | 1. AFP　2. 非 AFP　9. 不详 | T4N6 □ |
| 是否报告 | 1. 是　2. 否 | T4N7 □ |
| 6. 如住院治疗 | | |
| 医院类别 | 1. 村级　2. 乡级　3. 县级<br>4. 地区级　5. 省级 | T4E1 □ |
| 医院名称 | ____________________ | |
| 病案编号 | ____________________ | |

**五、初步调查结果**

| | | |
|---|---|---|
| 1. 是否是 AFP 病例 | 1. 是 2. 否 | T5A □ |
| 如是 | 1. 脊灰 2. 格林巴利综合征 3. 横贯性脊髓炎<br>4. 创伤性神经炎 5. 其他（请注明）__________<br>9. 待查 | T5B□ |
| 如否 | 1. 外伤 2. 肌肉疼痛不能行走<br>3. 痉挛性麻痹 4. 骨关节病<br>5. 其他（请注明）__________ | T5C □ |

**六、免疫史**

| | | |
|---|---|---|
| 1. 累计接种 OPV 次数 | __________次，99. 不详 | T7A □□ |
| 2. 服苗依据 | 1. 接种卡 2. 接种证 3. 询问 | T7N1 □ |
| 3. 最近一次服苗 | | |
| 日期 | ____年__月__日 | T7N2 □□/□□/□□ |
| 服苗形式 | 1. 常规免疫 2. 强化免疫<br>3. 其他（请注明）______ 9. 不详 | T7N3□ |
| 4. 未全程免疫主要原因 | 1. 未接到通知 2. 生病不能接种<br>3. 无接种人员 4. 家长拒绝<br>5. 其他（请注明）______ 6. 未满周岁<br>9. 不详 | T7I □ |

**七、实验室资料**

| | | |
|---|---|---|
| 1. 第一份粪便标本 | | |
| 采集日期 | ____年__月__日 | T9A1 □□/□□/□□ |
| 采集人姓名 | __________ | |
| 采集人单位 | ____________________ | |
| 省实验室收到粪便日期 | ____年__月__日 | T9AN1 □□/□□/□□ |
| 标本是否带冰运送 | 1. 是 2. 否 | T9AN2 □ |
| 标本状态 | 1. 好 2. 差 | T9AN3 □ |
| 标本质量 | 约______克，99. 不详 | T9AN4 □□ |
| 是否进行病毒分离 | 1. 是 2. 否 | T9AN5 □ |
| 标本接种日期 | ____年__月__日 | T9AN6 □□/□□/□□ |
| 是否进行脊灰病毒分型 | 1. 是 2. 否 | T9AN7 □ |
| Ⅰ型病毒 | 1. 是 2. 否 | T9A4 □ |
| Ⅱ型病毒 | 1. 是 2. 否 | T9A5 □ |
| Ⅲ型病毒 | 1. 是 2. 否 | T9A6 □ |
| 其他肠道病毒 | 1. 是 2. 否 | T9A7□ |
| 检验结果报告日期 | ____年__月__日 | T9AN8 □□/□□/□□ |
| 国家实验室收到分离物日期 | ____年__月__日 | T9AN9 □□/□□/□□ |
| 收到国家实验室结果日期 | ____年__月__日 | T9AN10 □□/□□/□□ |

2. 第二份粪便标本

| | | |
|---|---|---|
| 采集日期 | ____年__月__日 | T9B1 □□/□□/□□ |
| 采集人姓名 | ________ | |
| 采集人单位 | ________________ | |
| 实验室收到粪便日期 | ____年__月__日 | T9BN1 □□/□□/□□ |
| 标本是否带冰运送 | 1. 是　2. 否 | T9BN2 □ |
| 标本状态 | 1. 好　2. 差 | T9BN3 □ |
| 标本质量 | 约______克，99. 不详 | T9BN4 □ |
| 是否进行病毒分离 | 1. 是　2. 否 | T9BN5 □ |
| 标本接种日期 | ____年__月__日 | T9BN6 □□/□□/□□ |
| 是否进行脊灰病毒分型 | 1. 是　2. 否 | T9BN7 □ |
| Ⅰ型病毒 | 1. 是　2. 否 | T9B4 □ |
| Ⅱ型病毒 | 1. 是　2. 否 | T9B5 □ |
| Ⅲ型病毒 | 1. 是　2. 否 | T9B6 □ |
| 其他肠道病毒 | 1. 是　2. 否 | T9B7 □ |
| 检验结果报告日期 | ____年__月__日 | T9BN8 □□/□□/□□ |
| 国家实验室收到分离物日期 | ____年__月__日 | T9BN9 □□/□□/□□ |
| 收到国家实验室结果日期 | ____年__月__日 | T9BN10 □□/□□/□□ |

3. 国家实验室鉴定结果

| | | |
|---|---|---|
| Ⅰ型脊灰野病毒 | 1. 是　2. 否 | T9CN1 □ |
| Ⅱ型脊灰野病毒 | 1. 是　2. 否 | T9CN2 □ |
| Ⅲ型脊灰野病毒 | 1. 是　2. 否 | T9CN3 □ |
| Ⅰ型脊灰疫苗病毒 | 1. 是　2. 否 | T9CN4 □ |
| Ⅱ型脊灰疫苗病毒 | 1. 是　2. 否 | T9CN5 □ |
| Ⅲ型脊灰疫苗病毒 | 1. 是　2. 否 | T9CN6 □ |
| Ⅰ型脊灰疫苗衍生病毒 | 1. 是　2. 否 | T9CN10 □ |
| Ⅱ型脊灰疫苗衍生病毒 | 1. 是　2. 否 | T9CN11 □ |
| Ⅲ型脊灰疫苗衍生病毒 | 1. 是　2. 否 | T9CN12 □ |
| 其他肠道病毒 | 1. 是　2. 否 | T9CN7 □ |
| 待定 | 1. 是　2. 否 | T9CN8 □ |
| 鉴定报告日期 | ____年__月__日 | T9CN9 □□/□□/□□ |

4. 高危 AFP 病例标本

| | | |
|---|---|---|
| 脑脊液采集日期 | ____年__月__日 | QTRQ3 □□/□□/□□ |
| 省实验室收到脑脊液日期 | ____年__月__日 | QTRQ4 □□/□□/□□ |
| 病毒分型结果 | | |
| Ⅰ型病毒 | 1. 是　2. 否 | QTBL3 □ |
| Ⅱ型病毒 | 1. 是　2. 否 | QTBL4 □ |
| Ⅲ型病毒 | 1. 是　2. 否 | QTBL5 □ |

| | | |
|---|---|---|
| 其他肠道病毒 | 1. 是　2. 否 | QTBL6 □ |
| PCR 结果 | 1. 阳性　2. 阴性 | QTBL7 □ |
| 检验结果报告日期 | ____年__月__日 | QTRQ5 □□/□□/□□ |

**八、最后分类**（省市疾病预防控制中心填写）

| | | |
|---|---|---|
| 1. 病例分类 | 1. 脊灰确诊病例　2. 脊灰排除病例<br>3. 脊灰临床符合病例　4. 待定　5. VDPV 病例 | T11A □ |
| 2. 如为临床符合病例，依据： | | |
| 无合格粪便标本或无标本 | 1. 是　2. 否 | T11N1 □ |
| 发病 60 天后无其他病因仍残留麻痹 | 1. 是　2. 否 | T11B5 □ |
| 病例失访 | 1. 是　2. 否 | T11B6 □ |
| 病例死亡 | 1. 是　2. 否 | T11B7 □ |
| 省级专家诊断小组认定 | 1. 是　2. 否 | T11N2 □ |
| 3. 如为脊灰排除病例，依据： | 1. 临床不怀疑为脊灰（专家组认定）<br>2. 合格粪便标本，脊灰野病毒分离阴性<br>3. 合格粪便标本，脊灰野病毒和疫苗病毒分离均为阴性 | T11D □ |
| 4. 如为脊灰确诊病例，依据： | 1. 本土野病毒病例　2. 输入野病毒病例<br>3. 输入野病毒再传病例　4. 待定 | T11N3 □ |

**九、脊灰排除病例临床诊断**

| | | |
|---|---|---|
| | 1. 格林巴利综合征　2. 横贯性脊髓炎<br>3. 创伤性神经炎　4. 其他（请注明）____ | T11N4 □ |

**十、查漏补种情况**

q. 最初麻痹时伴有发热：指麻痹前后发热（体温升高在 37.5℃以上）。若出现麻痹伴有发热，圈划“1”（是）；如果未伴有发热，圈划“2”（无）；不详，圈划“9”。

4. 麻痹后就诊情况

a～c. 麻痹后就诊的一般情况：根据就诊的具体情况，圈划就诊次数、填写本次就诊时间及圈划诊断结果的相应数码。

d. 麻痹后第一次就诊。

（1）就诊单位：要求填写就诊单位的级别。第一次如果在“村卫生所”就诊，圈划“1”，余类同。

（2）就诊日期：同前的日期填写方法；若不详，填写“99/99/99”。

（3）诊断结果：根据 AFP 的标准定义判断是否是 AFP 病例，圈划相应的数码。

（4）是否报告：是否按照 AFP 监测要求进行报告，圈划相应的数码。

e. 麻痹后第一次到区县及以上级医院就诊情况。

（1）就诊日期：同前的日期填写方法；若不详，填写“99/99/99”。

（2）诊断结果：根据 AFP 的标准定义判断是否是 AFP 病例，圈划相应的数码。

（3）是否报告：是否按照 AFP 监测要求进行报告，圈划相应的数码。

f. 如住院治疗。

（1）医院类别：圈划历次所住的最高一级医院。

（2）医院名称：填写历次所住的最高一级医院名称。

（3）病案编号：填写历次所住的最高一级医院的病案编号。

5. 初步调查结果

初步调查结果是在调查者接到本次 AFP 病例的报告后亲自查看患者后（区县疾病预防控制中心调查员和医院临床医生合作）才能作出结论。

a. 是否是 AFP 病例：“是”，即 AFP 病例；“否”，即为非 AFP 病例。

（1）如是（AFP 病例）：请按列出的病名圈划；“其他（请注明）”要求详细填写病名。

（2）如否（非 AFP 病例）：请按列出的病名圈划；“其他（请注明）”要求详细填写病名。

外伤：有明确的外伤史，麻痹只限于受伤的同一肢体。

因肌肉疼痛不能行走：儿童没有麻痹，但不能行走，几天后即恢复，则表明是因肌肉疼痛而引起的症状。

痉挛性麻痹：通常是由脑或上运动神经元损伤造成的。脊灰病例不能引起这样的症状。

骨关节病：一般骨关节病，肢体活动将因疼痛受到限制，而下端肌肉是正常的。可询问患儿近期是否患过该种疾病。

此结果是在病例初步调查后完成的，不包括出现麻痹后 60 天随访结果或病毒分离结果等资料。

6. 免疫史

a. 累积服脊灰疫苗次数：应包括常规免疫和强化免疫中任何一次服苗，应为发病前服苗总次数。免疫史应注意是否属实，如有理由怀疑记录或回答有误，应进行核查并将正确的情况填写在调查表上。

b. 服苗依据：有接种证则以接种证为准，无接种证以接种卡为准，无接种证、无接种卡以询问为准，然后根据判断结果圈划“1”、“2”或“3”。

c. 麻痹前最近一次服苗。

（1）日期：尽量填写年、月、日信息，不详部分填写“99”。

（2）服苗形式：按服苗形式圈划相应数码。

d. 采集粪便前最近一次服苗：尽量填写年、月、日信息，不详部分请填写“99”。

e. 全程免疫的主要原因：如果病例未完成全程免疫（指服苗 3 次及 3 次以上），则根据实际情况圈划

## 急性弛缓性麻痹（AFP）病例个案调查表填表说明

急性弛缓性麻痹病例个案调查表（简称个案表）由调查记录部分（左栏、中栏）和计算机编（右栏）组成。调查记录部分除特别注明的项目外均采用画圈的形式，由调查人员填写。

个案表共有八大项内容，有些项目与“急性弛缓性麻痹病例麻痹 60 天后随访调查表”（简称随中的内容相同，如“1. 编号”、“2. 基本情况”等均与个案表相同。在工作中这两份表格要认真填持一致。

1. 编号

a. 病例编号：与 AFP 监测信息报告管理系统中自动生成的编号一致。

b. 调查日期：填写公历时间；时间不详，则填写“99/99/99”，下同。

c. 调查单位：如果几个单位同时参加调查，按最高一级单位填写。例如，市级与区（县）级防控制中心同时参加调查，则在地级的编码上画圈。

d. 调查人姓名：填写主要调查者姓名。

2. 基本情况

a. 患者姓名：填写在相应栏内。

b. 性别：根据患者性别圈划相应数码。

c. 民族：填写患者本人的民族；计算机应录入对应民族编码（注：同 1994 年印发的脊髓灰质手册）；“99”代表不详。

d. 出生日期：必须按公历年、月、日填写。

e. 如无出生日期或出生日期不详，则按麻痹发生时的实足年龄进行估算、填写。例如，患者龄在 1998 年 8 月 1 日发病，则年龄栏填写 1 岁 3 个月，出生日期栏填写估计出生日期：1997 年 5

f. 居住状况：按表上具体情况填写，“9”为不详。

g. 患者详细住址：需详细填写，包括门牌号（便于随访查找）。

h. 家长姓名：填写患者父亲或母亲的姓名。

i. 家长工作单位：填写患者父亲或母亲的工作单位。

j. 家长电话号码：填写在相应栏内。

k. 病例报告单位级别：指患者麻痹后，进行报告的单位的级别。

l. 病例报告单位名称：按实际报告单位填写。

m. 病例报告日期：填写公历年、月、日。

3. 临床症状和体征

a～d. 麻痹前出现的症状要根据患者或其看护人提供的病史判断、填写。

e. 3 天内注射史：指患者麻痹出现前 3 天内臀部注射史。

f. 麻痹出现日期：由家长或医生提供。注意：麻痹日期是指发生“麻痹”的日期，而不是出现征的日期（如腹泻或肌肉痛等），也不是住院开始的日期。

g～j. 记录肢体麻痹部位及麻痹程度：根据临床医生检查的肌力分级结果，圈划相应的数“3. g”项中，不详“9”。

h～j 项中，0～5 项指标与第“3. g”“左上肢”项的编码相同，仅需在相应项目中圈划相应数如，右上肢不能运动，则“3. h”项中圈划数字“0”。

k. 呼吸困难：根据临床检查判断呼吸困难的严重程度，并在相应分级中圈划相应数码值。

l～o. 记录肢体感觉障碍、大小便失禁、巴彬斯基氏反射和踝阵挛：根据神经学检查结果填写。

p. 深部腱反射：根据检查结果判断，消失、减弱、正常或亢进。“9”为不能判断。

一项主要原因；如果为其他原因，请详细注明，如流动人口、超生儿童等。

7. 实验室资料

实验室资料由区（县）疾病预防控制中心采集粪便标本者和市脊灰实验室的工作人员填写，实验数据要及时填入调查表和录入专病系统。录入数据要与实验室的结果保持一致。

a. 第一份粪便标本［（1）～（3）项由区（县）疾病预防控制中心填写；（4）～（17）项由市疾病预防控制中心脊灰实验室填写］：

（1）采集日期：填写年、月、日。

（2）采集人姓名。

（3）采集人单位。

（4）省级实验室收到粪便日期：同前。

（5）标本是否带冰运送：标本盒内如有未融化的冰，圈划“1”；如盒内无冰，则圈划“2”。

（6）标本状况：“好”表示标本在运输途中保存完好，容器无破漏；“差”表示标本在运输途中保存不好或变质发酵，或容器破漏。

（7）标本量：填写实际重量（克）或估计值。

（8）是否进行病毒分离：如果进行了病毒分离，圈划“1”；如果未采集粪便标本或未进行标本的病毒分离，圈划“2”；后续各单元不填写。

（9）标本接种日期：同前。

（10）是否进行脊灰病毒分型：如果开展了分型工作，圈划“1”，否则，圈划“2”。

（11）～（14）项记录分型结果：

如果只分离到Ⅰ型脊灰病毒，则在Ⅰ型病毒后圈划“1”；同时在Ⅱ型、Ⅲ型病毒后及其他肠道病毒后圈划“2”；如果分离到Ⅱ型病毒，则在Ⅱ型病毒后圈划“1”，余类推。

如果为Ⅰ型与Ⅲ型脊灰病毒的混合，则分别在Ⅰ型病毒和Ⅲ型病毒栏后圈划“1”，在Ⅱ型病毒及肠道病毒后圈划“2”，余类推。

如果未分离到病毒，则在Ⅰ型、Ⅱ型、Ⅲ型病毒和其他肠道病毒后均圈划“2”。

如果未进行病毒分离，暂时空缺，待实验结果出来后再补填。

（15）检验结果报告日期：指省级脊灰实验室向省站脊灰监测组报告实验结果日期。

（16）国家级实验室收到分离物日期：应按国家级实验室收到分离物标本的时间填写，即省级实验室送达时间。

（17）收到国家级脊灰实验室结果日期：省级脊灰实验室收到国家级脊灰实验室报告鉴定结果日期，填写方法同前。

b. 第二份粪便标本：各项内容填写与“7a”第一份粪便标本各对应项相同。

c. 国家级实验室鉴定结果：

（1）毒株性质：填写方法同“7a中（11）～（14）项”。以国家脊灰实验室最终结果为准。

（2）国家级实验室鉴定报告日期：以国家脊灰实验室报告最终结果日期为准。

8. 最后诊断及分类（由市疾病预防控制中心填写）

各省要按照卫生部的要求审查病例资料，结合流行病学、病毒学监测及随访资料对AFP病例进行最后诊断和分类。根据AFP病例分类标准，对所有病例做出以下6项分类。

脊灰确诊病例：凡AFP病例粪便标本中分离到脊灰野病毒，即为脊灰确诊病例。

脊灰排除病例：凡有明确排除依据的，则可根据“8b中（1）、（2）项”中的一项，即可确定为脊灰排除病例。

临床符合病例：可根据“8a中的（1）～（5）项”综合判断。如果其中第（1）项和第（5）项，以及第（2）、（3）、（4）项中的任何一项为“是”，则可确定为临床符合病例；（1）～（5）项要根据要求选择答案。

VDPV 病例：从粪便等标本中分离出脊灰疫苗衍生病毒（VDPV），经省级专家诊断小组审查，临床诊断符合脊灰的病例。

待定：尚不能分类的 AFP 病例。

a. 如果为临床符合病例，依据：按照调查表所列出的五项内容逐个填写。

b. 如果为脊灰排除病例，依据：按照调查表所列出的两项内容选择一项填写。

c. 如果为脊灰确诊病例，依据：按照调查表所列出的四项内容选择一项填写。

说明：（1）本土野毒病例：在一个地区内发生，与传入病例无关，或有流行病学联系但发生在第二代的病例及以后的病例；凡不能证明为传入传播的病例，均为本土病例。

（2）输入野毒病例：有证据证明在境外已经感染，症状出现在进入该地后最长潜伏期以内，而又与当地病例无流行病学联系的病例；或发生的首例野毒病例，经实验证明其野毒株为境外传入。

（3）输入野毒再传病例：是指由传入病例引起的第二代以后的病例。

（4）待定：无法归入以上三种病例的脊灰确诊病例。

## 表 1-4　急性弛缓性麻痹（AFP）病例麻痹 60 天后随访表

|  |  |  |
|---|---|---|
| **1. 编号** | | |
| a. 病例编号 | ________ | T1A□□□□□□□□□□-□□□□-□□□□□ |
| **2. 基本情况** | | |
| a. 患者姓名 | ____ | |
| b. 性别 | 1. 男　2. 女 | T2B □ |
| c. 出生日期 | ____年__月__日 | T2D □□/□□/□□ |
| d. 患者详细住址 | ________ | |
| **3. 麻痹 60 天后随访** | | |
| a. 是否进行病例随访 | 1. 是　2. 否 | T10A □ |
| b. 随访单位 | 1. 区县级　2. 地区级　3. 省级 | T10B□ |
| c. 随访日期 | ____年__月__日 | T10C □□/□□/□□ |
| d. 随访人姓名 | ________ | |
| e. 病例死亡 | 1. 是　2. 否 | T10E □ |
| 如是，死亡日期 | ____年__月__日 | T10G6 □□/□□/□□ |
| f. 病例失访 | 1. 是　2. 否 | T10N1 □ |
| g. 是否残留麻痹， | 1. 是　2. 否 | T10G□ |
| 如否，恢复时间 | ____年__月__日 | T10G5 □□/□□/□□ |
| 如是，麻痹部位 | ________ | |
| h. 左上肢 | 1. 不能运动　2. 轻微运动　3. 能水平运动　4. 能垂直运动　5. 能抵抗外力运动　6. 正常运动 | T10G1 □ |
| i. 右上肢 | 1. 2. 3. 4. 5. 6（与 9h 左上肢编码相同） | T10G2 □ |
| j. 左下肢 | 1. 2. 3. 4. 5. 6（与 9h 左上肢编码相同） | T10G3 □ |
| k. 右下肢 | 1. 2. 3. 4. 5. 6（与 9h 左上肢编码相同） | T10G4 □ |
| l. 肢体感觉障碍 | 1. 有　2. 无　3. 不知道 | T10N2 □ |
| 部位（请注明） | ________ | |
| m. 如有大小便失禁，持续时间 | ____天 | T10N3 □ |
| n. 巴彬斯基氏反射 | 1. 有　2. 无　9. 不能判断 | T10H □ |
| o. 踝阵挛 | 1. 有　2. 无　9. 不能判断 | T10N4 □ |
| p. 肌肉萎缩 | 1. 有　2. 无　9. 不能判断 | T10N5 □ |
| 部位（请注明） | ________ | |
| q. 肌张力 | 1. 减低　2. 正常　3. 增高 | T10J □ |
| r. 深部腱反射异常 | 1. 是　2. 否　9. 不能判断 | T10N6 □ |

如果异常

| | | |
|---|---|---|
| 跟腱 | 1. 消失　2. 减弱　3. 正常　4. 亢进　9. 不详 | T10N7 □ |
| 膝 | 1. 消失　2. 减弱　3. 正常　4. 亢进　9. 不详 | T10N8 □ |
| 肱二头肌 | 1. 消失　2. 减弱　3. 正常　4. 亢进　9. 不详 | T10N9 □ |
| s. 行走能力 | 1. 不能行走　2. 需协助行走　3. 不需协助行走，但跛行<br>4. 未到行走年龄，不能判断　5. 正常行走　9. 不详 | T10K □ |
| t. 病例临床诊断结果 | ____________________ | |
| u. 检查医师 | 1. 疾病预防控制中心医师　2. 儿科医师<br>3. 神经科医师　4. 其他（请注明） | T10L □ |
| v. 随访表录入专病系统时间 | ____年__月__日 | T10M □□/□□/□□ |

## 急性弛缓性麻痹（AFP）病例麻痹 60 天后随访表填表说明

随访表是个案表的一部分，在进行病例 60 天随访时填写本表，完成后应将个案表和随访表装订在一起，形成一份完整的调查表。

1、2 两项的填写方法与个案调查表对应项目相同，其内容要保持一致。

3. 麻痹 60 天后随访。

a. 是否进行病例随访：如进行随访圈划“1”；否则圈划“2”。

b. 随访单位：选择填写；如果有几个随访单位，则填写最高一级单位。

c. 随访日期：同前。

d. 随访人姓名：填写主要随访人姓名。

e. 病例死亡：随访发现病例死亡圈划“1”；否则圈划“2”。

f. 病例失访：随访发现病例失访圈划“1”；否则圈划“2”。

g. 是否残留麻痹：随访发现病例有残留麻痹圈划“1”；否则圈划“2”。

h. 麻痹部位：（要经过神经学检查后确定残留麻痹的部位，并与最初的麻痹部位进行比较）。

i. h～k 记录四肢残留麻痹情况，并对肢体肌力进行判断，圈划出数码选项。同个案表“3g～j”。

j. 肢体感觉障碍：有肢体感觉障碍圈划“1”；否则圈划“2”；请注明部位。

k. 如有大小便失禁，持续时间：以天计算。

l. 巴彬斯基氏反射：阳性记录为“有”，阴性记录为“无”，无法判断记录为“9”。

m. 踝阵挛：阳性记录为“有”，阴性记录为“无”，无法判断记录为“9”。

n. 肌肉萎缩：有肌肉萎缩圈划“1”，否则圈划“2”，无法判断记录“9”。并记录萎缩的部位。

o. 深部腱反射异常：阳性记录为“有”，阴性记录为“无”，无法判断记录为“9”。如果异常：确定跟腱、膝或肱二头肌三处反射异常情况，并将检查结果填入调查表。

p. 行走能力：按照所列出的 6 种行走情况的判断标准，根据检查结果，选择合适的选项填写。不能行走是指：会行走，但因生病而不能行走；未到行走年龄，不能判断：是指不到行走年龄，不会走路，因此不能判断行走情况。

q. 检查医师：按调查随访表列出的选项填写。

r. 病例临床诊断结果：填写最高级别医院诊断结果。

s. 随访表送达省 CDC 时间：此项由省级 CDC 在收到随访表后填写。

## 表 1-5 急性弛缓性麻痹（AFP）病例病历摘抄表（住院病例用）

病例：

<table>
<tr><td colspan="6">1. 基本情况</td></tr>
<tr><td>病例编号</td><td></td><td>病案编号</td><td></td><td>医院名称</td><td></td></tr>
<tr><td>患者姓名</td><td></td><td>性别</td><td></td><td>出生日期</td><td></td></tr>
<tr><td>家庭住址</td><td colspan="5"></td></tr>
<tr><td>户　　籍</td><td colspan="2"></td><td>就诊情况</td><td colspan="2"></td></tr>
<tr><td>麻痹日期</td><td></td><td>报告日期</td><td></td><td>服苗次数</td><td></td></tr>
<tr><td>末次日期</td><td></td><td>入院日期</td><td></td><td>出院日期</td><td></td></tr>
<tr><td>入院诊断</td><td></td><td>出院诊断</td><td colspan="3"></td></tr>
<tr><td colspan="6">2. 主诉：</td></tr>
<tr><td colspan="6">3. 现病史：</td></tr>
<tr><td colspan="6">4. 阳性症状和体征：</td></tr>
<tr><td colspan="6">5. 上级医生查房</td></tr>
<tr><td>查房日期</td><td>医生姓名</td><td colspan="4">诊断意见</td></tr>
<tr><td></td><td></td><td colspan="4"></td></tr>
<tr><td colspan="6">6. 出院情况：</td></tr>
<tr><td colspan="6">7. 临床化验与辅助检查</td></tr>
<tr><td>项目</td><td>日期</td><td colspan="3">报告结果</td><td>报告单位</td></tr>
<tr><td></td><td></td><td colspan="3"></td><td></td></tr>
<tr><td colspan="6">8. 麻痹 60 天后随访（如无残留麻痹注明恢复时间）：</td></tr>
<tr><td colspan="6">9. 脊灰实验室检查</td></tr>
<tr><td>粪便肠道病毒分离</td><td colspan="5"></td></tr>
<tr><td colspan="6">10. 会诊结论</td></tr>
<tr><td>病例分类</td><td colspan="5"></td></tr>
<tr><td>临床诊断</td><td colspan="5"></td></tr>
</table>

## 表 1-6　急性弛缓性麻痹（AFP）病例病历摘抄表（门诊病例用）

病例：

1. 基本情况

| 病例编号 | | 病案编号 | | 医院名称 | |
|---|---|---|---|---|---|
| 患者姓名 | | 性　　别 | | 出生日期 | |
| 家庭住址 | | | | | |

| 户　　籍 | | 就诊情况 | 门诊病例 | | |
|---|---|---|---|---|---|
| 麻痹日期 | | 报告日期 | | 服苗次数 | |
| 末次日期 | | 就诊日期 | | 初步诊断 | |

2. 主诉：

3. 现病史：

4. 阳性症状和体征：

5. 就诊医生诊断

| 就诊日期 | 医院及医生 | 门诊记录 |
|---|---|---|
| | | |

6. 就诊情况：

7. 临床化验与辅助检查

| 项目 | 日期 | 报告结果 | 报告单位 |
|---|---|---|---|
| | | | |

8. 麻痹 60 天后随访（如无残留麻痹注明恢复时间）：

9. 脊灰实验室检查

| 粪便肠道病毒分离 | |
|---|---|

10. 会诊结论

| 病例分类 | |
|---|---|
| 临床诊断 | |

**表 1-7　北京市高危 AFP 病例医学检查记录表**

<table>
<tr><td>姓名</td><td></td><td>性别</td><td></td><td>年龄</td><td>岁　月　天</td></tr>
<tr><td colspan="6">病史：</td></tr>
<tr><td colspan="6">就诊及治疗情况：</td></tr>
<tr><td colspan="6">体格检查（重点为神经系统和运动系统体格检查）：</td></tr>
<tr><td colspan="6">辅助检查：</td></tr>
</table>

专家签字：　　　　　　　　　　　　　检查日期：　　年　　月　　日

检查单位（公章）：

## 表 1-8　AFP 病例粪便标本送省级实验室检查申请表

<table>
<tr><td colspan="6">1. 基本情况<br>姓名：__________　性别：__________　出生日期：___/___/___<br>户口详细地址：________________________________________<br>标本性质：（AFP 病例/接触者）</td></tr>
<tr><td colspan="3">病例编号：______________<br>麻痹日期：____/___/___<br>已服苗次数：___<br>最后一次服苗日期：___/___/___</td><td colspan="3">接触者编号：______________<br>病例姓名/编号：______________<br>接触日期：____/___/___<br>已服苗次数：___<br>最后一次服苗日期：___/___/___</td></tr>
<tr><td colspan="6">2. 标本情况<br>标本份数：_____</td></tr>
<tr><td colspan="2">第一份便标本<br>a 采便日期：__/__/__<br>b 采集人姓名：________<br>c 采集人单位：________<br>d 保存状态：（1）冰冻保存（2）4～8℃保存（3）未冷藏<br>e 送检日期：__/__/__<br>f 送检人姓名：________<br>g 省实验室收标本日期：__/__/__<br>h 收标本人姓名：_____<br>i 标本运送状态：（1）冰未融化（2）冰已化或未加冰<br>j 标本质量：_____克</td><td colspan="2">第二份便标本<br>a 采便日期：__/__/__<br>b 采集人姓名：________<br>c 采集人单位：________<br>d 保存状态：（1）冰冻保存（2）4～8℃保存（3）未冷藏<br>e 送检日期：__/__/__<br>f 送检人姓名：________<br>g 省实验室收标本日期：__/__/__<br>h 收标本人姓名：_____<br>i 标本运送状态：（1）冰未融化（2）冰已化或未加冰<br>j 标本质量：_____克</td><td colspan="2">第三份便标本<br>a 采便日期：__/__/__<br>b 采集人姓名：________<br>c 采集人单位：________<br>d 保存状态：（1）冰冻保存（2）4～8℃保存（3）未冷藏<br>e 送检日期：__/__/__<br>f 送检人姓名：________<br>g 省实验室收标本日期：__/__/__<br>h 收标本人姓名：_____<br>i 标本运送状态：（1）冰未融化（2）冰已化或未加冰<br>j 标本质量：_____克</td></tr>
</table>

注：g～j 由省级实验室填写，其余各项由标本送检单位填写

**表 1-9 ＿＿＿＿＿医院急性弛缓性麻痹（AFP）病例主动监测旬访表**

＿＿＿年＿＿月　　　　　　　　　　　　　　　　　　监测人：＿＿＿＿

| | 访问日期 | 被访视单位负责人签字 | 访问科室 | 被访问医务人员 | 查阅病例数 | AFP 病例例数 | 漏报 AFP 病例数 |
|---|---|---|---|---|---|---|---|
| 上旬 | | | | | | | |
| | | | | | | | |
| | | | | | | | |
| | | | | | | | |
| | | | | | | | |
| | | | | | | | |
| | | | | | | | |
| | | | | | | | |
| | | | | | | | |
| | | | 小计 | | | | |
| 中旬 | | | | | | | |
| | | | | | | | |
| | | | | | | | |
| | | | | | | | |
| | | | | | | | |
| | | | | | | | |
| | | | | | | | |
| | | | | | | | |
| | | | | | | | |
| | | | 小计 | | | | |
| 下旬 | | | | | | | |
| | | | | | | | |
| | | | | | | | |
| | | | | | | | |
| | | | | | | | |
| | | | | | | | |
| | | | | | | | |
| | | | | | | | |
| | | | | | | | |
| | | | 小计 | | | | |
| 总计 | | | | | | | |

**表 1-10　____年________区（县）急性弛缓性麻痹（AFP）主动监测年汇总表**

| 医院名称 | 监测科室数 | 监测病例总数 | AFP 病例总数 |
|---|---|---|---|
| | | | |
| | | | |
| | | | |
| | | | |
| | | | |
| | | | |
| | | | |
| | | | |
| | | | |
| | | | |
| | | | |
| | | | |
| | | | |
| | | | |
| | | | |
| | | | |
| | | | |
| | | | |
| | | | |
| | | | |
| | | | |
| | | | |
| | | | |
| | | | |
| | | | |
| | | | |
| | | | |
| 合　计 | | | |

# 附 1-1　高危 AFP 病例和聚集性临床符合病例调查指南

## 1　背景与目的

目前，世界各国消灭脊灰工作进展不同，仍有一些与我国相邻的国家存在脊灰野病毒流行，导致 2011 年我国新疆发生脊灰野病毒输入疫情。北京市仍为国际化大都市，外来流动人口众多，存在脊灰野病毒输入的风险，新疆脊灰疫情期间就曾在北京监测到脊灰野病毒健康携带者。通过对高危急性弛缓性麻痹（AFP）病例和聚集性脊灰临床符合病例监测与调查处理，及时发现 VDPV、脊灰疫苗衍生病毒循环（cVDPVs）和脊灰野病毒病例，迅速采取应急措施，确保北京市维持无脊灰状态。

## 2　病例定义

### 2.1　高危 AFP 病例

凡满足下列条件的均定义为高危 AFP 病例：①年龄小于 5 岁、接种脊灰疫苗次数少于 3 次或服苗史不详、未采集或未采集到合格粪便标本的 AFP 病例；②临床怀疑为脊髓灰质炎的病例。

### 2.2　聚集性临床符合病例

同一区（县）或相邻区（县）发现 2 例或 2 例以上的临床符合病例，发病时间间隔 2 个月以内。

## 3　病例的确定

### 3.1　高危 AFP 病例

#### 3.1.1　医疗机构确定

根据报告的 AFP 病例和高危 AFP 病例定义对照，直接确定是否出现了高危 AFP 病例，发现高危 AFP 病例应立即报告医疗机构所属辖区的疾病预防控制中心。

#### 3.1.2　疾病预防控制中心确定

各级疾病预防控制中心要及时分析 AFP 监测信息报告管理系统中的病例，及时发现高危 AFP 病例。

### 3.2　聚集性临床符合病例

北京市 AFP 病例分类专家诊断小组要定期对报告的 AFP 病例进行诊断分类，确定聚集性临床符合病例。跨省界的聚集性临床符合病例，通过全国的 AFP 病例监测资料分析获得。

## 4　调查工作的要求

### 4.1　成立调查小组

发现高危 AFP 病例、聚集性临床符合病例后，市、区（县）疾病预防控制中心要及时组织调查小组，成员包括熟悉 AFP 监测的流行病学专家、熟悉 AFP 分类诊断的儿科或神经内科医生。

### 4.2　病例调查

及时对病例进行现场流行病学调查。调查小组要对病例进行医学检查，首先核实诊断，确定是否属于调查范围内病例。要了解病例发病过程、治疗情况、脊灰疫苗免疫史等情况，对所调查对象拍摄影像资料，记录病例麻痹情况和现场调查工作，调查了解周围儿童 AFP 发生情况，分析发病原因和脊灰野病毒感染的可能性。区（县）疾病预防控制中心要详细填写 AFP 病例个案调查表，及时完成初步调查报告及进展报告，并将全部资料上报市疾病预防控制中心。

在病例随访时对有可能被最终分类为临床符合病例者进行充分调查，尽可能收集详细完整的资料。

### 4.3　标本的采集、运输和实验室检测

#### 4.3.1　粪便标本

（1）及时采集病例 3 份粪便标本，每份间隔至少 24 小时；

（2）采集病例居住地周围 5～10 名近 6 周内未接种过 OPV 的接触者（原则上优先采集 5 岁以下儿童）单份粪便标本；

（3）每份标本质量不少于 5g，置于专用粪便标本盒内，－20℃保存，采集齐

后3天内在冷藏条件下送市疾病预防控制中心脊灰实验室进行脊灰病毒分离培养。

(4) 实验室收到标本后，要及时进行病毒分离和型别鉴定工作，发现脊灰病毒要尽早送国家脊灰实验室进行型内鉴定。

#### 4.3.2 脑脊液标本

采集脑脊液1～2ml，标明姓名、采集日期、采集人，区（县）疾病预防控制中心于当日在冷藏条件下送市疾病预防控制中心脊灰实验室（如不能当日送检，需−20℃保存），市疾病预防控制中心脊灰实验室进行脊灰病毒分离培养和聚合酶链反应（polymerase chain reaction，PCR）检测。

### 4.4 聚集性临床符合病例开展脊灰疫苗接种率调查

在病例所在村（或可能的感染地点）开展脊灰疫苗接种率调查。采用入户调查的方法，调查至少30名5岁以下儿童，若本村儿童不足30名，要调查此年龄段的所有儿童。内容包括本村居人口数、5岁以下儿童人口数，调查儿童姓名、出生日期、接种卡证、免疫规划内疫苗接种日期，具体参照接种率调查方案。

## 5 疫源地消毒

疫源地消毒由地段医院预防保健科负责。

具体方法如下所述。①患者粪便及排泄物消毒：用20%漂白粉乳剂或0.5%～2%过氧乙酸拌匀，静置2小时倾倒。②便器消毒：用2%～3%的漂白粉澄清液浸泡2小时倾倒。③受污染的食物、被褥、玩具和餐具等消毒：根据情况采用煮沸或高压蒸汽消毒，或20%氯胺、漂白粉澄清液浸泡30分钟。④家具、门窗和地面消毒：用30%漂白粉澄清液或0.5%过氧乙酸擦洗、喷洒。

## 6 脊灰疫苗查漏补种

根据患者的活动范围确定查漏补种的地区，一般以村或居委会为单位进行，对学龄前儿童进行调查，填写“AFP病例监测查漏补种疫苗免疫登记表”（附表1-1），如发现脊灰疫苗漏种应立即进行补种。地段内查漏补种工作由病例地段医院预防保健科负责，调查后上报“AFP病例监测查漏补种疫苗人数汇总表”（附表1-2）。

## 7　AFP 病例的主动搜索

在病例发生地所在乡（镇）所有医疗机构和病例所在乡（镇）进行 AFP 病例主动搜索工作，调查了解本地儿童和病例周围儿童 AFP 病例的发生情况。

## 8　调查资料的管理

### 8.1　资料保存

市、区（县）疾病预防控制中心要保存调查的各种原始资料，每个病例一个文件夹，妥善保管。

### 8.2　资料报告

在完成调查后，市、区（县）疾病预防控制中心要对调查进行总结，完成初步调查报告和结案报告并报上级疾病预防控制中心，报告要求包括病例基本情况、发病及就诊经过、免疫史、接触史、病例居住地概况及辖区免疫预防服务情况、实验室检测结果、查漏补种、主动搜索、消毒等各项工作完成情况等。

## 附表 1-1　AFP 病例监测查漏补种疫苗免疫登记表

北京市________区（县）________乡（镇、街道）________村（居委会）　　填表人________　　填表日期________

| 编号 | 儿童姓名 | 出生日期 | 家长姓名 | 联系电话 | 在本村居住累计时间≥2 月 | 无接种卡 | 无接种证 | 脊灰 | | | | | 含麻类疫苗漏种 | 流脑漏种 | 百白破漏种 | 乙脑漏种 | 乙肝漏种 |
|---|---|---|---|---|---|---|---|---|---|---|---|---|---|---|---|---|---|
| | | | | | | | | 零剂次 | 漏种 1 剂 | 漏种 2 剂 | 漏种 3 剂 | 漏种 4 剂 | | | | | |
| 1 | | | | | | | | | | | | | | | | | |
| 2 | | | | | | | | | | | | | | | | | |
| 3 | | | | | | | | | | | | | | | | | |
| 4 | | | | | | | | | | | | | | | | | |
| 5 | | | | | | | | | | | | | | | | | |
| 6 | | | | | | | | | | | | | | | | | |
| 7 | | | | | | | | | | | | | | | | | |
| 8 | | | | | | | | | | | | | | | | | |
| 9 | | | | | | | | | | | | | | | | | |
| 10 | | | | | | | | | | | | | | | | | |
| 11 | | | | | | | | | | | | | | | | | |
| 12 | | | | | | | | | | | | | | | | | |
| 13 | | | | | | | | | | | | | | | | | |
| 14 | | | | | | | | | | | | | | | | | |
| 15 | | | | | | | | | | | | | | | | | |

说明：满足此项填“√”，不满足此项填“×”

# 附表 1-2 AFP 病例监测查漏补种疫苗人数汇总表

北京市________区（县）________乡（镇、街道）________村（居委会） 填表人________ 填表日期________

| 统计分类 | | 儿童在本村居住的累计时间 | 调查人数 | 接种卡 | | 接种证 | | 脊灰疫苗 | | | 含麻类疫苗 | | 流脑零剂次 | | 白百破零剂次 | | 乙脑零剂次 | | 乙肝零剂次 | |
|---|---|---|---|---|---|---|---|---|---|---|---|---|---|---|---|---|---|---|---|---|
| | | | | 无卡 | 补卡 | 无证 | 补证 | 漏种 | | 补种 | 漏种 | 补种 | 漏种 | 补种 | 漏种 | 补种 | 漏种 | 补种 | 漏种 | 补种 |
| | | | | | | | | 零剂次 | 非零剂次 | | | | | | | | | | | |
| 出生年份 | 0 岁 | <2 月 | | | | | | | | | | | | | | | | | | |
| | | ≥2 月 | | | | | | | | | | | | | | | | | | |
| | 1 岁 | <2 月 | | | | | | | | | | | | | | | | | | |
| | | ≥2 月 | | | | | | | | | | | | | | | | | | |
| | 2 岁 | <2 月 | | | | | | | | | | | | | | | | | | |
| | | ≥2 月 | | | | | | | | | | | | | | | | | | |
| | 3 岁 | <2 月 | | | | | | | | | | | | | | | | | | |
| | | ≥2 月 | | | | | | | | | | | | | | | | | | |
| | 4 岁 | <2 月 | | | | | | | | | | | | | | | | | | |
| | | ≥2 月 | | | | | | | | | | | | | | | | | | |
| | 5 岁 | <2 月 | | | | | | | | | | | | | | | | | | |
| | | ≥2 月 | | | | | | | | | | | | | | | | | | |
| | 6 岁及以上 | <2 月 | | | | | | | | | | | | | | | | | | |
| | | ≥2 月 | | | | | | | | | | | | | | | | | | |
| 合计 | | <2 月 | | | | | | | | | | | | | | | | | | |
| | | ≥2 月 | | | | | | | | | | | | | | | | | | |

说明：本表根据附表 1-1 汇总

# 附 1-2 急性弛缓性麻痹（AFP）病例病历摘抄要求和常见错误

（2013 年 8 月更新）

## 1 病历摘抄表的基本格式与内容要求

### 1.1 基本情况

病例编号与 AFP 专病系统中病例一致。

日期格式为 2012.1.1。

诊断名称要抄全，按照医生所写格式，不要随意篡改。

### 1.2 门诊病例

“入院日期”改为“就诊日期”，不能空。

“入院诊断”改为“初步诊断”，不能空。

“出院情况”改为“就诊情况”。

门诊病例“现病史”、“阳性症状和体征”、“就诊医生诊断”不能过于简单，要根据每次门诊病历记录和流调情况补充。

### 1.3 现病史

要写明发病的过程，不需有阳性症状和体征。例如，“患儿于入院前 11 天无明显诱因出现发热，体温最高 39℃，无畏寒、寒战……。入院前 8 天体温恢复正常，咳嗽减轻，……，就诊于……，考虑“……”。入院前 2 天患儿出现双下肢无力，……，就诊于……，门诊以“格林巴利?”收入院。

### 1.4 阳性症状和体征

要写明查体情况，不需要记录实验室检查，应放在“临床化验和辅助检查”。重点要记录完全神经系统检查和运动系统检查，其他异常情况。

### 1.5 上级医师查房

不需写“病情好转，巩固治疗”、“每周至少测 2 次血压，2 周后神经专业门诊复诊，病情有变化随时就诊”等医嘱。

需要摘抄医生的诊断、病情变化有关的记录，辩证的过程和依据，如“患儿今日查体……，诱发电位提示外周神经存在损伤，结合症状，考虑格林巴利综合征的可能性大，给予丙球治疗”。

查房医生提到的临床检查相对重要，应找到相应的化验单，并抄入“临床化验和辅助检查”。

## 1.6　临床化验与辅助检查

以“:”分隔名称和结果，两结果之间以“,”分隔。

有异常项要标注“↑”和“↓”，特殊检查要标注标准值，单位不可空。

基础检查：需要抄写血常规、尿常规、便常规、血生化。异常值一定要抄，如无异常只抄写基本项即可，如血常规基本正常就抄写 WBC（中性、淋巴）、RBC、PLT、HGB 等。

重要检查：需要抄写肌电图、CT、MRI、脑脊液（常规、生化、病毒五项、OB、抗体……）、血清抗体等。

标本或检查结果要注明来源。例如，“EB 病毒 IgM（—）”，应注明是血中还是脑脊液中；“MRI 长 T1，长 T2……”，应注明是什么部位的核磁共振。

特征性检查：

考虑有感染、结核、风湿——需要抄写血沉检查。

格林巴利——需要抄写脑脊液、肌电图检查。

肌炎——需要抄写前驱感染史，常有腓肠肌和胸大肌压痛、血沉快、肌电图阳性率不高、肌酶（CK、CK-MB、LDH、HBD1）有特征性变化。

急性脑脊髓炎——需要抄写脑脊液髓鞘碱性蛋白（MBP）和寡克隆区带（OB）。

脊髓前角损伤——膝反射弱或消失。

轴索病变——肌电图波幅低。

低钾血症——心电图出现 U 波，血生化的钾值。

心因性疾病——在摘抄中要记录患儿体重、性格、家庭、学习等生活方面的情况。

横纹肌溶解症——血生化中的 BON、肌酐等指标重要。

## 1.7　出院情况

重点记录神经系统检查、运动系统检查和其他异常情况。

## 1.8　60 天随访

不能提前或推迟。

如果无残留麻痹，注明恢复时间，如麻痹XX天后恢复，或某年某月某日恢复。

如果有残留麻痹，要在专家会诊前再次随访，查看恢复情况。

### 1.9 脊灰实验室检查

如果采集了脑脊液或密切接触者便标本，应在此栏中注明结果。

### 1.10 病例分类和临床诊断不填写，在专家会上讨论。

## 2 其他相关要求

（1）摘抄中的所有信息要与专病管理系统中的一致。常见错误有麻痹时间、是否发热、神经系统症状、采便日期、便结果等情况与系统中录入的流调情况不符。

（2）患儿曾多次就诊或既有门诊病历又有住院病历时摘抄中要体现就诊过程，每次就诊情况都要描述，结合实际情况摘抄最详实、最能体现患儿最终诊断的资料。

（3）出院诊断中提到的疾病，在病历摘抄过程中要体现诊断过程和依据。

（4）肌肉萎缩要写明尺寸、测量部位、健肢周长、患肢周长。

（5）发病前有肌肉注射史的要注明接种时间、接种部位（哪侧）、接种药物等信息。

（6）写好的摘抄要反复阅读检查错误，如"迟（弛）缓性麻痹"、"驰（弛）缓性麻痹"、"格林巴利综合症（征）"、"心音（因）性疾病"等。

## 3 参加会诊要求

（1）参加会诊时带齐病例流行病学调查、病历与照片、随访等所有资料，以备回答专家提问。

（2）汇报时声音洪亮，语速不要过快，汇报重点，不用逐字逐句，每例病例汇报时间为5分钟以内。

（3）区（县）疾病预防控制中心计免科长与AFP监测人员要同时参会。

# 附 1-3　北京市脊髓灰质炎野病毒输入性疫情和疫苗衍生病毒相关事件应急预案（试行）

## 1　总则

脊髓灰质炎（以下简称脊灰）曾是严重危害人类健康的传染病。我国政府一直高度重视消灭脊灰工作，通过各级政府及广大医疗卫生人员的不懈努力，于2000年实现了无脊灰目标，并维持无脊灰状态至今。

由于世界各国消灭脊灰工作进展不同，目前在我国周边仍有一些国家存在脊灰野病毒流行。此外，脊灰疫苗衍生病毒及其产生的脊灰疫苗衍生病毒循环事件，也给我国维持无脊灰工作带来挑战。

北京市自1984年报告最后1例野毒病例至今已连续多年没有脊灰野病毒病例报告。但由于外来人口的高度流动性，局部地区仍存在免疫空白或接种率低等情况，以致北京市依然存在脊灰野病毒和脊灰疫苗衍生病毒输入传播的风险。

### 1.1　编制目的

为快速有效应对控制北京市脊灰野病毒输入性疫情和脊灰疫苗衍生病毒传播等事件（以下简称脊灰相关事件），最大限度地减轻脊灰相关事件造成的危害，维持无脊灰状态，保障公众身体健康和生命安全，维护社会稳定，特制定本预案。

### 1.2　工作原则

以人为本、预防为主；依法规范、科学防控；分级响应、有序应对；公开透明、维护稳定。

### 1.3　编制依据

《中华人民共和国突发事件应对法》、《中华人民共和国传染病防治法》、《突发公共卫生事件应急条例》、《国家突发公共卫生事件应急预案》、国家《脊髓灰质炎野病毒输入性疫情和疫苗衍生病毒相关事件应急预案（试行）》、《北京市突发公共卫生事件应急预案（简本）》等法律法规和相关预案。

### 1.4 适用范围

本预案适用于北京市各级卫生行政部门及各级各类医疗卫生机构开展脊灰相关事件的调查和应急处置工作。

### 1.5 事件分级

根据事件性质、危害程度、波及范围，将脊灰相关事件分为四级。

Ⅰ级事件：出现全市广泛流行的脊灰野病毒疫情；或卫生部要求启动Ⅰ级应急响应的脊灰相关事件。

Ⅱ级事件：出现单例输入性脊灰野病毒病例或局限传播；或出现脊灰疫苗衍生病毒循环病例关联到两个及以上区（县）；或卫生部要求启动Ⅱ级应急响应的脊灰相关事件。

Ⅲ级事件：出现脊灰疫苗衍生病毒循环病例局限于单个区（县）；或在外环境、健康人群中发现脊灰野病毒。

Ⅳ级事件：发现脊灰疫苗衍生病毒病例、携带者。

## 2 组织管理

### 2.1 组织机构

市、区（县）两级卫生行政部门在同级人民政府领导下，统一指挥、协调脊灰相关事件应急处置工作。

各级各类医疗卫生机构实行脊灰相关事件应急处置主要领导负责制和责任追究制。

市、区（县）两级卫生行政部门成立由流行病学、临床医学和实验室检验等相关专业人员组成的脊灰相关事件应急处置技术专家组。

农村乡（镇）和城市社区卫生服务机构协助开展本地区的脊灰相关事件应急处置工作。

### 2.2 职责分工

#### 2.2.1 卫生行政部门职责

（1）北京市卫生局负责指挥、协调、管理辖区内的脊灰相关事件应急处置工作，制订应急预案，组织开展社会动员、技术指导、培训演练、物资储备、督导检查和风险评估等工作。

（2）各区（县）级卫生行政部门负责落实辖区内的脊灰相关事件应急处置各

项措施，制订应急预案，组织开展社会动员、技术指导、培训演练、物资储备、风险沟通、督导检查等工作。

（3）各级卫生行政部门要加强与相关部门的信息沟通和协调配合，必要时建立多部门共同参与的联防联控机制。

### 2.2.2 医疗卫生机构职责

（1）疾病预防控制机构职责。北京市疾病预防控制中心负责制订北京市技术方案，开展督导与培训，汇总、分析、报送和利用相关信息，开展风险评估和效果评价，加强网络实验室质量控制，收集、检测、送检本辖区的病毒标本，保障实验室生物安全。

区（县）级疾病预防控制中心负责落实各项技术措施，开展督导培训、健康教育和风险沟通，汇总、分析、报送监测信息，协助开展调查处置，采集、运送标本，环境消毒、保障实验室生物安全。

（2）医疗机构职责。各级医疗机构负责病例的报告和救治工作，配合疾病预防控制中心开展流行病学调查、标本采集工作、医院内感染控制及污染物消毒。负责本机构内有关人员的培训工作，加强急性弛缓性麻痹病例监测等工作。

（3）卫生监督机构职责。负责对本辖区医疗卫生机构的疫情报告、疫情控制措施落实及消毒隔离制度执行等工作的卫生监督和执法检查。

## 3 监测与报告

各级各类医疗卫生机构依据《脊髓灰质炎诊断标准》（WS294—2008）和《北京市急性弛缓性麻痹病例监测方案》，对急性弛缓性麻痹病例进行常规监测，并按照北京市疾病预防控制中心的统一规定和要求进行报告。

北京市疾病预防控制中心在接到中国疾病预防控制中心通报发现脊灰野病毒或脊灰疫苗衍生病毒病例后要立即报告北京市卫生局，并通报相关区（县）疾病预防控制中心。

北京市卫生局接到北京市疾病预防控制中心报告后立即通报相关区（县）卫生行政部门。

## 4 应急处置

### 4.1 分级响应

发现脊灰相关事件后，各级卫生行政部门按照分级响应的原则，作出相应级别的应急反应。同时，根据事件发展趋势和防控工作的需要，适时调整反应级别，以有效控制疫情和减少危害。

（1）对Ⅰ级脊灰相关事件的应急响应：启动《北京市突发公共卫生事件应急预案（简本）》特别重大事件级别的各项应急响应措施。

（2）对Ⅱ级脊灰相关事件的应急响应：北京市政府成立由分管副市长任组长，成员包括北京市卫生局、北京市疾病预防控制中心及相关单位主要负责人的脊灰相关事件应急处置领导小组和技术指导组（由流行病学、病毒学、应急处理和临床医学等专家组成）。领导小组办公室设在北京市政府，技术指导组办公室设在北京市疾病预防控制中心。启动Ⅱ级应急响应后，领导小组和技术指导组实行每日例会制度，领导小组办公室负责统一协调和督促各成员单位落实例会各项事项。

（3）对Ⅲ级脊灰相关事件的应急响应：北京市卫生局成立由局长任组长的应急处置领导小组和技术指导组（由流行病学、病毒学、应急处理和临床医学等专家组成）。领导小组办公室设在北京市卫生局，技术指导组办公室设在北京市疾病预防控制中心。发生地区（县）级人民政府应当成立由各有关部门组成的疫情应急处置领导小组，按照要求认真履行职责，落实有关控制措施。

（4）对Ⅳ级脊灰相关事件的应急响应：北京市卫生局负责成立流行病学调查小组。成员包括流行病学、儿科或神经内科医生和实验室专家，负责病例的个案调查、接种率调查、急性弛缓性麻痹监测系统运转评价等流行病学相关调查分析、总结及报告。

### 4.2 响应措施

（1）流行病学调查与风险评估。接到脊灰相关事件报告后，疾病预防控制中心要及时组织开展病例个案调查、标本采集和检测、脊灰疫苗接种率评估、急性弛缓性麻痹病例主动搜索等工作，评估脊灰相关事件风险。

（2）开展应急接种。北京市卫生局根据风险评估和专家论证结果，决定是否开展本市脊灰疫苗应急接种活动。

开展应急接种的范围、目标人群、时间应当由专家组根据实际情况论证后确定。为确保应急接种的效果，要做好督导和接种率快速评估，对接种率未达到95％的地区应当进行查漏补种工作。

（3）健康教育与风险沟通。根据报告的脊灰相关事件危害性和紧急程度，由北京市卫生局发布、调整和解除预警信息。通过媒体开展脊灰预防等知识的宣传普及活动，提高公众对预防接种的认知水平和参与意识。与媒体和公众做好风险沟通工作。

（4）其他措施。发现脊灰野病毒病例或脊灰疫苗衍生病毒病例后，各级医疗卫生机构要做好患者治疗、医院内感染控制、密切接触者追踪调查、污染物消毒、加强急性弛缓性麻痹病例监测等工作。

### 4.3　响应终止

发现脊灰相关事件，在采取相应的响应措施后，连续 3 个月内如无新发病例或在外环境、健康人群中未发现脊灰野病毒，经专家论证评估提出应急响应终止的建议，报北京市卫生局批准。响应终止后进入维持无脊灰常规工作状态。

## 5　保障措施

### 5.1　技术保障

完善各级监测体系，健全实验室网络，改进实验室检验技术和方法；加强能力建设和技术培训，提高临床诊断和鉴别诊断能力，提高流行病学调查处置、实验室检测能力。

### 5.2　物资储备与资金保障

各级卫生行政部门合理安排疾病预防控制、医疗救治和卫生应急工作经费，做好个人防护用品、消杀药械等各类应急物资储备以及医疗救治、流行病学调查、标本采集运送和实验室检测等工作。北京市卫生局做好脊灰疫苗、检测试剂储备工作。

# 附 1-4　北京市脊髓灰质炎野病毒输入性疫情和疫苗衍生病毒相关事件应急处置技术方案（试行）

为落实卫生部《脊髓灰质炎野病毒输入性疫情和疫苗衍生病毒相关事件应急预案（试行）》（卫办疾控发［2011］60 号）的要求，科学、有序、及时、有效处置脊髓灰质炎（以下简称脊灰）野病毒输入性疫情和疫苗衍生脊灰病毒相关事件，维持北京市无脊灰状态，根据《中国疾病预防控制中心关于印发＜脊髓灰质炎野病毒输入性疫情和疫苗衍生病毒相关事件应急处置技术方案（试行）＞的通知》（中疾控发［2012］208 号）的要求，特制定本技术方案。

## 1　目的

及时发现脊灰野病毒、疫苗衍生脊灰病毒（VDPV）、脊灰疫苗高变异株病毒，并规范相关事件调查处置方法，快速阻断病毒的传播。

## 2　适用范围

本技术方案适用于脊灰野病毒、VDPV、脊灰疫苗高变异株病毒相关事件的报告、调查和应急处置工作。

## 3　定义

脊灰野病毒、VDPV、免疫缺陷者疫苗衍生脊灰病毒（iVDPV）、脊灰疫苗高变异株病毒及相关病例，以及脊灰疫苗衍生病毒循环（cVDPVs）、脊灰疫苗高变异株病毒循环的定义参照相关诊断标准。

## 4　监测与报告

按照《北京市急性弛缓性麻痹（AFP）病例监测方案》，对急性弛缓性麻痹病例进行常规监测，并开展密切接触者、健康人群和环境脊灰病毒监测。

### 4.1　脊灰野病毒、VDPV 和 cVDPVs

市疾病预防控制中心接到中国疾病预防控制中心发现脊灰野病毒（包括在环境或健康人群、AFP 病例标本中发现）、cVDPVs、VDPV 病例或携带者通报后，应立即报告市卫生局。

### 4.2　脊灰疫苗高变异株病毒及其循环

市疾病预防控制中心接到中国疾病预防控制中心发现脊灰疫苗高变异株病毒及其循环的通报后，应在 24 小时内报告市卫生局。

## 5　调查处置

### 5.1　成立技术指导组和调查小组

（1）发现脊灰野病毒、cVDPVs 或脊灰疫苗高变异株循环，市卫生局组织成立由流行病学、病毒学、卫生应急和临床医学等专家组成的技术指导组，负责分析、预测疫情，指导现场调查处理工作。发现脊灰疫苗变异株循环，调查处置原则等同脊灰疫苗高变异株循环。

（2）发现 VDPV 病例或携带者，市卫生局组织成立调查小组，成员包括流行病学、儿科或神经内科专家和实验室专家，负责病例的个案调查、诊断，开展接种率调查，评价 AFP 病例监测系统质量等工作。

（3）发现脊灰疫苗高变异株病例，市疾病预防控制中心组织成立流行病学调查小组，负责病例的个案调查，开展接种率调查，评价 AFP 病例监测系统运转等工作。

### 5.2　现场调查与病例核实

发现相关病例后，区（县）疾病预防控制中心配合调查小组赴现场开展调查，并对病例进行医学检查，核实诊断。

（1）重点调查病例发病过程、治疗情况、脊灰疫苗免疫史、发病前 35 天内的旅行史和接触史。对于脊灰野病毒病例或 cVDPVs 病例，需了解病例可能排毒期（便标本检测阴性前）的活动范围、接触情况。

（2）分析发生的可能原因及可能波及的范围，分析高危 AFP 病例的聚集性、脊灰临床符合病例聚集性、AFP 病例聚集性［同一区（县）或相邻区（县）1 个月内发生 2 例及 2 例以上 AFP 病例］。

（3）了解密切接触者及周围儿童中近年 AFP 病例的发生情况。

（4）若临床怀疑 iVDPV 时，在取得知情同意后，进行定量免疫球蛋白或细胞免疫功能测定。

（5）拍摄病例影像资料，记录残留麻痹情况和现场调查工作进展。

发现预警病例，要关注病例标本采集送检情况、诊断分类、转归等，发现聚集性 AFP 病例，要重点关注病例之间的流行病学、病毒学联系。

## 5.3 标本采集

### 5.3.1 病例或携带者便标本

病例或携带者所在的医院负责采集便标本，采集后冷冻保存并通知辖区疾病预防控制中心，由辖区疾病预防控制中心按要求送市疾病预防控制中心实验室检测。

（1）脊灰野病毒阳性者，每间隔 7 天采集 1 次粪便标本，直至连续 3 次采集的标本病毒分离或 PCR 检测阴性为止。

（2）VDPV 阳性者，每间隔 7 天采集 1 次粪便标本，直至连续 2 次标本病毒分离或 PCR 检测阴性为止。

当确定为 iVDPV 时，前 2 个月每间隔 14 天采集 1 次粪便标本，从第 3 个月开始，每间隔 1 个月采集 1 次粪便标本，直至连续 3 次标本病毒分离或 PCR 检测阴性为止。

（3）脊灰疫苗高变异株病例，每间隔 14 天采集 1 次粪便标本，直至连续 2 次标本病毒分离或 PCR 检测阴性为止。

（4）在病例搜索时发现近 45 天内麻痹的 AFP 病例，采集双份粪便标本进行病毒分离或病毒核酸检测。

### 5.3.2 接触者或健康人群便标本

区（县）疾病预防控制中心负责采集一定数量近 6 周内未接种过脊灰减毒活疫苗（OPV）的接触者（接触者定义：曾与处于传染期的病例共同生活、共用卫生间的人员；处置过病例的医护人员或检验过标本的实验室检测人员以及其他存在传染或共同感染可能性的人）粪便标本。原则上优先采集 5 岁以下儿童粪便标本。

（1）发现脊灰野病毒、cVDPVs、脊灰疫苗病毒高变异株循环病例，在病毒可能传播的地区，至少采集 50 名接触者或健康人群的粪便标本，其中每例脊灰野病毒病例或 cVDPVs 病例采集 5～10 名接触者粪便标本。

（2）VDPVs 病例或携带者、脊灰疫苗高变异株病例，应采集 5～10 名接触者的粪便标本。

如果出现较大规模传播或已实施强化免疫，则重点采集 AFP 病例的标本以核实疫情，仅在 AFP 病例未采到合格便或已死亡无法采便等情况下采集其接触者便标本以协助诊断。

### 5.4　标本运送和检测

（1）便标本采集后 24 小时内，由区（县）疾病预防控制中心将便标本冷藏运送至市疾病预防控制中心实验室进行检测。市疾病预防控制中心在 7 天内将脊灰病毒阳性分离物送中国疾病预防控制中心进行型内鉴别和基因测序。怀疑为脊灰野病毒的阳性分离物应于 24 小时内上送。运送应严格按照国家生物安全有关规定执行。脊灰实验室应在要求时限内完成检测，在检测结束后 1 个工作日内将检测结果录入 AFP 病例监测信息报告管理系统。

（2）对于来自脊灰野病毒流行地区的或其他怀疑为脊灰野病毒导致的 AFP 病例，分离脊灰病毒的同时要进行病毒核酸分子生物学检测，对核酸检测阳性的标本，要及时送中国疾病预防控制中心。

（3）一旦发现脊灰野病毒，市疾病预防控制中心应就地封存标本及分离物，并严格按照相关生物安全规范要求进行后续工作。

（4）发现脊灰野病毒或 VDPV 时，国家脊灰实验室应对省级脊灰实验室进行综合评估，必要时对既往阴性标本进行复核。

### 5.5　开展接种率评估

（1）充分利用现有资料，初步估算脊灰疫苗接种率。

（2）根据发现病例的情况、流行病学调查结果判断可能的感染或传播地区，并视以下不同情形，由相关区（县）疾病预防控制中心在一定范围内开展脊灰疫苗接种率快速调查工作。

① 发现脊灰野病毒病例或 cVDPVs 病例或脊灰疫苗变异株循环病例（包括异地来京病例），北京市各区（县）采取按容量比例概率抽样（PPS）法各调查 210 名 5 岁以下儿童的 OPV 接种情况。

② 在环境或健康人群中发现脊灰野病毒，所在区（县）及相邻区（县）采取 PPS 法各调查 210 名 5 岁以下儿童的 OPV 接种情况。

③ 发现 VDPV 病例或携带者、脊灰疫苗高变异株病例，需在病例或携带者居住村（居委会）进行接种率普查，同时在病例所在乡（镇、街道）及邻近乡（镇、街道）每个乡级单位至少调查 30 名 5 岁以下儿童，并在辖区内流动儿童聚集地调查 30 名 5 岁以下儿童。

（3）根据工作需要，可制订专门的方案，对适龄人群开展血清脊灰抗体水平调查，评估人群免疫屏障。

## 5.6 AFP 病例主动搜索

### 5.6.1 医疗机构的 AFP 主动搜索

相关区（县）疾病预防控制中心在医院的配合下查阅近 2 年医疗机构相关科室的门诊日志、出入院记录或病案等，调查有无漏报 AFP 病例，并记录主动搜索结果，跟踪漏报病例诊断情况。

（1）发现脊灰野病毒病例、cVDPVs 病例或脊灰疫苗高变异株循环病例，对全市各级各类医疗机构开展 AFP 病例主动搜索。

（2）发现 VDPV 病例或携带者，或在环境或健康人群中发现脊灰野病毒，对所在区（县）及相邻区（县）的各级各类医疗机构开展 AFP 病例主动搜索。

（3）发现脊灰疫苗高变异株病例，对病例所在区（县）的各级各类医疗机构开展 AFP 病例的主动搜索。

如有必要，可根据病例波及范围和年龄分布情况，进一步扩大 AFP 病例主动搜索地区、病例年龄及时间范围。

### 5.6.2 社区 AFP 病例主动搜索

（1）发现脊灰野病毒病例或 cVDPVs 病例，由市卫生局组织在全市范围开展 AFP 病例社区搜索工作。

（2）发现 VDPV 病例或携带者，或在环境或健康人群中发现脊灰野病毒，所在区（县）及相邻区（县）卫生局负责组织开展 AFP 病例包括目前残留麻痹病例的社区搜索工作。

### 5.6.3 病例复核和漏报病例管理

发现脊灰野病毒病例或 cVDPVs 病例时，市卫生局组织市级脊灰专家诊断小组应对病例区（县）及相邻区（县）近 2 年的 AFP 病例，特别是残留麻痹病例进行复核。必要时，请国家级技术指导小组专家参与指导。

对于漏报的 AFP 病例尽可能随访并明确临床诊断，当年的病例应纳入 AFP 病例监测报告信息管理系统。

## 5.7 疫情处理原则

### 5.7.1 风险评估

（1）发现脊灰野病毒、VDPV、脊灰疫苗高变异株时，调查小组要利用既往资料及专题调查资料，动态开展风险评估工作，提出防控工作建议。

（2）风险评估包括分析病例的临床、流行病学和病毒学信息，结合既往脊灰疫苗接种情况、AFP 病例监测系统工作质量、当地的卫生状况、人力资源和人口流动状况等，必要时开展接种率调查和人群血清抗体水平调查，初步评估病毒输入传播风险和危害，提出疫情发生地、其他地区的流行病学调查和控制传播的建议。结合应急强化免疫等措施落实情况，动态进行风险评估，以便适时调整相关措施。

### 5.7.2 开展应急强化免疫

北京市卫生局根据风险评估的结果，决定是否开展脊灰疫苗应急强化免疫（或查漏补种）活动，制定并下发方案，决定开展脊灰疫苗应急强化免疫（或查漏补种）的地区、目标人群、时间和轮次、间隔。

（1）发现 VDPV 病例或携带者，需要开展应急强化免疫（或查漏补种）时，至少以区（县）为单位，开展两轮。接种对象为 5 岁以下儿童或结合实际适当扩大年龄组。

（2）发现脊灰野病毒病例、cVDPVs 病例、脊灰疫苗高变异株循环病例，以及在环境或健康人群中发现脊灰野病毒，尽快开展应急接种工作。需要开展应急强化免疫（或查漏补种）时，至少以全市为单位，开展两轮。接种对象为 5 岁以下儿童或结合实际适当扩大年龄组。

（3）根据疫情进展及应急强化免疫的效果、风险评估情况，综合确定或调整应急强化免疫的轮次、范围和接种对象。

应急强化免疫活动期间要做好社会动员、安全接种、督导和接种率快速评估，接种率未达到 95％的地区应进行查漏补种工作。

### 5.7.3 加强 AFP 病例监测

发现脊灰野病毒病例、cVDPVs 病例、脊灰疫苗高变异株循环病例时，需要加强 AFP 病例监测。主要工作包括以下几个方面。

（1）各级各类医疗机构发现 AFP 病例，要及时通过网络直报系统进行报告，相关病例流调信息、标本采集运送和检测信息、随访信息要及时网络报告。

（2）各级各类医疗机构立即启动 AFP“零病例周报告周分析”制度（必要时日报告日分析），及时发现病例，确保高敏感性。

（3）按照 AFP 病例监测方案的要求，市疾病预防控制中心要评价各区（县）AFP 病例监测指标，并重点分析 AFP 病例流行病学分布、免疫史、高危 AFP 病例和临床符合病例的调查结果。

（4）市卫生局应及时组织 AFP 病例分类诊断专家小组对 AFP 病例进行最终分类。

（5）市疾病预防控制中心实验室应优先检测重点地区 AFP 病例的粪便标本，

尽快将脊灰病毒阳性分离物和指定的粪便原始标本送中国疾病预防控制中心进行型内鉴别和标本复核。

（6）加强口岸监测，防范病毒输入或输出。市卫生局联合相关部门在输入风险大的口岸，对15岁以下入境儿童进行登记、查验脊灰疫苗免疫史，对免疫史不详或漏服儿童给予1剂脊灰疫苗接种，并向儿童监护人予以明确的健康风险提示，如果出现急性弛缓性麻痹症状，应及时就医并告知诊治医生。

#### 5.7.4 隔离消毒与个人防护

医疗机构要做好脊灰野病毒和VDPV病例或携带者以及脊灰疫苗高变异株循环病例的隔离、医院内感染控制及卫生医疗人员的个人防护工作。

#### 5.7.5 病例或健康携带者的接触者的医学观察

辖区卫生局负责指派专人对脊灰野病毒和VDPV病例或携带者及脊灰疫苗高变异株循环病例周围存在感染风险的人群，如家庭成员、托幼机构或学校的同学等，应进行医学观察35天。一旦出现麻痹症状，及时上报市卫生局，并安排病例隔离治疗。

#### 5.7.6 健康教育

（1）专业人员在采集标本、开展脊灰疫苗接种率调查和AFP病例社区主动搜索时，可同时开展健康教育，引导公众形成良好的个人卫生习惯，告知儿童家长出现肢体麻痹症状要主动就医。

（2）发现疫情后，市卫生局要按照相关要求，主动发布疫情及防控进展信息，通过媒体开展脊灰预防等知识的宣传普及活动，提高公众对预防接种的认知水平和参与意识。

### 5.8 评估

#### 5.8.1 评估防控措施落实情况

（1）AFP病例监测：发生脊灰野病毒、cVDPVs病例、脊灰疫苗高变异株循环病例疫情，启动应急响应期间，疫情相关地区15岁以下儿童AFP病例报告发病率要达到2/10万，确保监测报告系统的敏感性和及时性。

（2）应急强化免疫：目标人群的接种率达到95%以上。

#### 5.8.2 评估防控措施效果

在发现cVDPVs或脊灰野病毒疫情时，在AFP监测系统保持高敏感性的基础上，最后 1 例病例发生麻痹 3 个月后无新发病例，可结合脊灰病毒环境监测、人群脊灰抗体水平调查结果，经综合风险评估后可终止应急响应。结束应急响应后，仍需继续加强维持无脊灰工作。

## 6　资料管理

各级疾病预防控制中心应及时将相关调查处置资料进行汇总、分析、整理、归档，分析发生的原因和流行特点，总结经验和教训，在完成调查处理后一个月内上级疾病预防控制中心及同级卫生局。

# 第 2 章　北京市麻疹监测方案

麻疹是由麻疹病毒引起的急性呼吸道传染病。病人是唯一的传染源，发病前2天至出疹后5天均具有传染性，经呼吸道飞沫传播，人群普遍易感，病后可获得持久性免疫力。中国自1965年开始使用麻疹疫苗，1978年实施计划免疫，使麻疹发病率大幅度下降。2005年世界卫生组织西太平洋区域提出2012年消除麻疹的目标，我国对此积极响应。我国卫生部于2006年和2010年先后下发了《2006～2012年全国消除麻疹行动计划》和《2010～2012年全国消除麻疹行动方案》，对麻疹监测和控制提出了新的要求。北京市从1998年制定麻疹监测方案以来，结合全国麻疹控制新要求和本市情况，及时修订麻疹监测方案，现根据2010年北京市卫生局下发的《全国麻疹监测方案》（2010年版），北京市卫生局、北京市发展和改革委员会、北京市教委、北京市财政局、北京市药品监督管理局联合下发的《2010～2012年北京市消除麻疹行动方案》，2012年北京市卫生局和北京市教委联合下发的《关于做好2012年消除麻疹工作的通知》，对《北京市麻疹监测方案》（2010年版）进行修订，形成本方案。

## 1　监测目的

（1）及时发现麻疹病例，采取针对性措施，预防和控制疫情。

（2）掌握麻疹流行病学特征，分析人群免疫状况，确定易感人群，加强预测预警。

（3）了解麻疹病毒学特征，追踪病毒来源和传播轨迹。

（4）评价预防控制效果，为适时调整消除麻疹策略措施提供依据。

## 2　监测病例定义与分类

### 2.1　疑似病例

发热、出疹并伴有咳嗽、卡他性鼻炎或结膜炎症状之一者，或传染病责任疫情报告人怀疑为麻疹的病例。

### 2.2　实验室诊断病例

疑似病例血标本检测麻疹IgM抗体阳性者，或从病原学标本中分离到麻疹病毒或检测到麻疹病毒核酸。

## 2.3　临床诊断病例

（1）疑似病例未采集到标本，或出疹后 3 天内（不含出疹当日，下同）采集的血标本检测麻疹-风疹 IgM 抗体均为阴性，且无其他原因可以明确解释者。

（2）疑似病例出疹后 4～28 天（不含出疹当日，下同）采集的血标本检测麻疹-风疹 IgM 抗体均为阴性，但与实验室诊断麻疹病例有明确流行病学联系，且无其他明确诊断者。

## 2.4　排除病例

（1）疑似病例血标本检测麻疹 IgM 抗体阴性、风疹 IgM 抗体阳性，或经实验室确诊为其他发热出疹性疾病者（应在流行病学调查表的备注中注明最终诊断）。

（2）疑似病例未采集到标本，或出疹后 3 天内采集的血标本检测麻疹 IgM 抗体阴性，但有其他原因可以明确解释者（如与风疹实验室确诊病例有流行病学联系、药物性过敏性皮疹等，应在流行病学调查表的备注中注明最终诊断）。

（3）疑似病例出疹后 4～28 天采集的血标本麻疹 IgM 抗体阴性，且与实验室诊断麻疹病例无明确流行病学联系或有其他明确诊断者（应在流行病学调查表的备注中注明最终诊断）。

有关含麻疹成分疫苗相关病例的诊断标准和病例管理见附 2-4。

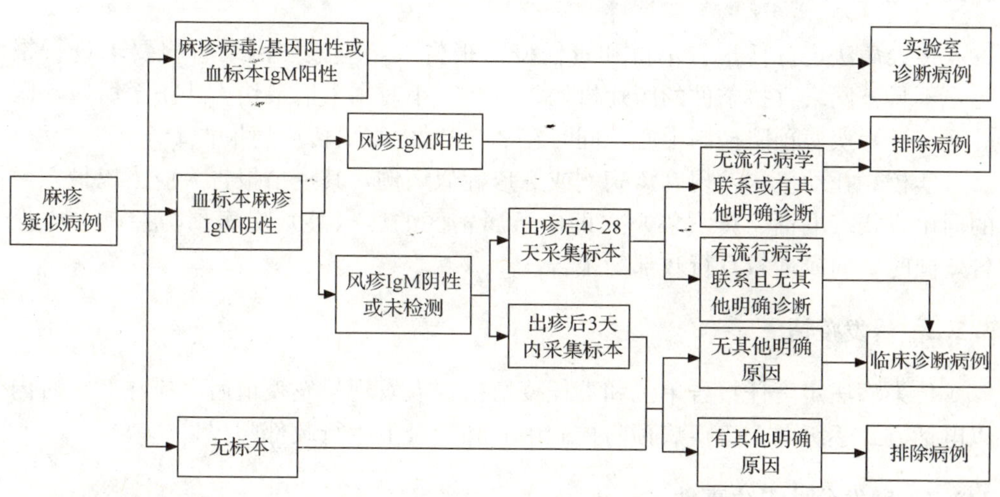


图 2-1　麻疹疑似病例分类流程图

# 3 疫情报告

## 3.1 疫情分类

### 3.1.1 散发疫情

散发疫情是指各病例间发病时间和地点无明显联系，表现为散在发生。

### 3.1.2 暴发疫情

暴发疫情是指在一个局部地区，短期内突然发生较多的麻疹病例。

现阶段暴发疫情的定义为：以村、居委会、学校或其他集体机构为单位，在10天内发生2例及以上麻疹疑似病例；或以乡、镇、街道为单位，10天内发生5例及以上麻疹疑似病例。

### 3.1.3 突发公共卫生事件

突发公共卫生事件是指同一学校、幼儿园、自然村寨、社区、建筑工地、厂矿等集体单位1周内发生10例及以上麻疹疑似病例。

## 3.2 疫情报告

### 3.2.1 散发疫情

传染病法定责任报告单位和责任疫情报告人，应按照网络直报要求进行报告，不具备网络直报条件的医疗机构，应在6小时内采取最快方式报至所属辖区的区（县）疾病预防控制中心，同时在24小时内寄出传染病报告卡。

学校、托幼机构发现麻疹病例或麻疹疑似病例，其疫情报告人应当以最方便的通讯方式（电话、传真等）立即向所属辖区的区（县）疾病预防控制中心报告，同时，向属地教育行政部门报告。

### 3.2.2 暴发疫情

传染病法定责任报告单位和责任疫情报告人发现暴发疫情后，应在2小时内以电话方式逐级向上级疾病预防控制中心和同级卫生行政部门报告。

### 3.2.3 突发公共卫生事件

区（县）卫生行政部门核实并认定发生突发公共卫生事件后，区（县）疾病预防控制中心应在2小时内以电话方式向市疾病预防控制中心报告，同时上报调查报告，并进行网络直报。市疾病预防控制中心接到报告后 2 小时内向市卫生行政部门报告。

# 4　疫情调查处理

## 4.1　调查处理程序

### 4.1.1　散发疫情

接到报告后 24 小时内到达现场。由病例现住址所属辖区的区（县）疾病预防控制中心和地段医院预防保健科共同开展现场流行病学个案调查，并填写“北京市麻疹疑似病例流行病学个案调查表”（表 2-1），填表说明见附 2-1，组织采集病例标本。

### 4.1.2　暴发疫情和突发公共卫生事件

接到报告后，病例现住址所属辖区的区（县）疾病预防控制中心、地段医院预防保健科应立即到达现场并处理疫情。疫情规模达到突发公共卫生事件，或出现 2 例及以上死亡病例时，市疾病预防控制中心应参与调查。

每起麻疹暴发疫情和突发公共卫生事件的全部病例均应进行流行病学个案调查，填写“北京市麻疹疑似病例流行病学个案调查表”（表 2-1）；首次现场调查处理后 2 天内完成初次调查报告，7 天内填写“北京市麻疹暴发疫情信息汇总表”（表 2-2）。最后 1 例麻疹发病后 21 天未出现新病例，则疫情结束，2 天内完成疫情结案报告，内容包括：疫情发现和报告过程，病例的基本情况，免疫史、发病与就医情况、主要临床症状，病例主动搜索，疫情发生地及周边地区 8 月龄至 14 岁儿童的含麻疹成分疫苗接种情况，所采取的控制措施和效果评价，疫情预测，存在的主要问题，结论和建议。遇突发公共卫生事件，还应撰写事件进程报告。

## 4.2　疫情控制措施

有关麻疹疫情现场处置指南见附 2-4。

### 4.2.1　隔离传染源和主动搜索

可嘱患者到传染病医院住院治疗，在家隔离治疗时应尽量减少与他人接触。患者隔离至出疹后 4 天，并发肺部感染者延长至 14 天；区（县）疾病预防控制中心要对当地各级医疗机构，特别是基层医疗机构开展病例主动搜索，开展社区（村居）病例主动搜索，对出现疫情的托幼机构和学校核查晨午检记录和缺课记录，对出现疫情的用工单位核查务工人员进出登记和健康状况等记录。

#### 4.2.2 切断传播途径

对室内环境进行消毒，室内湿式扫除，开窗通风使病毒迅速排出室外。麻疹潜伏期为7～21天（平均10天左右），集体单位医学观察期应截至最后1例麻疹发病后21天，期间禁止集体活动，减少病毒的传播范围。暴发疫情和突发公共卫生事件的首次消毒，必须由区（县）疾病预防控制中心专业消毒人员到达现场进行指导。

各级各类医疗机构要按照《医疗机构传染病预检分诊管理办法》的有关要求，对具有发热、出疹等症状的患者进行预检分诊；严格执行《医院感染管理规范》和《消毒管理办法》，收治麻疹患者的医院必须具备隔离条件，独立设区，病房内通风良好；认真落实消毒措施，加强医务人员的个人防护，避免发生麻疹的医院感染。

#### 4.2.3 保护易感人群

接种疫苗是预防麻疹最有效的措施，对8月龄至14岁儿童，应尽快开展含麻疹成分疫苗的查漏补种；对15～45岁中5年内未明确接种过含麻疹成分疫苗，且无明确麻疹病史者，要尽快应急接种麻疹疫苗，正确掌握疫苗接种禁忌，3天内疫苗补种率或接种率应达到95%以上。在疫情发生地及周边地区快速调查30名8月龄至14岁儿童的含麻疹成分疫苗接种情况（以接种证、接种卡或预防接种信息系统为准），及时评价常规免疫情况。

#### 4.2.4 开展健康教育

要将预防控制麻疹知识的普及作为科普知识宣传的重要内容，纳入当地健康教育规划。利用预防接种日和其他公众聚会活动，组织开展多种形式的健康教育，向公众宣传消除麻疹策略和措施，使其了解麻疹的危害、传播途径与预防方法。

### 4.3 标本采集与检测

#### 4.3.1 血标本

医疗机构在发现麻疹或麻疹疑似病例时，负责采集急性期全血，24小时内无菌操作分离血清（血清量≥0.5ml），于无菌微量离心管内2～8℃保存；麻疹疑似病例血清标本采集后24小时内送到麻疹网络实验室检测；麻疹网络实验室接到病例血清标本后，暴发疫情病例应于24小时内、散发病例应于72小时内报告结果。出疹后 3 天内采集的血标本检测麻疹 IgM 抗体结果阴性或可疑者，其现住址所属辖区的区（县）疾病预防控制中心应在出疹后 4～28 天采集第 2 份血标本。麻疹网络实验室检测的所有病例血清标本于－20℃保存 1 年，以备市疾病预防控制中心麻疹实验室质量控制抽检。

已加入北京市麻疹网络实验室的医疗机构应填写“麻疹疑似病例血标本送检及实验室检测结果登记表”（表 2-3），于 24 小时内在冷藏条件下将血清送至本机构麻疹实验室，同时检测麻疹和风疹 IgM 抗体。检测结果应填入表 2-3 并传真至本机构所属辖区的区（县）疾病预防控制中心，由后者负责将其转至病例现住址所属辖区的区（县）疾病预防控制中心。必要时，市疾病预防控制中心麻疹实验室对检测结果进行复核。

尚未加入北京市麻疹网络实验室的医疗机构应立即电话通知所属辖区的区（县）疾病预防控制中心，同时填写“麻疹疑似病例采血报告登记表”（表 2-4）；区（县）疾病预防控制中心接到电话报告后，填写“麻疹疑似病例采血接报登记表”（表 2-5），并通知病例现住址所属辖区的区（县）疾病预防控制中心取样。后者收取血标本后，填写“麻疹疑似病例血标本送检及实验室检测结果登记表”（表 2-3），于 24 小时内在冷藏条件下送区（县）疾病预防控制中心麻疹实验室，同时检测麻疹和风疹 IgM 抗体，检测结果填入“麻疹疑似病例血标本送检及实验室检测结果登记表”（表 2-3）。必要时市疾病预防控制中心麻疹实验室对检测结果进行复核。

未就诊病例由流行病学个案调查人员负责采集血标本，填写“麻疹疑似病例血标本送检及实验室检测结果登记表”（表 2-3），于 24 小时内在冷藏条件下将血清送至病例现住址所属辖区的区（县）疾病预防控制中心麻疹实验室，同时检测麻疹和风疹 IgM 抗体，检测结果填入表 2-3。必要时，市疾病预防控制中心麻疹实验室将对检测结果进行复核。

#### 4.3.2　咽拭子和尿液

每起麻疹暴发疫情应至少采集 2 例（＜10 例病例的暴发）或 5 例（≥10 例病例的暴发）新发病例的咽拭子或尿液标本进行病原学监测。

采集出疹前 5 天至出疹后 5 天（不含出疹当日，下同）的咽拭子标本，置于病毒保存液中 2～8℃保存，填写“麻疹疑似病例病原学标本送检及实验室检测结果登记表”（表 2-6），并于标本采集后 24 小时内在冷藏条件下送承担病原学检测任务的麻疹网络实验室，分离麻疹病毒，检测麻疹病毒核酸，28 天内报告结果。分离到的毒株，应在 14 天内送国家麻疹实验室。

采集出疹前 5 天至出疹后 5 天的尿液 10～50ml（最好收集晨尿），置于无菌容器内于 2～8℃保存，填写“麻疹疑似病例病原学标本送检及实验室检测结果登记表”（表 2-6），于标本采集后 24 小时内在冷藏条件下送指定的麻疹网络实验室进行病原学检测。应于 28 天内报告麻疹病毒分离与核酸检测结果。病毒阳性分离物，应送市疾病预防控制中心麻疹网络实验室复核，并于 14 天内送国家麻疹实验室进行基因型鉴定。

标本采集和运送方法见附 2-2。

## 5 实验室监测

### 5.1 网络实验室

现阶段北京市麻疹网络实验室由市、区（县）疾病预防控制中心，北京地坛医院，北京佑安医院，北京儿童医院和首都儿科研究所附属儿童医院的 5 个麻疹实验室组成，承担麻疹病毒分离和血清学检测任务。各麻疹网络实验室必须通过市疾病预防控制中心组织的职能考核认证，其检测结果才被认可。有条件的其他医疗机构，经市疾病预防控制中心考核认证合格，也可加入麻疹网络实验室。

### 5.2 生物安全

按照卫生部《人间传染的病原微生物名录》，麻疹病毒的危害程度分类属于第三类，临床标本和麻疹病毒阳性分离物均按 B 类包装运输，病毒培养和未经培养的感染性材料的操作应在 BSL-2 级实验室进行。灭活材料和无感染性材料的操作可在 BSL-1 级实验室进行。

### 5.3 质量控制

每年市疾病预防控制中心麻疹实验室向其他麻疹网络实验室发放组合血清，后者收到组合血清于 10 个工作日内上报检测结果。每年各麻疹网络实验室向市疾病预防控制中心麻疹实验室送检麻疹 IgM 抗体阳性和阴性血清标本各 10 份、风疹 IgM 抗体阳性血清标本 5 份进行再证实，并填写“麻疹血清标本送检上级实验室再证实表”（表 2-7）。

市疾病预防控制中心麻疹实验室接受国家疾病预防控制中心麻疹实验室的认证。区（县）疾病预防控制中心麻疹实验室和医疗机构麻疹实验室接受市疾病预防控制中心麻疹实验室的认证。

## 6 疫情监测

### 6.1 常规监测

各区（县）疾病预防控制中心完成麻疹疑似病例个案调查后，在 24 小时内将流行病学调查信息录入“麻疹监测信息报告管理系统”和“麻疹疑似病例流行病学调查补充数据库”。

麻疹网络实验室（含北京地坛医院、北京佑安医院、北京儿童医院和首都儿科研究所儿童医院）应将实验室监测结果于72小时内反馈至病例现住地所属辖区的区（县）疾病预防控制中心，对于跨区（县）就诊病例，医疗机构与区（县）疾病预防控制中心应协调做好数据接报和转报登记。

实验室检测结果由区（县）疾病预防控制中心于检测完成后24小时内录入“麻疹专病监测信息报告管理系统”。区（县）疾病预防控制中心根据流行病学信息和实验室检测结果对病例进行最终分类，所有麻疹疑似病例在报告后10日内应完成病例分类的审核订正，全年所有麻疹疑似病例均应于翌年1月31日前完成订正。

区（县）疾病预防控制中心每月下载“麻疹专病信息报告管理系统”数据，并核对“麻疹疑似病例流行病学调查补充数据库”，按照病例姓名将“麻疹专病信息报告管理系统”数据与“麻疹疑似病例流行病学调查补充数据库”合并后，于每月10日前上报上一个月的合并数据库。

各级疾病预防控制中心应定期对辖区内麻疹监测资料进行汇总，综合分析麻疹发病特征，评价人群免疫水平，及时将监测结果与建议反馈至同级卫生行政部门。

## 6.2　主动监测

### 6.2.1　主动监测医院与科室

一级以上（含一级）综合性医院、儿童医院、传染病医院、综合性中医医院等均为麻疹病例主动监测医院。其易发现麻疹病例的科室定为主动监测科室，一般为儿科、内科、传染科、皮肤科、急诊科等。主动监测工作应覆盖以上科室的门诊（包括专家门诊、特需门诊等）和病房。

### 6.2.2　主动监测方法

由主动监测医院指定专人负责完成，每旬开展1次。监测人员应到主动监测科室查阅门诊日志、有诊断病名的门诊处方、出入院记录或病案，并与医务人员交谈，利用ICD编码查询麻疹病例，填写“麻疹主动监测旬访登记表”（表2-8），记录监测结果。如果发现漏报的麻疹病例，应立即报告。

### 6.2.3　疾病预防控制中心负责的主动监测医院

区（县）疾病预防控制中心应选择辖区内1家或2家接诊量较大的医疗机构

作为疾病预防控制中心主动监测点，设专人每旬与医院监测人员共同完成主动监测工作。

区（县）疾病预防控制中心主动监测医疗机构包括：协和医院、北京市第六医院、北京儿童医院、北京大学第一临床医院、天坛医院、同仁医院、宣武医院、首都儿科研究所、朝阳医院、丰台区医院、711 医院、石景山医院、首钢医院、北医三院、海淀医院、门头沟区医院、京煤集团总医院、房山区第一医院、良乡医院、昌平区医院、大兴区医院、潞河医院、顺义区医院、平谷区医院、密云县医院、怀柔区第一医院、延庆县医院。

其余主动监测医院的主动监测工作由各医院独立完成。

#### 6.2.4 主动监测数据报告

（1）主动监测医院：于次月 3 日前完成“麻疹主动监测登记表”，上报至所属辖区的区（县）疾病预防控制中心。

（2）区（县）疾病预防控制中心：收集辖区内主动监测医院的“麻疹主动监测旬访登记表”（表 2-8），按季度汇总成“麻疹主动监测季度汇总表”（表 2-9），于下一季度第 1 个月 15 日前报市疾病预防控制中心。

#### 6.2.5 监测系统的维护

各级疾病预防控制中心定期检查主动监测系统报告的及时性、完整性，发现漏报、迟报，及时予以纠正。

#### 6.2.6 主动监测资料的保存

各区（县）疾病预防控制中心将辖区内麻疹疫情主动监测系统的组织情况（包括主动监测单位、有关负责人等名单）上报同级卫生行政部门，并在区（县）疾病预防控制中心备案，有关监测情况存档备查。

### 6.3 主动搜索

主动搜索的具体方案另行制定。

## 7 其他相关监测

按《北京市常规免疫接种率监测方案》进行含麻疹成分疫苗的接种率监测，按《北京市预防接种免疫效果血清学与疫苗滴度监测规范》进行麻疹-风疹联合减毒活疫苗初免成功率监测和健康人群麻疹抗体水平监测。

# 8　各级职责

## 8.1　卫生行政部门

市、区（县）级卫生行政部门负责组织与协调本级各相关部门开展麻疹监测工作，落实所需经费，保证监测工作的顺利开展。

## 8.2　市疾病预防控制中心

市疾病预防控制中心为全市麻疹监测工作提供技术指导和相关培训，建立和完善北京市的麻疹监测网络，指导和参与麻疹暴发疫情调查；对全市监测数据进行收集、整理、定期分析和反馈，开展麻疹疑似病例标本检测和结果反馈；对全市麻疹实验室网络进行考核；对全市麻疹监测系统进行管理和质量控制，组织开展麻疹免疫水平、疫苗效价和免疫成功率监测工作；对全市麻疹监测系统运转状况进行督导、评价。

## 8.3　区（县）疾病预防控制中心

区（县）疾病预防控制中心为本辖区的麻疹监测工作提供技术指导和相关培训，开展麻疹疑似病例的流行病学调查和信息录入，指导和参与麻疹暴发疫情调查，组织实施麻疹疑似病例标本的收集、采集和运送；开展麻疹疑似病例标本检测和结果反馈，定期对辖区内医疗单位开展麻疹疑似病例主动监测；对本辖区监测数据进行收集、整理、定期分析和反馈，组织开展麻疹免疫水平、疫苗效价和免疫成功率监测工作；对本辖区的麻疹监测系统运转状况进行督导、评价。

## 8.4　医疗机构

医疗机构负责麻疹病例的报告和就诊病例的标本采集工作，协助各级疾病预防控制中心完成流行病学调查、处理和标本运送工作，每旬完成麻疹疑似病例主动监测工作；配合区（县）疾病预防控制中心完成麻疹疑似病例主动搜索工作，对本单位医护人员进行培训；负责本单位医院人员含麻疹成分疫苗接种工作，按照要求对患者进行隔离和医疗救治，并避免医院感染的发生。

加入北京市麻疹网络实验室的医疗机构按照要求开展病例标本检测和结果反馈工作。

# 9 评价指标

## 9.1 监测系统敏感性

以市为单位，排除病例报告发病率达到2/10万以上；以区（县）为单位，麻疹监测病例中的排除病例报告发病率达到2/10万。

## 9.2 监测系统及时性

（1）麻疹疑似病例24小时完整调查率达100%。

（2）所有麻疹疑似病例血清标本采集后24小时内送到麻疹网络实验室检测率达100%。

（3）散发病例实验室血清检测结果72小时内反馈率达100%，暴发疫情病例实验室血清检测结果24小时内反馈率达100%。

（4）完成“北京市麻疹疑似病例流行病学个案调查表”（表2-1）后，区（县）疾病预防控制中心24小时录入“麻疹专病监测信息报告管理系统”率达100%。

（5）实验室检测完成后，区（县）疾病预防控制中心24小时内录入“麻疹专病监测信息报告管理系统”率为100%。

## 9.3 监测系统特异性

（1）麻疹疑似病例血标本采集率达100%。

（2）麻疹病例实验室确诊率达100%。

（3）麻疹暴发疫情病例血清学确诊率达100%。

（4）麻疹暴发疫情病例病原学标本采集率达100%。

（5）“北京市麻疹疑似病例流行病学个案调查表”（表2-1）完整填写率达100%。

（6）报告病例具备年龄和免疫史资料率达100%。

（7）麻疹疑似病例主动监测完成和及时上报率达100%。

## 9.4 免疫接种率

北京市户籍儿童含麻疹成分疫苗基础免疫合格接种率和1.5岁加强免疫合格接种率均≥98%；流动儿童含麻疹成分疫苗基础免疫合格接种率和1.5岁加强免疫合格接种率均≥95%。

### 9.5　以区（县）为单位麻疹-风疹联合减毒活疫苗的初免成功率≥85%

有关监测指标的说明见附 2-3。

## 表 2-1 北京市麻疹疑似病例流行病学个案调查表

### 一、报告卡信息

1. 传染病报告卡卡片编号：____________________
2. 患者姓名*：________（患儿家长姓名：________）
3. 身份证号：____________________
4. 性别*：□男 □女
5. 出生日期*：________年______月______日
   a. 如出生日期不详，实足年龄*：________年龄单位：□岁□月□天
6. 患者工作单位：____________________ 联系电话：____________
7. 患者现住址属于*：□本县区 □本市其他县区 □本省其他地市 □外省 □港澳台 □外籍
8. 家庭现住址（详细填写）*：________省________地（市）________县（区）________乡（镇、街道）________村（居委会）________（门牌号）
9. 患者职业*：
   □幼托儿童 □散居儿童 □学生（大、中、小学） □教师 □保育员及保姆
   □餐饮食品业 □商业服务 □医务人员 □工人 □民工 □农民 □牧民
   渔（船）民 □干部职员 □离、退人员 □家务及待业 □其他 □不详
10. 病例分类*：□疑似病例 □实验室诊断病例 □临床诊断病例
11. 发病日期*：20________年______月______日
12. 诊断日期*：20________年______月______日______时
13. 死亡日期：20________年______月______日
14. 疾病名称：法定传染病：____________
15. 填卡医生：________________
16. 报告单位：____________________
17. 接触者有无相同症状：□无 □有
18. 备注：______________________________

### 二、流行病学调查信息

1. 报告日期*：20________年______月______日
   失访：□是（原因：________________） □否
2. 调查日期*：20________年______月________日
3. 户籍所在地*：□本县区 □本市其他县区 □本省其他地市 □外省 □港澳台 □外籍
   户籍地址选择：________省________地（市）________县（区）________乡（镇、街道）
   如来自外省，最近一次来京日期：________年______月______日
4. 是否出生在北京：□是 □否
   如否，出生省份：________省
   来京时的年龄：________岁
5. 是否有孩子：□是 □否

如是，8 月龄至 6 岁的孩子数：________

目前是否与孩子共同居住：□是　□否

6. 发病前 2 个月内离京次数：________次

7. 发病时在现住址县区居住时间*：□<7 天　□7～21 天　□22 天～3 月　□>3 月

如小于 3 个月，则来本县区前居住所在地*：________省________地（市）________县（区）

8. 是否在集体单位（如学校、幼儿园、工厂等）：□是　□否　□不详

如是，所在集体单位具体名称：________________

集体单位地址为：________县（区）________乡（镇、街道）________村（居委会）

如集体单位为托幼机构或学校，则其性质为：□公立　□私立　□其他（__________）

是否在教委注册：□是　□否

9. 患者职位描述（单位、部门、岗位名称等）：____________________

10. 发热*：　□是　□否　□不详

如是，发热日期*：20________年______月______日

最高温度：______℃

11. 出疹*：　□是　□否　□不详

如是，出疹日期*：20________年______月______日

12. 其他临床症状*：

咳嗽　□是　□否　□不详

卡他症状（鼻塞、流涕、喷嚏等）　□是　□否　□不详

结膜炎　□是　□否　□不详

麻疹黏膜斑（柯氏斑）　□是　□否　□不详

淋巴结肿大　□是　□否　□不详

关节疼痛　□是　□否　□不详

13. 住院*：　□是　□否　□不详

如是，医院名称*：____________________

14. 死亡*：　□是　□否　□不详

如是，死亡日期*：20________年______月______日

15. 含麻疹成分疫苗接种剂次*：　□0 剂　□1 剂　□≥2 剂　□不详

免疫史来源：□接种证　□接种卡　□信息系统　□家长或本人回忆

如接种过，a. 首剂次接种时间：________年______月______日

b. 最后一剂接种时间：________年______月______日

如未接种过，原因：　□没必要接种　□不知道要接种　□不知道接种地点

□未到接种时间或接种年龄　□有接种禁忌（__________）

□非常规免疫覆盖人群　□其他（原因：________________）　□不详

16. 含风疹成分疫苗接种剂次*：　□0 剂　□1 剂　□≥2 剂　□不详

免疫史来源：□接种证　□接种卡　□信息系统　□家长或本人回忆

如接种过，a. 首剂次接种时间：________年______月______日

b. 最后一剂接种时间：________年______月______日

17. 发病前 7～21 天是否去过医院*： □是 □否 □不详

若是，医院名称（多个医院依次填写）________________

科室名称（多个科室依次填写）________________

18. 发病前 7～21 天是否离京：□是 □否

19. 发病前 7～21 天是否接触其他发热出疹性患者*： □是 □否 □不详

20. 发病前 2 天到疹后 5 天就医情况：□是 □否

若是，医院名称（多个医院依次填写）________________

科室名称（多个科室依次填写）________________

21. 是否与实验室诊断病例有流行病学联系*： □是 □否 □不详

若是，实验室诊断病例为： □麻疹 □风疹 □其他______

22. 是否为麻疹暴发疫情中的病例*： □是 □否

23 是否为一起新的暴发*： □是 □否

暴发编码：□□□□□□-□□□□-□□□-

[区县国标码（6 位）＋ 年份（4 位）＋ 编号（3 位）]

**三、标本采集情况**

1. 是否采集第一份血清标本*： □是 □否（跳到第 3.3 项）

采集日期：________年______月______日

2. 是否采集第二份血清标本*： □是 □否

采集日期：________年______月______日

3. 是否采集病原学检测标本*： □是 □否（跳到第 4.1 项）

a. 鼻咽拭子：□是 □否 采集日期：20______年____月____日

b. 尿标本：□是 □否 采集日期：20______年____月____日

c. 其他标本：________ ______ 采集日期：20______年____月____日

**四、实验室检测结果反馈信息**

1. 第一份血标本麻疹 IgM 抗体检测结果*： □阳性 □阴性 □待定

风疹 IgM 抗体检测结果*： □阳性 □阴性 □待定

2. 第二份血标本麻疹 IgM 抗体检测结果*： □阳性 □阴性 □待定

风疹 IgM 抗体检测结果*： □阳性 □阴性 □待定

3. 麻疹病毒核酸检测结果： □阳性 □阴性 □待定

风疹病毒核酸检测结果： □阳性 □阴性 □待定

4. 麻疹病毒分离鉴定结果： □阳性 □阴性 □待定

风疹病毒分离鉴定结果： □阳性 □阴性 □待定

5. 麻疹核酸基因分型 PCR 实验结果： □阳性 □阴性 □待定

基因型：__________

**五、病例最终分类**

[区（县）疾病预防控制中心根据实验室检测及流行病学调查结果订正报告卡 1.10 项和 1.14 项]

1. 最终诊断*：　□待定　□麻疹病例　□风疹病例　□其他________
2. 病例分类*：　□疑似病例　□实验室诊断病例□临床诊断病例

**六、疫情处理情况**

1. 是否开展麻疹病例入户主动搜索：　□是　□否

   主动搜索覆盖总人口数：________搜索到未就诊的发热出疹病例数：________

   未就诊的发热出疹病例是否与报告的病例有关系：　□是　□否

   如是，具体关系属于：□亲属　□同学　□同事　□其他________

2. 是否开展麻疹病例学校或单位的主动搜索：　□是　□否

   搜索到未就诊的发热出疹病例数：__________

   未就诊的发热出疹病例是否与报告的病例有关系：□是　□否

   如是，具体关系属于：□亲属　□同学　□同事　□其他________

3. 是否开展居住地、就学地和工作地所属医院的主动搜索：　□是　□否

   搜索到未报告的麻疹疑似病例数：__________

   未报告的麻疹疑似病例是否与报告的病例有关系：　是　否

   如是，具体关系属于：□亲属　□同学　□同事　□其他________

4. 是否开展含麻疹成分疫苗应急接种：　□是　□否

   如是，开始接种日期：20 ______年____月____日

   完成接种日期：20 ______年____月____日

   应急接种地区范围：____________________（居住地）

   应急接种年龄范围：______岁（或不足 1 岁填月龄______月龄）～______岁

   应急接种目标人数：__________　实际应急接种人数：__________

   应急接种地区范围：____________________（就学地）

   应急接种年龄范围：______岁（或不足 1 岁填月龄______月龄）～______岁

   应急接种目标人数：__________　实际应急接种人数：__________

   应急接种地区范围：____________________（工作地）

   应急接种年龄范围：______岁（或不足 1 岁填月龄______月龄）～______岁

   应急接种目标人数：__________　实际应急接种人数：__________

   应急接种地区范围：____________________（其他）

   应急接种年龄范围：______岁（或不足 1 岁填月龄______月龄）～______岁

   应急接种目标人数：__________　实际应急接种人数：__________

调查人员签字：__________　调查单位：__________

## 表 2-2　北京市麻疹暴发疫情信息汇总表

________省________地（市）________县（区）

暴发编码 □□□□□□-□□□□-□□□-

**一、暴发疫情汇总数据**

1. 该起暴发病例总数：________
2. 首例发病时间：20______年____月____日
3. 末例发病时间：20______年____月____日
4. 死亡病例数：________
5. 采集血标本的病例数：______　采集咽拭子的病例数：______　采集尿液标本的病例数：______
6. 麻疹 IgM 抗体阳性的病例数*：________
7. 风疹 IgM 抗体阳性的病例数*：________

**二、暴发疫情概况**

1. 发现方式*：□网络直报监测发现　□医疗卫生机构报告　□集体单位报告　□群众报告　□其他________
2. 暴发地点类别*：□托幼机构　□小学　□中学　□大学　□军营　□工厂　□工地　□社区　□医院　□其他________
3. 接到报告时间*：20______年____月____日
4. 开展调查时间*：20______年____月____日
5. 疫情波及人数*：________

**三、采取措施**

1. 是否开展医院病例主动搜索*：　□是　□否
   如是，搜索到漏报麻疹病例数：________
2. 是否开展麻疹病例入户主动搜索*：　□是　□否
   如是，主动搜索覆盖总人口数：________　搜索到未就诊病例数：________
3. 是否对暴发地麻疹疫苗接种率进行调查*：　□是　□否
   如是，调查年龄范围：______（或不足 1 岁填月龄______月龄）～______岁
   调查人数：____________　有明确麻疹疫苗免疫史人数：__________
4. 是否开展麻疹疫苗应急接种*：　□是　□否
   如是，开始接种日期：20______年____月____日
   完成接种日期：20______年____月____日
   应急接种地区范围：□全村（集体机构）　□全乡镇（社区）　□全县
   应急接种年龄范围：______岁（或不足 1 岁填月龄______月龄）～______岁
   应急接种目标人数：__________　实际应急接种人数：__________
5. 采取的其他措施：____________________

填表说明：该表要求县级疾病预防控制中心在麻疹暴发疫情调查处理完毕 7 天内填写，并通过麻疹监测信息报告管理系统进行报告。标注 * 的为规定必须录入内容。其中，暴发疫情汇总数据通过麻疹监测信息报告管理系统的个案信息生成，需要与现场调查掌握的暴发疫情数据进行核对。疫情波及人数是指该起疫情暴发波及范围的总人口数

**表 2-3　麻疹疑似病例血标本送检及实验室检测结果登记表**

________区（县）　送样单位：__________　送样人：________　送样日期：______年____月____日

标本运输方式：1. 冷藏　2. 干冰　3. 其他________　收样单位：________　收样人：________　收样日期：______年____月____日

| 标本编号（1） | 传染病个案卡片编号（2） | 姓名（3） | 性别（4） | 出生日期（5） | 现住址（6） | 末剂麻疹疫苗时间（7） | 出疹日期（8） | 是否暴发病例（9） | 第几份血标本（10） | 采样日期（11） | 标本状况（12） | 麻疹 IgM 抗体检测 | | 风疹 IgM 抗体检测 | | 备注（17） |
|---|---|---|---|---|---|---|---|---|---|---|---|---|---|---|---|---|
| | | | | | | | | | | | | 检测结果（13） | 报告日期（14） | 检测结果（15） | 报告日期（16） | |
| | | | | | | | | | | | | | | | | |
| | | | | | | | | | | | | | | | | |
| | | | | | | | | | | | | | | | | |
| | | | | | | | | | | | | | | | | |
| | | | | | | | | | | | | | | | | |
| | | | | | | | | | | | | | | | | |
| | | | | | | | | | | | | | | | | |
| | | | | | | | | | | | | | | | | |
| | | | | | | | | | | | | | | | | |

说明：1. 向麻疹实验室送检血清标本使用本表。标本编号由采样单位编写。传染病报卡编号可在卡片编码生成后补填。第（3）～（11）项病例及标本基本信息由送检单位填写用于检测单位标识病例，收样日期及第（12）～（16）项由检测单位填写并录入麻疹监测信息报告管理系统。

2. 现住址：填写至区（县）即可。第几份血标本：指采集该病例的第几份血标本，第一份血标本填写 1，第二份血标本填写 2。

3. 标本状况：由收样实验室判断并填写，①合格；②不合格。合格指出疹后 28 天内采集，血清量不少于 50μl，无溶血，无污染，在冷藏条件下保存、运输。

4. 检测结果：①阳性；②阴性；③待定

**表 2-4　麻疹疑似病例采血报告登记表**

（医疗机构用）

| 传染病个案卡片编号 | 姓名 | 性别 | 出生日期 | 现住址 | 采血时间 | 接诊医生 | 采血人 | 报告区(县)CDC时间 | 报告人 | 区(县)CDC接报人 | 取血标本地点 |
|---|---|---|---|---|---|---|---|---|---|---|---|
| | | | | | | | | | | | |
| | | | | | | | | | | | |
| | | | | | | | | | | | |
| | | | | | | | | | | | |
| | | | | | | | | | | | |
| | | | | | | | | | | | |
| | | | | | | | | | | | |
| | | | | | | | | | | | |
| | | | | | | | | | | | |
| | | | | | | | | | | | |
| | | | | | | | | | | | |

**表 2-5　麻疹疑似病例采血接报登记表**

［区（县）疾病预防控制中心用］

| 传染病个案卡片编号 | 姓名 | 性别 | 出生日期 | 现住址 | 报告医院 | 接诊医生 | 采血人 | 采血时间 | 接到报告时间 | 报告人 | 接报人 | 取血标本地点 | 是否转报住址所属区（县）CDC |
|---|---|---|---|---|---|---|---|---|---|---|---|---|---|
| | | | | | | | | | | | | | |
| | | | | | | | | | | | | | |
| | | | | | | | | | | | | | |
| | | | | | | | | | | | | | |
| | | | | | | | | | | | | | |
| | | | | | | | | | | | | | |
| | | | | | | | | | | | | | |
| | | | | | | | | | | | | | |
| | | | | | | | | | | | | | |
| | | | | | | | | | | | | | |
| | | | | | | | | | | | | | |

**表 2-6 麻疹疑似病例病原学标本送检及实验室检测结果登记表**

______地区（市、州、盟）______县（市、区、旗） 送样单位：______ 送样人：______ 送样日期：______年____月____日

标本运输方式：1. 冷藏 2. 干冰 3. 其他______ 收样单位：______ 收样人：______ 收样日期：______年____月____日

| 标本编号(1) | 传染病个案卡片编号(2) | 姓名(3) | 性别(4) | 出生日期(5) | 现住址(6) | 末剂麻疹疫苗时间(7) | 出疹日期(8) | 是否暴发(9) | 标本种类(10) | 采样日期(11) | IgM检测结果(12) | 标本状况(13) | 麻疹病毒核酸检测结果(14) | 病毒分离所用细胞 | | 细胞融合病变(17) | 省级报告日期(18) | 麻疹病毒鉴定 | | 风疹病毒鉴定 | | 国家报告日期(23) | 野毒株命名(24) | 备注(25) |
|---|---|---|---|---|---|---|---|---|---|---|---|---|---|---|---|---|---|---|---|---|---|---|---|---|
| | | | | | | | | | | | | | | 种类(15) | 代次(16) | | | 结果(19) | 基因型(20) | 结果(21) | 基因型(22) | | | |
| | | | | | | | | | | | | | | | | | | | | | | | | |
| | | | | | | | | | | | | | | | | | | | | | | | | |
| | | | | | | | | | | | | | | | | | | | | | | | | |
| | | | | | | | | | | | | | | | | | | | | | | | | |
| | | | | | | | | | | | | | | | | | | | | | | | | |
| | | | | | | | | | | | | | | | | | | | | | | | | |
| | | | | | | | | | | | | | | | | | | | | | | | | |

说明：1. 送检病原学标本和病毒分离物可通用此表。第（1）～（11）项病例及标本基本信息由送检单位填写，用于检测单位标识病例。

2. 现住址：填写至县级即可。标本种类：①咽拭子；②尿；③其他注明。 IgM检测结果：注明麻疹或风疹IgM抗体检测结果。

3. 标本状况：由收样实验室判断并填写，①合格；②不合格。

4. 细胞种类：①Vero-slam细胞；②Vero细胞；③其他详注。 融合病变：①阳性；②阴性；⑨不详。

5. 病毒核酸检测和鉴定结果：①阳性；②阴性；③待定 野毒株命名：由国家麻疹实验室负责

**表 2-7　麻疹血清标本送检上级实验室再证实表**

送样单位（盖章）：____________　送样日期：____年____月____日　送样人：________

| 标本编号 | 传染病个案卡片编号 | 姓名 | 性别 | 现住址 | 出生日期/年龄 | 最后一剂麻疹疫苗接种时间 | 发热日期 | 出疹日期 | 是否暴发 | 采样日期 | 检测日期 | 麻疹IgM | 风疹IgM | 上级麻疹IgM | | 上级风疹IgM | | 备注 |
|---|---|---|---|---|---|---|---|---|---|---|---|---|---|---|---|---|---|---|
| | | | | | | | | | | | | | | 定性 | P/N | 定性 | ΔA | |
| | | | | | | | | | | | | | | | | | | |
| | | | | | | | | | | | | | | | | | | |
| | | | | | | | | | | | | | | | | | | |
| | | | | | | | | | | | | | | | | | | |
| | | | | | | | | | | | | | | | | | | |
| | | | | | | | | | | | | | | | | | | |
| | | | | | | | | | | | | | | | | | | |
| | | | | | | | | | | | | | | | | | | |
| | | | | | | | | | | | | | | | | | | |
| | | | | | | | | | | | | | | | | | | |

收样单位：____________　收样日期：____年____月____日　收样人：________

复核结果反馈日期：____年____月____日

4. 细胞种类：①Vero-slam 细胞；②Vero 细胞；③其他详注。　融合病变：①阳性；②阴性；⑨不详。

5. 病毒鉴定结果：①阳性；②阴性；③待定　野毒株命名：由国家麻疹实验室负责

## 表 2-8　麻疹主动监测旬访登记表

监测月份：______年____月　医院名称：____________　主动监测人员：________

| 旬 | 监测科室 | 监测病例总数 | 发现麻疹病例/疑似病例数 | 病例/疑似病例报告数 | | |
|---|---|---|---|---|---|---|
| | | | | 及时 | 不及时 | 未报 |
| 上旬 | | | | | | |
| | | | | | | |
| | | | | | | |
| | | | | | | |
| | | | | | | |
| | 小计 | | | | | |
| 中旬 | | | | | | |
| | | | | | | |
| | | | | | | |
| | | | | | | |
| | | | | | | |
| | 小计 | | | | | |
| 下旬 | | | | | | |
| | | | | | | |
| | | | | | | |
| | | | | | | |
| | | | | | | |
| | 小计 | | | | | |
| 总计 | | | | | | |

## 表 2-9　麻疹主动监测季度汇总表

季度：________年第______季度　　　　区（县）：________区（县）

| 医院名称 | 监测科室数 | 监测病例总数 | 发现麻疹病例/疑似病例数 | 病例/疑似病例报告数 | | |
|---|---|---|---|---|---|---|
| | | | | 及时 | 不及时 | 未报 |
| | | | | | | |
| | | | | | | |
| | | | | | | |
| | | | | | | |
| | | | | | | |
| | | | | | | |
| | | | | | | |
| | | | | | | |
| | | | | | | |
| | | | | | | |
| | | | | | | |
| | | | | | | |
| | | | | | | |
| | | | | | | |
| | | | | | | |
| | | | | | | |
| | | | | | | |
| 合计 | | | | | | |

# 附 2-1　北京市麻疹疑似病例流行病学个案调查表填表说明

一、报告卡信息

该部分是传染病报告卡的内容，按照报告卡要求进行填写。如果病例已经在疾病监测信息报告管理系统中上报，将病例纳入专病管理后该部分内容会直接推送到麻疹专病监测信息报告系统，无需重复录入。但在个案流行病学调查时须同时调查该部分信息，以对传染病报告卡中录入有误的内容进行订正，订正后的内容会自动推送回疾病监测信息报告系统。标注“*”的为规定必须录入内容。

1. 传染病报告卡卡片编号：由系统自动生成，可作为识别病例的唯一代码。

2. 家长姓名：＜14 岁的患儿要求填写患者家长姓名。

5. 出生日期：出生日期与年龄栏只要选择一栏填写即可，尽量填写出生日期。本表中的日期均为公历日期，以下同。

7. 病例属于：用于标识患者现住地址与就诊医院所在地区的关系。

8. 家庭现住址：现住址的填写原则为患者发病时的居住地，不是户籍所在地址。

10. 病例分类：初次录入报告卡时按照最初诊断进行填写。县级疾病预防控制中心必须在该病例的流行病学调查和样本实验室检测完成后，根据 5.2 节的结果订正此处病例分类。

14. 疾病名称：初次录入报告卡时按照最初诊断进行填写。在该病例的流行病学调查和实验室检测完成后，县级疾病预防控制中心必须根据 5.1 的结果核实或订正此处疾病名称。

18. 备注：用户可填写一些文字信息，如传染途径、最后确诊非传染病病名等。

二、流行病学调查信息

1. 报告日期：为病例流行病学调查单位［区（县）疾病预防控制中心］以任何形式收到病例报告的最早日期。

2. 调查日期：为县级疾病预防控制中心对病例进行个案调查的日期。

3. 户籍所在地：为该病例户口登记所在地与现居住地的关系。

4. 是否出生在北京：为该病例实际出生地是否为北京，与户籍所在地不同，病例可为在北京出生，但非北京户籍。

5. 是否有孩子：为与该病例具有法律上亲属关系的孩子，包括亲生、寄养等。

6. 发病前 2 个月内离京次数：发病是指出现发热症状。

7. 发病时在现住址县区居住时间：病例发病时在现住址县区（1.8 项）居住时间的长短。

8. 是否在集体单位：必须询问病例是否来自学校、幼儿园、工厂等集体单位。如果是，则详细填写所在集体单位名称，以便详细调查其所在单位的发病情况。

9. 患者职位描述：详细描述患者所在单位、部门、从事岗位名称。

10. 发热：是指腋温≥37.5℃，如未测量体温，以家长或成人病例自我判断为主。发热日期填写最早出现发热的时间。

11. 出疹：麻疹出疹为红色斑丘疹，一般自耳后、面部开始，自上而下向全身扩展，3～5 天内波及全身。出疹日期是指皮肤开始出疹的日期。

12. 其他临床症状：如果有咳嗽、卡他症状（咳嗽、流涕、喷嚏等上呼吸道症状）、结膜炎（畏光、流泪、结合膜炎症状）、柯氏斑（口腔颊黏膜见到麻疹黏膜斑）、淋巴结肿大（耳后、颈后和枕后）、关节疼痛等症状，则在相应项目选择“是”；无相应症状，则选择“否”；否则填写“不详”。

15. 含麻疹成分疫苗接种剂次：接种剂次按实际接受含麻疹成分疫苗接种次数进行选择；如果接种过含麻疹成分疫苗，则要填写接种史信息来源；免疫史来源若为多个，优先录入排列靠前的选项。首剂次、最后一剂接种时间是指接受含麻疹成分疫苗的日期。

16. 是否接种过含风疹成分疫苗：填写要求参照 2.9。

17～20. 各项的发病是指出现发热症状。

21. 该病例是否与实验室确诊出疹病例有流行病学联系：是指该病例如果在发病前 7～21 天接触过其他发热出疹性患者，需了解该发热出疹性患者是否为实验室确诊的麻疹病例或风疹病例。该选项由调查人员经核实有关信息后进行判断。

22. 是否为麻疹暴发疫情中的病例：是指该病例是否为某一起麻疹暴发中的病例，对于暴发被确定之前所发现的同一起暴发疫情中的病例，需要修订该条信息并补填暴发编码。

23. 是否为一起新的暴发：如果是一起新确认的暴发疫情，则由病例现住址所在县级疾病预防控制中心根据统一规则，即县区国标码（6 位）＋年份（4 位）＋编号（3 位）进行编码，按暴发顺序依次编号；如果该病例是已有暴发的病例，则从下拉菜单选填所属暴发疫情的编码。

三、标本采集情况

1、2. 采集血清标本：是指麻疹疑似病例出疹后采集的血标本。出疹后 3 天内采集的血标本检测麻疹 IgM 抗体阴性或可疑的病例，应在出疹后 4～28 天采集第 2 份血标本。

3. 是否采集病原学检测标本：是指麻疹疑似病例出疹后采集的用于病原学检测的标本。

四、实验室检测结果反馈信息

该部分根据实验室反馈的检测结果补充填写至调查表。

五、病例最终分类

县级疾病预防控制中心根据实验室检测结果对该病例进行最终判断填写 5.1 项和 5.2 项，并据此订正 1.10 项和 1.14 项。

六、疫情处理情况

1～3. 主动搜索：填写开展麻疹疑似病例居住地、就学地、工作单位及其所属医院的主动搜索情况。

4. 是否开展应急接种：如果实际应急接种人数合计为 0，为未开展应急接种。

# 附 2-2　麻疹疑似病例标本采集和运送方法

## 1　标本采集

### 1.1　血标本

（1）采集出疹后 28 天内病例的静脉血，加入到无菌试管中，标明采集日期和病例姓名、编号。

（2）有条件的地区可以 1500r/min 20min 离心分离血清。如果没有离心机，在室温下凝固分离血清，或冷藏条件下放置，直到血清完全析出。

（3）在无菌条件下，将血清移至外螺旋盖带垫圈的无菌管中，避免吸到红细胞。

（4）血清标本运送前应在 2～8℃保存，如果 7 天内不能运送的，应置−20℃以下保存，避免反复冻融。全血标本不能冻结。

（5）填写完整的标本送检表，送检表上要注明病例编号。

（6）对出疹 3 天内麻疹 IgM 抗体阴性者，可于出疹后 4～28 天再采集第 2 份血标本。

### 1.2　病原学标本

采集病原学标本的要求是在暴发疫情早期，至少采集 2 例（＜10 例病例的暴发）或 5 例（≥10 例病例的暴发）新发病例的病原学标本。

#### 1.2.1　鼻咽拭子标本

（1）采集出疹前 5 天至出疹后 5 天的鼻咽拭子标本。

（2）使用的棉拭子和试管等应灭菌。

（3）用无菌棉拭子适度用力在鼻咽部和咽喉部擦拭，获得上皮细胞。

（4）把棉拭子放入有外螺旋盖并装有 2ml 病毒运输液的冻存管中。

（5）病毒运输液有商业成品可用。常用的病毒运输液包括以下几种。

pH 7.4～7.6 的 Hank's 液：在 90ml 蒸馏水中加入 10ml Hank's，然后加入 10ml 牛血清和 0.2ml 0.4%酚红溶液，过滤消毒。加 1ml 青霉素或链霉素溶液。分装到无菌管中，于 4℃储存备用。

组织培养液：DMEM 液中加入青霉素或链霉素使其终末浓度分别为 500～

1000IU/ml 和 500～1000$\mu$g/ml，加入胎牛血清使其终浓度为 2%，加入谷氨酰胺至浓度为 1%；加入 7.5%的 $NaHCO_3$ 调节 pH 至 7.4～7.6。

#### 1.2.2 尿标本

（1）采集出疹前 5 天至出疹后 5 天内的尿标本 10～50ml。尿液应收集在灭菌容器中，2～8℃保存。

（2）尿中的脱落上皮细胞含有麻疹病毒，通常应在 24 小时内离心。4℃，转速 500*g*（约 1500r/min），离心 5 分钟。

（3）弃上清液，并用 2～3ml 病毒运输液悬浮沉淀，置于有外螺旋盖的冻存管中。

（4）在离心悬浮沉淀前不要冷冻尿液。

## 2 标本运送

### 2.1 血标本

（1）标本采集后应在 24 小时内送到实验室，严防标本污染或容器渗漏。标本标签应清晰、防水。

（2）标本运送时附带标本送检表，送检表上要注明病例编号。安排运送日期并通知实验室，说明标本送达时间。

### 2.2 病原学标本

（1）鼻咽拭子、尿液等病原学标本采集后应立即置于 2～8℃保存。尿液离心后重悬的沉淀可在 2～8℃保存。

（2）病原学标本应尽快送达相应的麻疹网络实验室。48 小时内能送达的，可在 2～8℃保存，否则－70℃保存。无－70℃保存条件者，可在－20℃保存，但要在 1 周内送达。在－70℃条件下保存的标本，1 个月内送达相应的麻疹网络实验室。

（3）标本应在 2～8℃运输，严防标本污染或容器渗漏。

（4）标本保存和运送过程应避免日光照射。

（5）其他送检要求与血清标本相同。

## 附 2-3　麻疹监测指标说明

### 1　排除病例报告发病率

$$排除病例报告发病率=\frac{麻疹疑似病例中排除病例总数}{人口总数}\times 100\ 000$$

### 2　麻疹疑似病例 24 小时完整调查率

$$麻疹疑似病例\ 24\ 小时完整调查率=\frac{24\ 小时内完整调查疑似病例数}{报告疑似病例总数}\times 100\%$$

其中，24 小时是指调查日期距接到病例报告日期的间隔。完整调查是指：必须有完整的姓名、性别、出生日期、住址、出疹日期、标本采集情况、免疫史和流行病学史等信息。

### 3　血标本采集后 24 小时送检率

$$血标本采集后\ 24\ 小时送检率=\frac{24\ 小时内将血标本送达麻疹网络实验室的标本数}{采集血标本总数}\times 100\%$$

其中，24 小时是指采集血标本日期距血标本收到日期的间隔。

### 4　实验室血清检测结果及时反馈率

$$实验室血清检测结果及时反馈率=\frac{及时报告实验室结果标本数}{采集血标本总数}\times 100\%$$

其中，及时是指实验室血清学检测结果报告日期距血标本收到日期的时间间隔为：散发病例 72 小时内反馈实验室血清检测结果，暴发病例 24 小时内反馈实验室血清检测结果。

## 5　麻疹疑似病例血标本采集率

$$麻疹疑似病例血标本采集率=\frac{采集血标本的疑似病例数}{报告疑似病例总数}\times 100\%$$

## 6　麻疹病例实验室确诊率

$$麻疹病例实验室确诊率=\frac{实验室诊断麻疹病例}{麻疹确诊病例}\times 100\%$$

## 7　麻疹暴发疫情血清学确诊率

$$麻疹暴发疫情血清学确诊率=\frac{经血清学确诊的麻疹暴发疫情起数}{麻疹暴发疫情总起数}\times 100\%$$

## 8　麻疹暴发疫情病原学标本采集率

$$麻疹暴发疫情病原学标本采集率=\frac{采集病原学标本的麻疹暴发疫情起数}{麻疹暴发疫情总起数}\times 100\%$$

# 附 2-4　含麻疹成分疫苗相关病例管理和麻疹疫情现场处置指南

为加强麻疹监测水平，规范管理麻疹监测系统中疫苗相关麻疹病例，提高调查处置麻疹疫情的能力，采取科学应急控制措施，制定含麻疹成分疫苗相关病例管理和麻疹疫情现场处理指南。

## 1　含麻疹成分疫苗相关病例的诊断标准与病例管理

北京市麻疹监测中采用世界卫生组织（WHO）规定的疫苗相关病例的诊断标准。

含麻疹成分疫苗相关病例必须同时符合以下 5 个标准：①患者有出疹症状，伴有或不伴有发热，无咳嗽或其他与出疹相关的呼吸道症状；②出疹前 7～14 天曾接种过含麻疹成分疫苗；③接种含麻疹成分疫苗后 8～56 天采集血标本，检测其麻疹 IgM 抗体阳性；④现场调查未发现任何与此病例相关的二代麻疹病例；⑤经现场和实验室调查无其他原因可以解释。

区（县）疾病预防控制中心结合流行病学调查和实验室检测结果，综合判断为含麻疹成分疫苗相关病例后，应按照《北京市疑似预防接种异常反应监测方案》的要求报告。

## 2　麻疹疫情病例主动搜索和应急接种的要求

### 2.1　病例主动搜索

开展个案调查时，应回顾搜索调查疫情所在地及周边地区近期所有的麻疹疑似病例。

#### 2.1.1　搜索的时间范围

一般而言，搜索的时间范围为病例发病日期适当前推 2～3 个最长潜伏期。当发现新的病例时，应相应扩大搜索的时间范围，直至首发病例前 1 个最长潜伏期内无麻疹疑似病例。

#### 2.1.2 搜索的地域范围及方式

（1）村居、社区：居住地附近社区卫生服务中心和私人诊所，与医生和群众访谈。

（2）学校、托幼机构：病例就读学校和托幼机构，查阅学生和教师缺勤记录及原因。

（3）集体单位：病例所在单位，询问相关人事负责人单位职工请假情况及其原因。

（4）医疗机构：病例曾经就诊的医疗机构，查阅内科、儿科、皮肤科、传染病科等相关科室门诊日志、出入院登记，访谈医生。

病例主动搜索过程中应记录相关信息，可参考填写麻疹疑似病例主动搜索表（附表 2-1）。

### 2.2 应急接种

麻疹疫情发生后对重点人群开展麻疹疫苗应急接种，可保护易感者，提高人群免疫力，阻断病毒传播。

#### 2.2.1 开展时间

应急接种应尽快开展，对于密切接触者的应急接种应尽量在暴露后 72 小时内完成或者在发现后 24 小时内完成。对于社区（村居）、学校、托幼机构、集体单位的应急接种应在尽可能短的时间内完成，3 天内疫苗补种率或接种率应达到 95％以上。应急接种开展越早，越有效。

#### 2.2.2 覆盖人群

免疫覆盖目标人群（8 月龄至 14 岁儿童），麻疹疫苗纳入常规免疫后的出生队列（1978 年之后出生的成人）。应特别关注常规免疫难以覆盖的人群，外省户籍聚集地人群。

#### 2.2.3 覆盖地域范围及开展方式

8 月龄至 14 岁儿童，应尽快开展含麻疹成分疫苗的查漏补种；

15～45 岁、5 年内未明确接种过含麻疹成分疫苗，且无明确麻疹病史者，应尽快开展应急接种。

#### 2.2.4 疫苗种类

为有针对性控制疫情，建议采用麻疹-风疹联合减毒活疫苗。开展疫苗接种时，应注意接种禁忌证。

在筛选应急接种对象时，应记录相关信息，可参考填写麻疹疫情应急接种对象筛查表（附表 2-2）。

**附表 2-1　麻疹疑似病例主动搜索表**

| 序号 | 麻疹疑似病例姓名 | 搜索地点类型 | 搜索时间（年-月-日） | 搜索地点的详细地址 | 调查人数 |
|---|---|---|---|---|---|
| | | | | | |
| | | | | | |
| | | | | | |
| | | | | | |
| | | | | | |
| | | | | | |
| | | | | | |
| | | | | | |
| | | | | | |
| | | | | | |
| | | | | | |
| | | | | | |
| | | | | | |
| | | | | | |

搜索地点类型：1. 社区（村居）；2. 医疗机构；3. 学校；4. 托幼机构；5. 集体单位

## 附表 2-2 麻疹疫情应急接种对象筛查表

地点类型：__________ 1. 社区（村居）；2. 医疗机构；3. 学校；4. 托幼机构；5. 集体单位　　名称：____________

详细地址：________区（县）________镇（乡）________街道（村）　筛查对象______人，应接种对象______人，实际接种______人

| 序号 | 姓名 | 性别 | 年龄 | 麻疹患病史（1.是;2.否;3.不详） | 含麻疹成分疫苗接种史（1.1剂;2.2剂及以上;3.0剂;4.不详） | 第1剂接种时间 | 最后1剂接种时间 | 5年内明确接种过含麻疹成分疫苗（1.是;2.否） | 禁忌（1.有;2.无） | 应接种对象（1.是;2.否） | 应急接种（1.接种;2.未接种） |
|---|---|---|---|---|---|---|---|---|---|---|---|
| | | | | | | | | | | | |
| | | | | | | | | | | | |
| | | | | | | | | | | | |
| | | | | | | | | | | | |
| | | | | | | | | | | | |
| | | | | | | | | | | | |
| | | | | | | | | | | | |
| | | | | | | | | | | | |
| | | | | | | | | | | | |
| | | | | | | | | | | | |
| | | | | | | | | | | | |

# 第 3 章　北京市风疹监测方案

风疹为风疹病毒感染引起的急性传染病，为丙类法定报告传染病。风疹传染源为病人，在出疹前后传染性强；胎儿期也可患先天性风疹，因此患病新生儿也可作为传染源。传播途径以空气飞沫传播为主，也可通过胎盘垂直传播，使胎儿受感染，人群普遍易感，感染后可获得较持久的免疫力。在疫苗使用前，风疹主要感染小年龄儿童，随着疫苗的使用，风疹的流行病学特征发生改变，表现为疫苗覆盖人群发病大幅度减少、病例发病的平均年龄增加、成人病例增多等特征。风疹潜伏期为 14～21 天，临床以发热、全身性皮疹、淋巴结肿大为特点，极少数可引起脑炎，妊娠 3 个月内感染风疹，容易引起胎儿流产、死产和各种先天畸形。北京市自 2005 年首次制定《北京市风疹管理规范》，2007 年修订为《北京市风疹监测方案》。现依据 2008 年 12 月卫生部行业标准《风疹诊断标准》(WS297—2008)，结合北京市情况，对《北京市风疹监测方案》(2007 年版) 进行修订，形成本方案。

## 1　监测目的

(1) 及时发现风疹病例，采取针对性措施，预防和控制疫情。

(2) 掌握风疹流行病学特征，分析人群免疫状况，确定易感人群，加强预测预警。

(3) 评价预防控制效果，为适时调整风疹免疫策略和措施提供依据。

## 2　监测病例定义与分类

### 2.1　疑似病例的定义

起病 1～2 天全身皮肤出现淡红色斑丘疹，同时伴有下列临床表现之一者：

(1) 发热，一般为低热或中度发热，1～2 天；

(2) 耳后、枕后、颈部淋巴结肿大或结膜炎或伴有关节痛（或关节炎)。

### 2.2　临床诊断病例

疑似病例既往未患过风疹，伴发病前 14～21 天与确诊的风疹病例有接触史者。

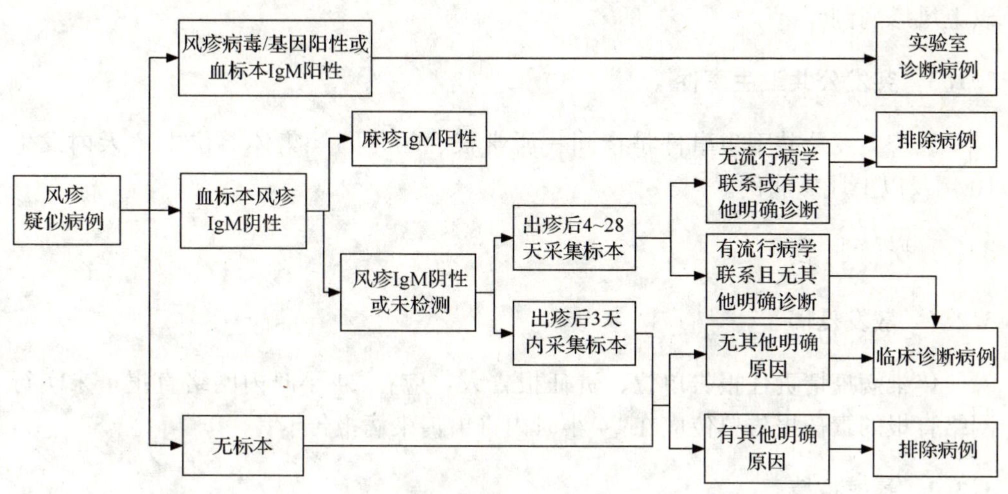


图 3-1　风疹疑似病例分类流程图

## 2.3　实验室诊断病例

疑似病例有下列情况之一者：

（1）咽拭子或尿液标本分离到风疹病毒，或检测到风疹病毒核酸；

（2）1 个月内未接种风疹减毒活疫苗，而血清风疹 IgM 抗体阳性；

（3）恢复期患者血清风疹 IgG 抗体滴度较急性期升高≥4 倍，或急性期抗体阴性而恢复期抗体阳转。

## 2.4　排除病例

有完整的流行病学调查资料，采取了合格的血清标本，经合格实验室检测结果风疹 IgM 抗体阴性的病例；或诊断为其他发热出疹性病例（如麻疹等）。

# 3　疫情报告

## 3.1　疫情分类

### 3.1.1　散发疫情

各病例间的发病时间和地点无明显联系，表现为散在发生。

### 3.1.2　暴发疫情

风疹暴发是指以行政村、居委会、集体单位等为单位，14 天内发生 5 例及以上风疹病例。

#### 3.1.3 突发公共卫生事件

风疹突发公共卫生事件是指同一所学校、幼儿园等集体单位中 7 天内发生 10 例及以上风疹病例。

### 3.2 疫情报告

#### 3.2.1 散发疫情

传染病疫情责任报告单位、责任报告人，应在 24 小时内网络直报，未实行网络直报的责任报告单位应在 24 小时内寄出传染病报告卡。

#### 3.2.2 暴发疫情

传染病法定责任报告单位和责任疫情报告人发现暴发疫情后，应在 2 小时内以电话方式逐级向上级疾病预防控制中心和同级卫生行政部门报告。

#### 3.2.3 突发公共卫生事件

区（县）卫生行政部门核实并认定发生突发公共卫生事件后，区（县）疾病预防控制中心应在 2 小时内以电话方式向市疾病预防控制中心报告，同时上报调查报告，并进行网络直报。市疾病预防控制中心接到报告后 2 小时内报告市卫生行政部门。

## 4 疫情调查处理

### 4.1 调查处理程序

#### 4.1.1 散发疫情

接到报告后 48 小时内到达现场。由病例现住址地段医院预防保健科开展现场流行病学个案调查。填写“风疹疑似病例流行病学个案调查表”（表 3-1），核实诊断，采集标本并采取有效综合措施防止疫情传播。

#### 4.1.2 暴发疫情和突发公共卫生事件

接到暴发疫情或突发公共卫生事件报告后，由病例现住址所属辖区的区（县）疾病预防控制中心和地段医院预防保健科共同负责，24 小时内到达现场。首次现场调查后 2 天内完成初次《调查处理报告》，在最后 1 例病例离开后，21

天内没有出现新病例，则疫情结束。疫情结束后 2 天内完成疫情结案报告，在疫情发展进程中应撰写事件进程报告。在突发公共卫生事件的发生过程中，区（县）疾病预防控制中心应随时掌握疫情动态，每天简要上报疫情进展情况（内容应包括新增病例情况、旧病例转归及新采取的控制措施）。

暴发疫情和突发公共卫生事件的调查报告、结案报告须附疫情编号和病例列表，内容包括：病例姓名、籍贯、性别、年龄、班级、发病日期、临床诊断医院、诊断日期、停课日期、免疫史（接种日期）、复课时间、标本采样日期和检测结果。

## 4.2　疫情控制措施

### 4.2.1　隔离传染源

可嘱病例到传染病医院住院治疗，在家隔离治疗时应避免与易感者接触，隔离期以出疹第 1 天起至疹后第 5 天，有并发症者延长至第 10 天。

### 4.2.2　切断传播途径

对外环境进行湿式消毒，开窗通风有利于病毒迅速排出室外，禁止集体活动，减少病毒的传播范围。风疹潜伏期为 14～21 天，对患者所在班级或适当范围内人群进行医学观察一个最长潜伏期（21 天）。散发疫情的消毒由地段医院预防保健科负责指导；暴发疫情和突发公共卫生事件的首次消毒，必须由区（县）疾病预防控制中心消毒专业人员到达现场进行指导，疫情发生期间禁止集体活动和人员转入转出。

### 4.2.3　保护易感人群

按照北京市免疫规划，疫苗免疫程序为：8 月龄、1.5 岁、6 岁免费接种含风疹成分的疫苗，新入学的外地大、中专学校一年级学生自费自愿接种 1 针含风疹成分的疫苗。

接种疫苗是预防风疹的有效措施，8 月龄至 14 岁儿童应尽快开展含风疹成分疫苗的查漏补种；对 15～45 岁、5 年内未明确接种过含风疹成分疫苗且无明确风疹病史者，尽快开展应急接种。3 天内疫苗补种率或接种率应≥95%。接种时应掌握疫苗接种禁忌证。

### 4.2.4　开展健康教育

组织开展多种形式的健康教育，向公众宣传预防风疹的策略和措施，使其了解风疹的危害、传播途径与预防方法。所辖区域的托幼园所、学校等集体单位定期开展传染病疫情报告培训和防病知识宣传。

# 5 标本采集、运输和实验室检测

风疹的实验室确诊对麻疹鉴别诊断具有重要作用，应尽量提高疑似病例的血标本采集率。暴发疫情时，同一单位采样不少于5例。

## 5.1 血标本

从出疹到疹后28天采集急性期血标本2ml，全血在2～8℃保存，24小时内分离血清（血清量不少于500μl），血清标本于无菌离心管内2～8℃保存，采集后3天内在冷藏条件下送区（县）疾病预防控制中心实验室，检测风疹IgM抗体。

出疹72小时内血清标本风疹IgM抗体阴性者，需距出疹4～28天采集第2份血清标本，再次检测风疹IgM抗体；如果未采集第2份血清标本者，视为不合格标本，不能作为排除诊断的证据。

## 5.2 咽拭子

从出疹到出疹后3天内采集咽拭子标本，置于病毒保存液中2～8℃保存，24小时内冷藏条件下送区（县）疾控中心实验室或市疾病预防控制中心实验室，进行病毒分离培养和PCR鉴定。不能及时送检的于－20℃冻存。

## 5.3 尿液

从出疹至出疹后3天内采集尿液50ml，采集中段尿，置无菌容器内于2～8℃保存，24小时内冷藏条件下送区（县）疾病预防控制中心实验室或市疾病预防控制中心实验室，进行病毒分离培养和PCR鉴定。不能及时送检的标本于2000r/min、4℃离心20分钟，收集沉淀，－20℃以下冻存。

凡采集到咽拭子或尿液标本的病例，应同时送检血清标本。每年度末，由市疾病预防控制中心对区（县）疾病预防控制中心实验室的风疹IgM抗体检测结果进行复核。

# 6 资料管理

许多风疹疫情最初误被作为麻疹进行调查，这些风疹病例的“麻疹调查表”应作为风疹档案管理。地段医院预防保健科负责填写流行病学调查表，在最终诊断修订后10天内，将调查表上报所属辖区的区（县）疾病预防控制中心，同时留档备查。各区（县）疾病预防控制中心负责病例流行病学调查表的收集以及暴发疫情登记表和暴发疫情汇总表的管理，录入数据库，按时传输，并利用资料进行风疹疫情流行病学分析和总结。每月 11 日前，区（县）疾病预防控制中心将上一个月的流行病学调查表上传市疾病预防控制中心。

## 7　其他相关监测

按《北京市常规免疫接种监测方案》进行风疹疫苗接种率监测，按《北京市免疫预防血清学与疫苗滴度监测规范》进行风疹疫苗基础免疫成功率监测、健康人群风疹抗体水平监测。

## 8　评价指标

（1）北京市人口 15 岁以下儿童风疹发病率≤10/10 万。

（2）接到报告 48 小时内病例调查处理及时率≥80%。

（3）全年传输上报个案库及时率 100%。

（4）病例标本送检及时率≥80%。

（5）学校、托幼机构突发和暴发疫情 3 天内应急接种率≥95%。

## 表 3-1　风疹疑似病例流行病学个案调查表

| | | |
|---|---|---|
| 区（县）国标编码： | ____________ | □□□□□□ |
| 乡（街道）编码： | ______ | □□ |
| 年度： | ____________ | □□□□ |
| 病例编号： | ____________ | □□□□ |
| **一、病例基本情况** | | |
| 1. 报告日期： | ____年____月____日 | □□/□□/□□ |
| 2. 调查日期： | ____年____月____日 | □□/□□/□□ |
| 3. 报告来源： | 1. 县级及以上医院<br>2. 街、镇（乡）卫生院或村卫生室<br>3. 个体医生　4. 疾病预防控制中心　5. 其他______ | □ |
| 4. 病例姓名： | ____________ | |
| 联系人姓名： | ____________ | |
| 电话： | ____________ | |
| 5. 性别： | 1. 男　2. 女 | □ |
| 妊娠期小于 3 月： | 1. 是　2. 否 | |
| 6. 出生日期： | ____年____月____日 | □□/□□/□□ |
| 或年龄： | ____岁（月龄换算成岁，留两位小数） | □□.□□岁 |
| 7. 居住地址： | ____________ | |
| 职业身份： | 1. 幼托儿童 2. 散居儿童 3. 学生 4. 教师<br>5. 工人 6. 民工 7. 农、牧民 8. 医务人员<br>9. 服务人员 10. 公务人员及职员<br>11. 家务及待业 12. 离退人员 13. 其他 | □ |
| 8. 外来人口： | 1. 是　2. 否　9. 不详 | □ |
| 如果是，来自省： | ____________ | |
| 来京日期： | ____年____月____日 | □□/□□/□□ |
| 或来京时间： | 1. 三周以内　2. 三周以上 | □ |
| 是否失访： | 1. 是　2. 否 | |
| **二、预防接种史** | | |
| 1. 风疹疫苗接种史： | 1. 有　2. 无　9. 不详 | □ |
| 2. 如有，免疫史来源： | 1. 接种证　2. 接种卡　3. 家长回忆 | □ |
| 共接种剂次数： | __________剂 | □ |
| 最后 1 剂日期： | ____年____月____日 | □□/□□/□□ |
| **三、临床表现** | | |
| 1. 发热： | 1. 是　2. 否　9. 不详 | □ |
| 发热日期： | ____年____月____日 | □□/□□/□□ |
| 最高体温： | __________℃ | □□.□ |
| 退热日期： | ____年____月____日 | □□/□□/□□ |

| | | |
|---|---|---|
| 2. 出疹： | 1. 是　2. 否　9. 不详 | □ |
| 出疹日期： | ____年____月____日 | □□/□□/□□ |
| 退疹日期： | ____年____月____日 | □□/□□/□□ |
| 3. 咳嗽： | 1. 是　2. 否　9. 不详 | □ |
| 4. 卡他症状： | 1. 是　2. 否　9. 不详 | □ |
| 5. 结膜炎： | 1. 是　2. 否　9. 不详 | □ |
| 6. 关节疼痛： | 1. 是　2. 否　9. 不详 | □ |
| 7. 皮疹形态： | 1. 充血性　2. 出血性　9. 不详 | □ |
| 8. 耳后淋巴结肿大： | 1. 是　2. 否　9. 不详 | □ |
| 枕后淋巴结肿大： | 1. 是　2. 否　9. 不详 | □ |
| 颈部淋巴结肿大： | 1. 是　2. 否　9. 不详 | □ |
| 9. 死亡： | 1. 是　2. 否　9. 不详 | □ |
| 如是，死亡日期： | ____年____月____日 | □□/□□/□□ |
| **四、接触史** | | |
| 1. 出疹前 21 天内与其他确诊病例接触： | 1. 是　2. 否　9. 不详 | □ |
| 2. 如果是，接触地点： | 1. 医院　2. 学校　3. 家中　4. 邻居　5. 其他 | □ |
| **五、实验室检测** | | |
| 1. 是否采集急性期血标本： | 1. 是　2. 否　9. 不详 | □ |
| 第一份采集日期： | ____年____月____日 | □□/□□/□□ |
| IgM 抗体： | 1. 阳性　2. 阴性 | □ |
| 2. 是否采集第二份血标本： | 1. 是　2. 否　9. 不详 | □ |
| 第二份采集日期： | ____年____月____日 | □□/□□/□□ |
| IgM 抗体： | 1. 阳性　2. 阴性 | □ |
| 3. 是否采集咽拭子标本： | 1. 是　2. 否　9. 不详 | □ |
| 采集日期： | ____年____月____日 | □□/□□/□□ |
| 病毒分离： | 1. 阳性　2. 阴性 | □ |
| 4. 是否采集尿液标本： | 1. 是　2. 否　9. 不详 | □ |
| 采集日期： | ____年____月____日 | □□/□□/□□ |
| 病毒分离： | 1. 阳性　2. 阴性 | □ |
| **六、病例分类** | | |
| 1. 病例最后分类： | 1. 确诊　2. 临床诊断　3. 排除 | □ |
| 2. 如为确诊病例，依据： | | |
| 风疹病毒或病毒核酸阳性： | 1. 是　2. 否 | □ |
| 急性期血清 IgM 抗体阳性： | 1. 是　2. 否 | □ |
| 3. 疫情性质： | 1. 散发病例　2. 暴发病例 | □ |
| 如是暴发病例，暴发编码 | | |

[区（县）＋年份＋2 位编号]：__________________

首发病例发病日期：____年____月____日 □□/□□/□□

首发病例编号：____________________

首发病例姓名：____________________

病例调查员：__________ 实验室检测人员：__________

**表 3-2　风疹暴发疫情汇总表**

区(县)：________ 年度：________ 填表人：________ 填表日期：____年____月____日

| 发生疫情单位 | 单位总人数 | 外来病例数 | 本市病例数 | 病例合计 | 病例年龄范围 | 平均发病年龄 | 首例患者 | | 报告日期 | 接报日期 | 首次调查日期 | 续发病例数 | 最后病例发病日期 | 应急接种 | | | | |
|---|---|---|---|---|---|---|---|---|---|---|---|---|---|---|---|---|---|---|
| | | | | | | | 发病日期 | 本市/外来 | | | | | | 起止日期 | 接种年龄范围 | 应种人数 | 实种人数 | 接种率/% |
| | | | | | | | | | | | | | | | | | | |
| | | | | | | | | | | | | | | | | | | |
| | | | | | | | | | | | | | | | | | | |
| | | | | | | | | | | | | | | | | | | |
| | | | | | | | | | | | | | | | | | | |
| | | | | | | | | | | | | | | | | | | |
| | | | | | | | | | | | | | | | | | | |
| | | | | | | | | | | | | | | | | | | |
| | | | | | | | | | | | | | | | | | | |
| | | | | | | | | | | | | | | | | | | |
| | | | | | | | | | | | | | | | | | | |
| | | | | | | | | | | | | | | | | | | |

# 第 4 章　北京市流行性腮腺炎监测方案

流行性腮腺炎（简称腮腺炎）是由腮腺炎病毒引起的急性呼吸道传染病，为丙类法定报告传染病。人是腮腺炎病毒的唯一宿主，早期病人和隐性感染者是传染源，患者腮腺肿大前 7 天至肿大后 9 天，可从唾液中分离到病毒。传播途径主要通过飞沫传播，人群普遍易感，感染后一般可获持久免疫力。在疫苗使用前，腮腺炎主要感染儿童，随着疫苗的使用，成人病例有增多趋势。临床表现为腮腺非化脓性肿胀、疼痛，伴发热和轻度不适，可引起脑膜炎、睾丸炎、卵巢炎、胰腺炎等并发症。2005 年，北京市首次编制了《北京市流行性腮腺炎管理规范》，2007 年修订为《北京市流行性腮腺炎监测方案》。为了进一步控制腮腺炎疫情，现依据卫生部行业标准《流行性腮腺炎诊断标准》（WS297—2008），结合北京市实际情况，对《北京市流行性腮腺炎监测方案》（2007 年版）进行修订和完善，形成本监测方案。

## 1　监测目的

（1）及时发现腮腺炎病例，采取针对性措施，预防和控制疫情。

（2）掌握腮腺炎流行病学特征，分析人群免疫状况，确定易感人群。

（3）评价预防控制效果，为适时调整免疫策略和措施提供依据。

## 2　监测病例定义与分类

### 2.1　疑似病例

（1）腮腺或其他唾液腺肿胀、疼痛，张口和咀嚼或进食酸性食物时疼痛加剧。

（2）有流行病学史（病前发 14～28 天内有与流行性腮腺炎患者接触史或当地有本病流行）且伴下列其他临床表现之一者：①发热、头痛、乏力、食欲不振等；②伴有脑膜炎时有头痛、呕吐、脑膜刺激征或意识改变；③伴胰腺炎时有呕吐、上中腹部疼痛与压痛；④伴睾丸炎时有睾丸或附睾肿痛。

### 2.2　临床诊断病例

腮腺或其他唾液腺肿胀、疼痛，张口和咀嚼或进食酸性食物时疼痛加剧，且伴有其他临床表现之一者。

## 2.3 实验室诊断病例

疑似病例或临床诊断病例具备下列情况之一者：

（1）一个月内未接种过腮腺炎减毒活疫苗，血清中特异性 IgM 抗体阳性；

（2）双份血清（间隔 2～4 周）IgG 抗体效价呈 4 倍或 4 倍以上增高（含抗体阳转）；

（3）唾液、尿液、脑脊液等体液中分离到腮腺炎病毒。

# 3 疫情报告

## 3.1 疫情分类

### 3.1.1 散发疫情

各病例间在发病时间和地点方面无明显联系，表现为散在发生。

### 3.1.2 暴发疫情

腮腺炎暴发是指以行政村、居委会、集体单位等为单位，14 天内发生 5 例及以上腮腺炎病例。

### 3.1.3 突发公共卫生事件

腮腺炎突发公共卫生事件是指同一所学校、幼儿园等集体单位 7 天内发生 10 例及以上腮腺炎病例。

## 3.2 疫情报告

### 3.2.1 散发疫情

传染病疫情责任报告单位、责任疫情报告人应在 24 小时内网络直报，未实行网络直报的责任报告单位应在 24 小时内寄出传染病报告卡。

### 3.2.2 暴发疫情

传染病法定责任报告单位和责任疫情报告人发现暴发疫情后，应在 2 小时内以电话方式逐级向上级疾病预防控制中心和同级卫生行政部门报告。

### 3.2.3 突发公共卫生事件

区（县）卫生行政部门核实并认定发生突发公共卫生事件后，区（县）疾病预防控制中心应在2小时内以电话方式向市疾病预防控制中心报告，同时上报调查报告，并进行网络直报。市疾病预防控制中心接到报告后2小时内报告市卫生行政部门。

# 4 疫情调查处理

## 4.1 疫情调查处理程序

### 4.1.1 散发疫情

接到报告后48小时内到达现场。由病例现住址地段医院预防保健科开展现场流行病学个案调查。填写“流行性腮腺炎疑似病例流行病学个案调查表”(表4-1)，核实诊断，采集标本，并采取有效综合措施，防止疫情传播。

### 4.1.2 暴发疫情和突发公共卫生事件

接到暴发疫情或突发公共卫生事件报告后，由病例现住址所属辖区的区（县）疾病预防控制中心和地段医院预防保健科共同负责，24小时内到达现场。暴发疫情首次现场调查后2天内完成初次“调查处理报告”，报告突发公共卫生事件疫情的同时上报调查报告；在最后1例病例离开后，25天内没有出现新病例，则疫情结束。疫情结束后2天内完成疫情“结案报告”。在突发公共卫生事件的发生过程中，区（县）疾病预防控制中心应随时掌握疫情动态，每天简要上报疫情进展情况（内容应包括新增病例情况、旧病例转归及新采取的控制措施）。

暴发疫情和突发公共卫生事件的调查报告、结案报告须附疫情编号和病例列表，内容包括：病例姓名、籍贯、性别、年龄、班级、发病日期、临床诊断医院、诊断日期、停课日期、免疫史（接种日期）、复课时间、标本采样日期和检测结果。

## 4.2 疫情控制措施

### 4.2.1 隔离传染源

患者隔离治疗，隔离期为自发病后21天，待痊愈后，须持所在地段医院保健科医生的复课证明方可入托、入学。

### 4.2.2 切断传播途径

腮腺炎潜伏期为14～25天，对患者所在班级或适当范围内人群进行医学观察一个最长潜伏期，接触者每天用淡盐水漱口，室内通风换气，做湿式扫除，学校、托幼机构要严格落实晨午检制度，早期发现患者，及时隔离治疗。在观察期中不接收或转出人员，减少或禁止组织大型聚会活动。散发疫情的消毒由地段医院预防保健科负责指导；暴发疫情和突发公共卫生事件的首次消毒，区（县）疾病预防控制中心消毒专业人员必须到达现场进行指导。

#### 4.2.3　保护易感人群

按照北京市免疫规划疫苗免疫程序接种麻腮风联合疫苗，即 1.5 岁、6 岁免费接种麻腮风联合疫苗各 1 针，新入学的来自外地的大学一年级学生自费自愿接种 1 针含腮腺炎成分的疫苗。

20 岁以下密切接触者中，凡 5 年内没有接种过腮腺炎疫苗，且未患过腮腺炎者均应尽快进行麻腮风联合疫苗应急接种；托幼机构、学校出现腮腺炎疫情时，出现 1 例病例应对同班易感者进行应急接种，当 1 周内发病到达 5 例，应对全校（全园）易感者进行应急接种。现场流行病学调查人员根据现场实际情况和病例的分布范围，划定应急接种范围。

#### 4.2.4　开展健康教育

组织开展多种形式的健康教育，向公众宣传预防腮腺炎的策略和措施，使公众了解腮腺炎的危害、传播途径与预防方法，鼓励其自觉接种疫苗。对所辖区域的托幼机构、学校等集体单位定期开展传染病疫情报告培训和防病知识宣传。

## 5　标本采集、运输和实验室检测

散发疫情一般不要求采样。某些不典型病例、早期病例和特殊病例，由于临床症状不明显，在实验室确证时需要采样。

### 5.1　血标本

（1）在腮肿后 14 天内采集急性期血标本 2ml，全血在 2～8℃保存，24 小时内分离血清，血清量不少于 500μl，血清于 2～8℃保存于无菌微量离心管内，采集后 3 天内在冷藏条件下送区（县）疾病预防控制中心实验室（散发病例和暴发疫情）或市疾病预防控制中心实验室（外籍病例和重大疫情），测定腮腺炎 IgM 抗体，实验室收到标本后 5 个工作日内报告结果。通过实验室资质认证的医疗机构或检验机构也可以负责血标本的检测，并向相关疾病预防控制中心反馈实验室结果。

（2）区（县）实验室检测的所有病例血清标本于－20℃保存 1 年，以备市级实验室质控抽检。

（3）急性期血清 IgM 抗体阴性者，需间隔 2～4 周采集第 2 份血清标本，采集后 3 天内将双份血清在冷藏条件下送市级疾病预防控制中心实验室，测定双份血清腮腺炎 IgG 抗体。

### 5.2 腮腺管口拭子标本

从发病到腮肿后 9 天内采集腮腺管口拭子标本，2～8℃保存于密闭容器内，采集后 24 小时内在冷藏条件下送区（县）疾病预防控制中心实验室或市疾病预防控制中心实验室，进行腮腺炎病毒分离培养和 PCR 鉴定。

### 5.3 尿液

从发病到腮肿后 9 天内采集尿液 50ml，采集中段尿，2～8℃保存于密闭容器内，采集后 24 小时内在冷藏条件下送区（县）疾病预防控制中心实验室或市疾病预防控制中心实验室，进行腮腺炎病毒分离培养和 PCR 鉴定，不能及时送检的要 2000r/min、4℃离心 20 分钟，收集沉淀，然后在－20℃以下冻存，并尽快送实验室检测。

## 6 资料管理

地段医院保健科负责流行病学调查表的管理，在最终诊断修订后 10 天内将调查表录入数据库，将数据库上报本区（县）疾病预防控制中心；各区（县）疾病预防控制中心负责数据库的质控和传输、暴发疫情汇总表的收集管理，并利用资料进行流行病学分析和总结。每月 11 日前，区（县）疾病预防控制中心将上月的流行病学调查表上传市疾病预防控制中心。

## 7 其他相关监测

按《北京市常规免疫接种监测方案》进行腮腺炎疫苗接种率监测，按《北京市免疫预防血清学与疫苗滴度监测规范》进行腮腺炎疫苗基础免疫成功率监测、健康人群腮腺炎抗体水平监测。

## 8 评价指标

（1）本市人口 15 岁以下儿童腮腺炎发病率≤15/10 万。
（2）接到报告 48 小时内病例调查及时率≥80％。
（3）全年传输上报个案库及时率 100％。
（4）标本送检及时率≥80％。
（5）学校、托幼机构突发和暴发疫情 3 天内应急接种率≥95％。

## 表 4-1　流行性腮腺炎疑似病例流行病学个案调查表

区（县）国标编码：　____________________　□□□□□□

乡（街道）编码：　__________　□□

年度：　____________________　□□□□

病例编号：　____________________　□□□□

### 一、病例基本情况

1. 报告日期：　____年____月____日　□□/□□/□□

2. 调查日期：　____年____月____日　□□/□□/□□

3. 报告来源：　①县级及以上医院　□

　②乡卫生院或村卫生室

　③个体医生　④疾病预防控制中心　⑤其他：____

4. 病例姓名：　____________________

　联系人姓名：　____________________

　电话：　____________________

5. 性别：　①男　②女　□

6. 出生日期：　____年____月____日　□□/□□/□□

　或年龄：　______岁（月龄换算成岁，留两位小数）　□□.□□岁

7. 居住地址：　____________________

　职业身份：　1. 幼托儿童 2. 散居儿童 3. 学生 4. 教师　□

　5. 工人 6. 民工 7. 农、牧民 8. 医务人员

　9. 服务人员 10. 公务人员及职员 11. 家务及待业

　12. 离退人员 13. 其他

8. 流动人口：　①是　② 否　⑨不详　□

　如果是，来自省：　____________________

　来京日期：　____年____月____日　□□/□□/□□

　或来京时间：　①三周以内　②三周以上　□

　是否失访　①是　②否

### 二、预防接种史

1. 腮腺炎疫苗接种史：　①有　②无　⑨不详　□

2. 如有，免疫史来源：　①接种证　②接种卡　③家长回忆　□

　共接种剂次数：　__________剂　□

　最后 1 剂接种日期：　____年____月____日　□□/□□/□□

### 三、临床表现

1. 发热：　①有　②无　⑨不详　□

　发热日期：　____年____月____日　□□/□□/□□

　最高体温：　__________℃　□□.□

　退热日期：　____年____月____日　□□/□□/□□

2. 头痛： ①有 ②无 ⑨不详 □
腮腺疼痛： ①有 ②无 ⑨不详 □
3. 左侧腮腺肿大： ①有 ②无 ⑨不详 □
左侧腮腺肿大时间： ____年____月____日 □□/□□/□□
消退时间： ____年____月____日 □□/□□/□□
4. 右侧腮腺肿大： ①有 ②无 ⑨不详 □
右侧腮腺肿大时间： ____年____月____日 □□/□□/□□
消退时间： ____年____月____日 □□/□□/□□
5. 颌下腺肿大： ①有 ②无 ⑨不详 □
6. 舌下腺肿大： ①有 ②无 ⑨不详 □
7. 并发症： ①有 ②无 ⑨不详 □
并发症为： ①脑膜炎 ②睾丸炎/卵巢炎 ③卵巢炎
④胰腺炎 ⑤其他（注明______） □
8. 死亡： ①是 ②否 ⑨不详 □
如是，死亡日期： ____年____月____日 □□/□□/□□

**四、接触史**

1. 发病前 25 天内与其他
确诊病例接触： ①是 ②否 ⑨不详 □
2. 如果是，接触地点： ①医院 ②学校 ③家中 ④邻居 ⑤其他____ □

**五、实验室检测**

1. 是否采集急性期血标本： ①是 ②否 ⑨不详 □
采集日期： ____年____月____日 □□/□□/□□
IgM 抗体： ①阳性 ②阴性 □
IgG 抗体滴度： ____________________ □□□□
2. 是否采集恢复期血标本： ①是 ②否 ⑨不详 □
采集日期： ____年____月____日 □□/□□/□□
IgG 抗体滴度： ____________________ □□□□
3. 是否采集腮腺管口拭子标本：①是 ②否 ⑨不详 □
采集日期： ____年____月____日 □□/□□/□□
病毒分离： ①阳性 ②阴性 □
4. 是否采集尿液标本： ①是 ②否 ⑨不详 □
采集日期： ____年____月____日 □□/□□/□□
病毒分离： ①阳性 ②阴性 □

**六、病例分类**

1. 病例最后分类： ①确诊 ②临床诊断 ③排除 □
2. 如为确诊病例，依据：
腮腺炎病毒分离阳性： ①是 ②否 □
急性期血清 IgM 抗体阳性： ①是 ②否 □

双份血清 IgG 抗体≥4 倍增高：①是　②否　□

3. 疫情性质：　①散发病例　②暴发病例　□

如是暴发病例，暴发编码

［区（县）＋年份＋2 位编号］：＿＿＿＿＿＿＿＿

首发病例发病日期：　＿＿年＿＿月＿＿日　□□/□□/□□

首发病例编号：　＿＿＿＿＿＿＿＿

首发病例姓名：　＿＿＿＿＿＿＿＿

病例调查员：＿＿＿＿＿＿＿　实验室检测人员：＿＿＿＿＿＿＿

## 表 4-2　流行性腮腺炎暴发疫情汇总表

区(县)：________　年度：________　填表人：________　填表日期：____年____月____日

| 发生疫情单位 | 单位总人数 | 本市病例数 | 外来病例数 | 病例合计 | 病例年龄范围 | 平均发病年龄 | 首例病例 | | 报告日期 | 接报日期 | 首次调查日期 | 续发病例数 | 应急接种 | | | | |
|---|---|---|---|---|---|---|---|---|---|---|---|---|---|---|---|---|---|
| | | | | | | | 本市/外来 | 发病日期 | | | | | 起止日期 | 接种年龄范围 | 应种人数 | 实种人数 | 接种率/% |
| | | | | | | | | | | | | | | | | | |
| | | | | | | | | | | | | | | | | | |
| | | | | | | | | | | | | | | | | | |
| | | | | | | | | | | | | | | | | | |
| | | | | | | | | | | | | | | | | | |
| | | | | | | | | | | | | | | | | | |
| | | | | | | | | | | | | | | | | | |
| | | | | | | | | | | | | | | | | | |
| | | | | | | | | | | | | | | | | | |
| | | | | | | | | | | | | | | | | | |
| | | | | | | | | | | | | | | | | | |
| | | | | | | | | | | | | | | | | | |

# 第 5 章　北京市白喉监测方案

白喉是由白喉杆菌引起的急性呼吸道传染病，属于乙类传染病。白喉患者和带菌者是唯一传染源，潜伏期末即有传染性。传播途径以飞沫传播为主，也可经玩具、衣物和用具等间接传播，或通过污染的牛奶和食物引起暴发流行，偶尔可经破损皮肤、黏膜感染。该病一年四季均可发生，但秋季、冬季发病较多，主要感染儿童，6 个月以下婴儿有来自母体的免疫力，较少发病，1～5 岁发病率最高。广泛接种白喉疫苗后，发病向大年龄推移。潜伏期 1～7 天，一般 2～4 天。临床特征多为咽、喉、鼻部等处黏膜充血、肿胀，伴灰白色假膜形成，以及细菌外毒素引起的全身中毒症状，严重者可合并心肌炎和周围神经瘫痪。北京市自 1988 年首次制定《白喉预防管理常规》，经多次修订于 2007 年形成《北京市白喉监测方案》。现依据卫生部卫生行业标准《白喉诊断标准》（WS275—2007），对 2007 版《北京市白喉监测方案》进行修订，形成本方案。

## 1　监测目的

（1）及时发现白喉病例，采取针对性措施，预防和控制疫情。

（2）了解白喉流行病学特征，疫苗效果和人群抗体水平，确定易感人群，加强预测预警。

（3）评价预防控制效果，为适时调整白喉防控策略措施提供依据。

## 2　监测病例的定义与分类

### 2.1　疑似病例

疑似病例是指具有发热、咽痛、鼻塞、声音嘶哑、犬吠样咳嗽，扁桃体上或咽、喉、鼻部有不易剥落的灰白色点状或小片状假膜，剥时易出血等临床表现的咽白喉、喉白喉、鼻白喉或其他部位的白喉病例。极少数患者可无假膜。

### 2.2　临床诊断病例

临床诊断病例是指疑似病例伴咽拭子直接涂片镜检可见革兰氏阳性棒状杆菌，并有异染颗粒；同时参考流行病学史，即冬季、春季发病，1 周内与白喉患者有直接或间接接触史者。

### 2.3 实验室诊断病例

实验室诊断病例是指疑似病例同时伴有下列任何一项者：

(1) 白喉棒状杆菌分离培养阳性并证明能产生外毒素；

(2) 患者急性期和恢复期血清白喉特异性 IgG 抗体 4 倍及以上增长。

### 2.4 排除病例

疑似病例经调查后不符合确诊病例诊断标准可排除，但排除病例应有明确诊断。

## 3 疫情报告

### 3.1 疫情分类

#### 3.1.1 暴发疫情

发生 1 例白喉病例即为暴发疫情。

#### 3.1.2 突发公共卫生事件

一个区（县）发生 2 例及以上白喉病例或近 5 年内无白喉病例报告的区（县）发生白喉病例为突发公共卫生事件。

### 3.2 疫情报告

#### 3.2.1 暴发疫情

传染病法定责任报告单位和责任疫情报告人发现白喉或疑似白喉病例时，应在 2 小时内以电话方式逐级向上级疾病预防控制中心和同级卫生行政部门报告，并按照传染病网络直报要求上报。

#### 3.2.2 突发公共卫生事件

区（县）卫生行政部门核实并认定发生突发公共卫生事件后，区（县）疾病预防控制中心应在 2 小时内以电话方式向市疾病预防控制中心报告，同时上报调查报告，并进行网络直报。市疾病预防控制中心接到报告后 2 小时内报告市卫生行政部门。

# 4　疫情调查处理

## 4.1　调查处理程序

接到疫情报告后，市、区两级疾病预防控制中心应立即到现场调查。填写“白喉疑似病例流行病学个案调查表”（表 5-1）和“白喉疑似病例病历摘抄表”（表 5-2），核实诊断，采集标本，了解传染来源、可能传播的因素、密切接触者和预防接种的情况。疫情处理完毕后 3 天内完成疫情调查处理报告。一个区（县）发生 2 例及以上白喉病例或近 5 年内无白喉病例报告的区（县）发生白喉病例时，按《突发公共卫生事件应急条例》有关规定进行调查处理。

## 4.2　疫情控制措施

### 4.2.1　隔离传染源

实验室诊断病例必须立即住院隔离治疗。临床症状消失后、咽拭子 2 次（间隔 2 天）细菌培养阴性后方可解除隔离（不得早于治疗后 7 天）。尚未确诊的疑似患者，应督促其到传染病医院作进一步检查治疗或留验观察。咽拭子涂片及培养发现的带菌者应隔离治疗。

### 4.2.2　密切接触者管理

地段医院预防保健科负责密切接触者管理。密切接触者应医学观察 7 天，发现轻型患者早隔离、早治疗。对学校等集体单位，在医学观察期间，不得接收或转出人员。

### 4.2.3　切断传播途径

疫源地首次消毒，区（县）疾病预防控制中心消毒专业人员必须到达现场进行指导。患者分泌物、食具、用具、玩具可用漂白粉或含氯消毒剂等消毒。衣、被要洗晒或阳光暴晒。患者隔离后及病愈出院后，对病家及其病室应用含氯制剂进行终末消毒。对托幼机构、学校应重点做好湿式消毒、室内通风、被褥洗晒、食用具消毒等的指导。

### 4.2.4　保护易感人群

根据疫源地的范围，凡年龄在 45 岁以下、3 年以上未接种过白喉类毒素，除禁忌者外均应进行白喉类毒素的免疫接种。对密切接触者中未做过全程免疫的病弱儿可给予肌注白喉抗毒素 1000～2000 单位，有效预防期为 2～3 周，一个月后再进行百白破疫苗全程免疫。

## 5 标本采集、运输和实验室检测

### 5.1 血标本

急性期血在使用白喉抗毒素前、恢复期血在发病 3 个月后（如果患者未使用白喉抗毒素，恢复期血与急性期血间隔 4 周）分别采集全血 1ml，2～8℃保存，24 小时内分离血清（血清量大于 100μl），－20℃保存于无菌微量离心管内，采集后 3 天内在冷藏条件下送市疾病预防控制中心实验室，采用酶联免疫吸附试验（enzyme-linked immunosorbent assay，ELISA）测定双份血清白喉特异性 IgG 抗体。

### 5.2 咽拭子

在应用白喉抗毒素、抗生素前尽早采集咽拭子。用无菌棉拭子，蘸取盐水或肉汤，在管壁上挤去多余的液体，涂抹可疑患者伪膜周边，由伪膜上取样效果更佳。鼻白喉可用棉拭子仔细地伸入鼻腔，涂抹白膜或蘸取血性分泌物。皮肤白喉首先常规消毒伤口再去除伪膜或结痂，用无菌棉拭子涂抹新鲜创面（带菌者标本可用无菌棉拭子，采取鼻咽分泌物，棉拭子勿接触口腔其他部位）

标本采集后立即接种于选择性培养基，送市疾病预防控制中心实验室，进行涂片镜检和白喉棒状杆菌分离培养。如果不能立即接种，应将标本浸于无菌生理盐水（0.5～1.0ml/管）中保存，4 小时内送检。

## 6 资料管理

各区（县）疾病预防控制中心负责管理病例调查表，并于调查后 3 天内将个案调查表和病历摘抄表录入“北京市免疫规划信息管理系统”，并定期做好流行病学分析。

## 7 其他相关监测

按《北京市常规免疫接种监测方案》进行白喉疫苗接种率监测，按《北京市免疫预防血清学与疫苗滴度监测规范》进行白喉疫苗基础免疫阳性率监测和健康人群白喉抗体水平监测。

# 8　评价指标

（1）北京市人口 15 岁以下儿童白喉发病率≤0.5/10 万。

（2）病例调查及时率≥80％。

（3）年传输上报个案库及时率 100％。

（4）病例标本送检及时率≥80％。

## 表 5-1 白喉疑似病例流行病学个案调查表

**一、编号**

1. 区（县）国标编码：＿＿＿＿＿＿＿＿＿＿ □□□□□□
   乡（镇、街道）编码：＿＿＿＿＿＿＿＿＿＿ □□
   年度：＿＿＿＿＿＿＿＿＿＿ □□□□
   病例编号：＿＿＿＿＿＿＿＿＿＿ □□□
2. 报告日期：＿＿年＿＿月＿＿日 □□/□□/□□
3. 报告单位：＿＿＿＿＿＿＿＿＿＿
4. 调查日期：＿＿年＿＿月＿＿日 □□/□□/□□
5. 调查单位：＿＿＿＿＿＿＿＿＿＿
6. 调查人：＿＿＿＿＿＿＿＿＿＿

**二、病例基本情况**

1. 患者姓名：＿＿＿＿＿＿＿＿＿＿
   家长姓名：＿＿＿＿＿＿＿＿＿＿
   电话：＿＿＿＿＿＿＿＿＿＿
2. 性别：①男 ②女 □
3. 出生日期：＿＿年＿＿月＿＿日 □□□□/□□/□□
4. 外来人口：①是 ②否 □
5. 户籍地址：＿＿＿＿＿＿＿＿＿＿
6. 现住址：＿＿＿＿＿＿＿＿＿＿
7. 来京日期：＿＿年＿＿月＿＿日 □□□□/□□/□□
8. 职业：①儿童 ②学生 ③工人 ④干部 □
   ⑤职员 ⑥农民 ⑦其他＿＿

**三、临床症状与体征**

1. 发病日期：＿＿年＿＿月＿＿日 □□□□/□□/□□
2. 发热：①是 ②否 ⑨不详（体温：＿＿℃） □
3. 咽痛：①有 ②无 ⑨不详 □
4. 鼻塞：①有 ②无 ⑨不详 □
5. 声音嘶哑：①有 ②无 ⑨不详 □
6. 犬吠样咳嗽：①有 ②无 ⑨不详 □
7. 咽部假膜：①有 ②无 ⑨不详 □
8. 假膜容易剥离：①是 ②否 ⑨不详 □
9. 剥离假膜出血：①是 ②否 ⑨不详 □

**四、接触史**

1. 病前1周内与白喉
   患者接触：①有 ②无 ⑨不详 □
2. 开始接触日期：＿＿年＿＿月＿＿日 □□□□/□□/□□
3. 接触方式：①同家 ②同院 ③同班 □
   ④同单位 ⑤其他＿＿＿

**五、免疫接种史**

1. 接种过百白破、白破或白类疫苗：　①是　②否　⑨不详　□
2. 如是，共接种次数：　________　□□
   接种史来源：　①接种证　②接种卡　③家长回忆　□
   末次接种日期：　____年____月____日　□□□□/□□/□□
3. 如否，未种类型：　①原住地未种　②现住地未种　□
   未种原因：　①不知道要接种　②不知道接种地点　③接种费用高　④接到通知未去接种　⑤其他______　⑨不详　□

**六、实验室检测**

1. 急性期血标本
   采集日期：　____年____月____日　□□□□/□□/□□
   送检日期：　____年____月____日　□□□□/□□/□□
   白喉抗体滴度：　________　□□□□
2. 恢复期血标本
   采集日期：　____年____月____日　□□□□/□□/□□
   送检日期：　____年____月____日　□□□□/□□/□□
   白喉抗体滴度：　________　□□□□
3. 咽拭子标本
   第 1 次采集日期：　____年____月____日　□□□□/□□/□□
   　送检日期：　____年____月____日　□□□□/□□/□□
   　涂片镜检：　①阳性　②阴性　□
   　细菌分离培养：　①阳性　②阴性　□
   第 2 次采集日期：　____年____月____日　□□□□/□□/□□
   　送检日期：　____年____月____日　□□□□/□□/□□
   　涂片镜检：　①阳性　②阴性　□
   　细菌分离培养：　①阳性　②阴性　□
   第 3 次采集日期：　____年____月____日　□□□□/□□/□□
   　送检日期：　____年____月____日　□□□□/□□/□□
   　涂片镜检：　①阳性　②阴性　□
   　细菌分离培养：　①阳性　②阴性　□

**七、病例分类**

1. 病例最后分类：　①确诊　②临床诊断　③排除　□
2. 疫情性质：　①散发病例　②暴发病例　□
   如为暴发病例，
   首发病例编号：　________　□□□□□□□□□□□
   首发病例姓名：　________
3. 病例转归：　①痊愈　②死亡　□
   如死亡，死亡日期：　____年____月____日　□□□□/□□/□□

**表 5-2 白喉疑似病例病历摘抄表**

<table>
<tr><td>1. 基本情况：<br>病例编号 ________________ 病案编号 ________________ 医院名称 ________________<br>患者姓名 ________________ 性别 ________________ 出生日期 ___年___月___日<br>家庭住址 ______________________________________________ 户籍 ________________<br>就诊日期 ____年____月____日 初步诊断 ______________________________<br>入院日期 ____年____月____日 入院诊断 ______________________________<br>出院日期 ____年____月____日 出院诊断 ______________________________</td></tr>
<tr><td>2. 主诉：</td></tr>
<tr><td>3. 现病史：</td></tr>
<tr><td>4. 阳性症状和体征：</td></tr>
<tr><td>5. 临床化验和辅助检查：</td></tr>
<tr><td>摘抄者姓名__________ 摘抄日期____年____月____日 摘抄单位________________</td></tr>
</table>

# 第6章　北京市百日咳监测方案

百日咳是由百日咳鲍特菌属（革兰氏隐形短小球杆菌）引起的急性呼吸道传染病，是乙类传染病。人是百日咳的唯一感染宿主，任何年龄都可以感染，5岁以下儿童的感染人数约占病例的60%，1岁以下的婴儿发病后的住院率及病死率较高。家庭接触者和成人百日咳病例是主要传染源。百日咳以飞沫传播为主，传染性极强，该病潜伏期为2～21天，一般为7～10天。其典型的临床症状为持续性阵发性痉咳，带有鸡啼样的吸气性喘鸣及呕吐，易合并支气管肺炎和脑炎。北京市于1988年制定了《百日咳预防管理常规》，2002年修订为《北京市百日咳管理指南》，2004年再次修订为《北京市百日咳管理规范》，2006年制定《北京市百日咳监测方案》。现依据2007年10月卫生部卫生行业标准《百日咳诊断标准》（WS274—2007），对《北京市百日咳监测方案》（2007年版）再次修订，形成本方案。

## 1　监测目的

（1）及时发现百日咳病例，采取针对性措施，预防和控制疫情。

（2）了解百日咳流行病学特征、疫苗效果和人群抗体水平，确定易感人群，加强预测预警。

（3）评价预防控制效果，为适时调整百日咳防控策略措施提供依据。

## 2　监测病例定义与分类

### 2.1　疑似病例

疑似病例是指符合以下任何一项，并伴有流行病学史者。

（1）典型病例：阵发性、痉挛性咳嗽，持续咳嗽≥2周者。

（2）不典型病例：婴儿有反复发作的呼吸暂停、窒息、青紫和心动过缓症状，或有间歇的阵发性咳嗽；青少年和成人具有不典型较轻症状，卡他期、痉咳期、恢复期三期症状都缩短或无明显的阶段性，而只表现持续2周以上的长期咳嗽。

### 2.2 临床诊断病例

临床诊断病例是指疑似病例同时伴有白细胞及淋巴细胞明显增高。

### 2.3 实验室诊断病例

实验室诊断病例是指临床诊断病例并符合以下任何一项者。

（1）从患者的痰或鼻咽部分泌物分离到百日咳鲍特菌。

（2）恢复期血清特异性抗体比急性期抗体呈≥4 倍增长。

### 2.4 排除病例

疑似病例经调查后不符合实验室诊断病例诊断标准可排除，但排除病例应有明确诊断。

## 3 疫情报告

### 3.1 疫情分类

#### 3.1.1 散发疫情

散发疫情是指各病例间在发病时间和地点方面无明显联系，表现为散在发生。

#### 3.1.2 暴发疫情

在行政村、居委会或集体单位中，21 天内发生 5 例或以上百日咳病例，称为暴发疫情。

#### 3.1.3 突发公共卫生事件

近 5 年内无百日咳病例报告的区（县）发生百日咳病例为突发公共卫生事件。

### 3.2 疫情报告

#### 3.2.1 散发疫情

传染病疫情责任报告单位、责任报告人应按照传染病网络直报要求 24 小时内报告，未实行网络直报的责任报告单位应在 24 小时内寄出传染病报告卡。

#### 3.2.2　暴发疫情

传染病法定责任报告单位和责任疫情报告人发现暴发疫情后，应在 2 小时内以电话方式逐级向上级疾病预防控制中心和同级卫生行政部门报告。

#### 3.2.3　突发公共卫生事件

区（县）卫生行政部门核实并认定发生突发公共卫生事件后，区（县）疾病预防控制中心应在 2 小时内以电话方式向市疾病预防控制中心报告，同时上报调查报告，并进行网络直报。市疾病预防控制中心接到报告后 2 小时内报告市卫生行政部门。

## 4　疫情调查处理

### 4.1　调查处理程序

#### 4.1.1　散发疫情

接到报告后 24 小时内到达现场。区（县）疾病预防控制中心或病例现住址地段医院预防保健科开展现场流行病学个案调查。填写“百日咳疑似病例流行病学个案调查表”（表 6-1）和“百日咳疑似病例病历摘抄表”（表 6-2），核实诊断，采集标本，了解传染来源、可能传播的因素、密切接触者和预防接种的情况。

#### 4.1.2　暴发疫情和突发公共卫生事件

接到暴发疫情后及时电话报告上级疾病预防控制中心，除开展现场流行病学个案调查外，还需了解疫情单位的基本情况，初步分析、判断疫情可能的传染来源，全面提出疫情控制措施。暴发疫情处理完毕后，3 天内完成疫情调查处理报告。近 5 年内无百日咳病例报告的区（县）发生百日咳病例时，按《突发公共卫生事件应急条例》有关规定进行调查处理。

### 4.2　疫情控制措施

#### 4.2.1　隔离传染源

实验室诊断病例在家或医院住院隔离治疗，隔离期自发病日起 40 天。并按照医嘱对患者坚持治疗。

#### 4.2.2　密切接触者管理

对密切接触者医学观察 21 天，发现可疑病例及时隔离治疗。托幼机构在医学观察期间应加强晨午检，不得接收或转出儿童。

#### 4.2.3 切断传播途径

散发疫情的消毒由地段医院预防保健科负责指导，暴发疫情首次消毒区（县）疾病预防控制中心消毒专业人员必须到达现场进行指导。患者居室定时开窗通风、湿式扫除，勤晒衣被，无需终末消毒。对患者的痰液、呕吐物可用漂白粉等氯制剂消毒。

#### 4.2.4 保护易感人群

对 7 岁以下无百日咳疫苗免疫接种史或未全程免疫的接触者给予应急接种；同时，每天可给予红霉素或复方磺胺甲噁唑，剂量参见说明书。

## 5 标本采集、运输和实验室检测

### 5.1 血标本

对发病 21 天内（包括 21 天）的患者采集急性期和恢复期血标本，间隔 4 周；发病超过 21 天者，采集 1 份血标本。每份采集全血不少于 0.5ml，2～8℃保存，24 小时内分离血清（血清量大于 50μl），血清置无菌微量离心管内于－20℃冻存，在采集后 3 天内于冷藏条件下送市疾病预防控制中心实验室，采用酶联免疫吸附试验测定双份血清百日咳特异性抗体。

### 5.2 鼻咽拭子（咽拭子）标本

采集患者的鼻咽拭子，若操作困难可用咽拭子替代。将采样后的拭子放入细菌采样管中或 0.3ml 生理盐水中，保持拭子湿润，2～8℃保存，24 小时内送检，用 PCR 检测百日咳菌特异核酸。

## 6 资料管理

各区（县）疾病预防控制中心负责管理病例调查表，于调查后 3 天内将调查表和病历摘抄表录入“北京市免疫规划信息管理系统”，定期进行流行病学分析。

## 7 其他相关监测

按《北京市常规免疫接种监测方案》进行百日咳疫苗接种率监测，按《北京市免疫预防血清学与疫苗滴度监测规范》进行百日咳疫苗基础免疫阳性率监测和健康人群百日咳抗体水平监测。

## 8　评价指标

（1）北京市人口 10 岁以下儿童百日咳发病率≤0.5/10 万。

（2）病例调查及时率≥80％。

（3）年传输上报个案库及时率 100％。

（4）标本送检及时率≥80％。

## 表 6-1 百日咳疑似病例流行病学个案调查表

**一、编号**

1. 区（县）国标编码：＿＿＿＿＿＿＿＿ □□□□□□
   乡（镇、街道）编码 ＿＿＿＿＿＿＿＿ □□
   年度 ＿＿＿＿＿＿＿＿ □□□□
   病例编号 ＿＿＿＿＿＿＿＿ □□□
2. 报告日期 ＿＿年＿＿月＿＿日 □□/□□/□□
3. 报告单位 ＿＿＿＿＿＿＿＿
4. 调查日期 ＿＿年＿＿月＿＿日 □□/□□/□□
5. 调查单位 ＿＿＿＿＿＿＿＿
6. 调查人 ＿＿＿＿＿＿＿＿

**二、病例基本情况**

1. 患者姓名 ＿＿＿＿＿＿＿＿
   家长姓名 ＿＿＿＿＿＿＿＿
   电话 ＿＿＿＿＿＿＿＿
2. 性别 ①男 ②女 □
3. 出生日期 ＿＿年＿＿月＿＿日 □□□□/□□/□□
4. 外来人口 ①是 ②否 □
5. 户籍地址 ＿＿＿＿＿＿＿＿
6. 现住址 ＿＿＿＿＿＿＿＿
7. 来京日期 ＿＿年＿＿月＿＿日 □□□□/□□/□□
8. 居住状况 ①托儿 ②散儿 ③学生 ④其他＿＿ □
   托幼机构或学校名称 ＿＿＿＿＿＿＿＿

**三、临床症状与体征**

1. 发病日期 ＿＿年＿＿月＿＿日 □□□□/□□/□□
2. 发热 ①是 ②否 ⑨不详（体温：＿＿℃） □
3. 阵发性痉咳 ①有 ②无 ⑨不详 □
   持续天数 ＿＿天 □□
4. 鸡鸣声 ①有 ②无 ⑨不详 □
5. 面红 ①有 ②无 ⑨不详 □
6. 出汗 ①有 ②无 ⑨不详 □
7. 口唇青紫 ①有 ②无 ⑨不详 □
8. 颈静脉怒张 ①有 ②无 ⑨不详 □
9. 呕吐 ①有 ②无 ⑨不详 □
10. 咯血 ①有 ②无 ⑨不详 □
11. 鼻衄 ①有 ②无 ⑨不详 □
12. 结膜出血 ①有 ②无 ⑨不详 □
13. 眼睑浮肿 ①有 ②无 ⑨不详 □

14. 睡眠不安　　①有　②无　⑨不详　□

15. 憋气　　①有　②无　⑨不详　□

16. 窒息　　①有　②无　⑨不详　□

17. 惊厥　　①有　②无　⑨不详　□

18. 并发症　　①有　②无　⑨不详　□

如有，名称为 ____________________

19. 既往史：佝偻病　　①有　②无　⑨不详　□

营养不良　　①有　②无　⑨不详　□

其他　　①有__________　②无　⑨不详　□

**四、接触史**

1. 病前 21 天内与百日咳病人接触　　①有　②无　⑨不详　□

2. 开始接触日期　　____年____月____日　□□□□/□□/□□

3. 接触方式　　①同家　②同院　③同班　□

④同单位　⑤其他__________　□

4. 病前 21 天与咳嗽病例接触　　①有　②无　⑨不详　□

5. 开始接触日期　　____年____月____日　□□□□/□□/□□

6. 接触方式　　①同家　②同院　③同班　□

④同单位　⑤其他__________　□

**五、免疫接种史**

1. 接种过百白破疫苗　　①有　②无　⑨不详　□

2. 如是，共接种次数　　____________________　□□

接种史来源　　①接种证　②接种卡　③家长回忆　□

末次接种日期　　____年____月____日　□□□□/□□/□□

3. 如否，未种类型　　①原住地未种　②现住地未种　□

未种原因　　①不知道要接种　②不知道接种地点　□

③接种费用高　④接到通知未去接种

⑤其他______　⑨不详

**六、实验室检测**

1. 急性期血标本

采集日期　　____年____月____日　□□□□/□□/□□

送检日期　　____年____月____日　□□□□/□□/□□

抗体滴度　　____________________　□□□□

2. 恢复期血标本

采集日期　　____年____月____日　□□□□/□□/□□

送检日期　　____年____月____日　□□□□/□□/□□

抗体滴度　　____________________　□□□□

3. 鼻咽拭子（咽拭子）PCR 结果

| | | |
|---|---|---|
| 采样日期 | ____年____月____日 | □□□□/□□/□□ |
| 送检日期 | ____年____月____日 | □□□□/□□/□□ |
| 检测结果 | ①阳性　②阴性　③可疑 | □ |

**七、病例分类**

| | | |
|---|---|---|
| 1. 病例最后分类 | ①确诊　②临床诊断　③排除 | □ |
| 2. 疫情性质 | ①散发病例　②暴发病例 | |
| 如为暴发病例， | | |
| 首发病例编号 | ____________________ | □□□□□□□□□□□□ |
| 首发病例姓名 | ____________________ | |
| 3. 病例转归 | ①痊愈　②死亡 | □ |
| 如死亡，死亡日期 | ____年____月____日 | □□□□/□□/□□ |

**表 6-2　百日咳疑似病例病历摘抄表**

<table>
<tr><td>1. 基本情况：<br>病例编号 ____________ 病案编号 ____________ 医院名称 ____________<br>患者姓名 ____________ 性别 ____________ 出生日期 ___年___月___日<br>家庭住址 ________________________ 户籍 ____________<br>就诊日期 ___年___月___日　初步诊断 ____________<br>入院日期 ___年___月___日　入院诊断 ____________<br>出院日期 ___年___月___日　出院诊断 ____________</td></tr>
<tr><td>2. 主诉：</td></tr>
<tr><td>3. 现病史：</td></tr>
<tr><td>4. 阳性症状和体征：</td></tr>
<tr><td>5. 临床化验和辅助检查：</td></tr>
<tr><td>摘抄者姓名________ 摘抄日期___年___月___日 摘抄单位____________</td></tr>
</table>

# 第 7 章 北京市新生儿破伤风监测方案

新生儿破伤风（以下简称新破）是由破伤风梭状芽孢杆菌引起的、严重威胁儿童健康的急性感染性疾病，是乙类传染病。该病是由于接生时对脐部消毒处理不当所致，如用未经消毒的剪刀断脐，或用不洁的布料包裹脐端，破伤风杆菌可在脐部生长繁殖并产生外毒素，可引起全身肌肉痉挛，也可造成组织局部坏死和心肌损害，表现为小儿出现口张不大，不吃奶，哭声小，随后出现全身性强直性抽搐。该病潜伏期越短，病死率越高。发病后尽早治疗，能明显降低病死率和并发症的发生，治愈后无后遗症。1991 年中国政府向世界承诺实现消除新生儿破伤风的目标，卫生部于 1995 年、1998 年下发了《全国消除新生儿破伤风行动计划》和《全国新生儿破伤风监测方案（试行）》，提出了提高住院分娩率、普及消毒接生、在高危地区开展育龄妇女破伤风类毒素接种、加强新生儿破伤风监测等要求。1995 年在《传染病防治法》中将新破由丙类传染病调整为乙类传染病，并于 1996 年全国法定传染病报告系统实施新破月报告制度。随着中国城乡新法接生技术的应用和推广，该病的发病率明显降低，1996～2009 年，中国新破发病率已控制在 1‰以下，2012 年 10 月 30 日世界卫生组织正式宣布中国已经消除新破。北京市 1990 年开始对新生儿破伤风实行个案化管理，1998 年制定了《北京市新生儿破伤风监测方案》，2004 年、2007 年先后对监测方案进行了两次修订。依据 2007 年 10 月卫生部卫生行业标准《新生儿破伤风诊断标准》（WS272—2007），对《北京市新生儿破伤风监测方案》（2007 年版）再次修订，形成本方案。

## 1 监测目的

（1）及时发现新生儿破伤风病例，采取针对性措施，预防和控制疫情。

（2）评价预防控制效果，为适时调整新生儿破伤风防控策略和措施提供依据。

## 2 监测病例的定义与分类

### 2.1 疑似病例

疑似病例是指任何经过培训的卫生人员报告的新生儿破伤风病例（未调查）；

或任何出生后吸吮及哭闹正常，第 2～28 天发生的病因不明的死亡病例和出现吸吮困难的病例。

### 2.2　临床诊断病例

临床诊断病例是指疑似病例伴以下任何一项者。

（1）起病初期患儿哭闹，烦躁不安，吮乳困难，内部肌肉抽动，呈苦笑面容，渐发展至牙关紧闭，1～2 天内出现抽搐，四肢阵发性强直性痉挛，腹肌痉挛如板状，颈项呈角弓反张。

（2）轻微刺激常诱发痉挛发作。用压舌板检查咽部做下压动作时，压舌板被咬得很紧或双唇紧闭。

### 2.3　实验室诊断病例

实验室诊断病例是指临床诊断病例加流行病学史，同时伴以下任何一项者。

（1）脐部或伤口分泌物直接涂片镜检可见革兰染色阳性菌。

（2）脐部或伤口分泌物破伤风杆菌培养阳性。

### 2.4　排除病例

疑似病例经调查后不符合确诊病例诊断标准可排除，但排除病例应有明确诊断。

## 3　疫情报告

### 3.1　疫情分类

#### 3.1.1　散发疫情

散发疫情为各病例间在发病时间和地点方面无明显联系，表现为散在发生。

#### 3.1.2　突发公共卫生事件

近 5 年内无新破病例报告的区（县）发生新破病例为突发公共卫生事件。

### 3.2　疫情报告

#### 3.2.1　散发疫情

传染病疫情责任报告单位、责任报告人，应按照传染病网络直报要求 24 小时内报告，未实行网络直报的责任报告单位应在 24 小时内寄出传染病报告卡。

#### 3.2.2 突发公共卫生事件

区（县）卫生行政部门核实并认定发生突发公共卫生事件后，区（县）疾病预防控制中心应在 2 小时内以电话方式向市疾病预防控制中心报告，同时上报调查报告，并进行网络直报。市疾病预防控制中心接到报告后 2 小时内报告市卫生行政部门。

## 4 疫情调查处理

### 4.1 调查处理程序

#### 4.1.1 散发疫情

接到报告后 72 小时内到达现场。区（县）疾病预防控制中心或病例现住址地段医院预防保健科开展现场流行病学个案调查。填写流行病学调查表、病例摘抄表，核实诊断，确定发生病例的原因，3 天内完成疫情调查处理报告。

#### 4.1.2 突发公共卫生事件

近 5 年内无新破病例报告的区（县）发生新破病例时，按《突发公共卫生事件应急条例》有关规定进行调查处理。

### 4.2 疫情控制措施

报告 1 例新破实验室诊断病例，即提示周围可能存在漏报病例。应通过查看医院记录、访问村民、逐户搜索等方式进行病例主动搜索。

## 5 资料管理

各区（县）疾病预防控制中心负责管理病例调查表，并与调查后 3 天内将调查表和病历摘抄表录入“北京市免疫规划信息管理系统”，并上报调查报告，定期进行流行病学分析。

## 6 其他相关监测

按《北京市常规免疫接种监测方案》进行破伤风疫苗接种率监测，按《北京市免疫预防血清学与疫苗滴度监测规范》进行破伤风疫苗基础免疫阳性率监测和健康人群抗体水平监测。

# 7　评价指标

（1）以区（县）为单位新破发病率（每年每千活产儿）≤1‰。

$$\text{新破发病率}(‰)=\frac{\text{新破病例数}}{\text{年内活产儿数}}\times 1000$$

（2）新破发病率＞1‰的区（县）数为零。

（3）新破疑似病例调查率达到100％。

$$\text{疑似病例调查率}(\%)=\frac{\text{调查病例数}}{\text{报告疑似病例总数}}\times 100$$

## 表 7-1　新生儿破伤风疑似病例流行病学个案调查表

**一、病例基本情况**

| | | |
|---|---|---|
| 1. 区（县）国标编码 | ________________ | □□□□□□ |
| 乡（镇、街道）编码 | ________________ | □□ |
| 年度 | ________________ | □□□□ |
| 病例编号 | ________________ | □□□ |
| 2. 病例户口类型 | ①本区（县）　②本市　③外省 | □ |
| 3. 病例户口所在地 | ________省________县 | |
| 4. 家庭详细现住址 | ________________ | |
| 5. 患儿性别 | ①男　②女 | □ |
| 6. 出生日期 | ____年____月____日 | □□/□□/□□ |
| 7. 出生地点 | ①县级及以上医院　②乡医院<br>③村卫生所　④家中　⑤其他______ | □ |
| 8. 患儿姓名 | ________________ | |
| 9. 父亲姓名 | ________________ | |
| 10. 母亲姓名 | ________________ | |

**二、母亲免疫及产前检查情况**

| | | |
|---|---|---|
| 1. 母亲年龄 | ________岁 | □□ |
| 2. 母亲产前接种过破类 | ①是　②否　③不详 | □ |
| 如是，接种次数 | ________次 | □□ |
| 最后一次接种日期 | ____年____月____日 | □□/□□/□□ |
| 3. 母亲接受过产前检查 | ①是　②否　③不详 | □ |
| 产前检查次数 | ________次 | □□ |

**三、患儿发病情况**

| | | |
|---|---|---|
| 1. 患儿由谁接生 | ①乡级及以上医院接生<br>②村级医疗机构____　③在家接生<br>④其他________ | □ |
| 2. 发病日期 | ____年____月____日 | □□/□□/□□ |
| 3. 患儿是否到医疗单位就诊 | ①是　②否　③不详 | □ |
| 如是，初次就诊日期 | ____年____月____日 | □□/□□/□□ |
| 就诊医疗单位级别 | ①村　②乡　③县　④市　⑤省 | □ |
| 就诊时诊断 | ①新破　②非新破　③其他__________ | □ |
| 住院 | ①是　②否　③不详 | □ |
| 4. 患儿死于新生儿破伤风 | ①是　②否　③不详 | □ |
| 如是，死亡日期 | ____年____月____日 | □□/□□/□□ |
| 5. 周围有类似病例发生 | ①是　②否　③不详 | □ |

如是，几例　　________例　　□□

6. 发病后症状

| | | |
|---|---|---|
| 不能吃奶 | ①是　②否　③不详 | □ |
| 脐部脓性分泌物 | ①是　②否　③不详 | □ |
| 肌肉强直 | ①是　②否　③不详 | □ |
| 痉挛 | ①是　②否　③不详 | □ |
| 苦笑面容 | ①是　②否　③不详 | □ |
| 牙关紧闭 | ①是　②否　③不详 | □ |

**四、最后结论**

| | | |
|---|---|---|
| 1. 该患儿是否为新生儿破伤风 | ①是　②否　③不详 | □ |
| 2. 可能感染途径 | ①不洁接生　②脐带护理　③外伤<br>④其他途径________ | □ |
| 3. 报告人姓名 | ____________________ | |
| 4. 报告人工作所在地 | ①村　②乡　③县　④市　⑤省 | □ |
| 5. 报告人报告日期 | ____年____月____日 | □□/□□/□□ |
| 6. 调查日期 | ____年____月____日 | □□/□□/□□ |
| 7. 调查人姓名 | ____________________ | |
| 8. 调查人工作地点 | ①乡　②县　③市　④省 | □ |
| 9. 县疾病预防控制中心收调查表日期 | ____年____月____日 | □□/□□/□□ |
| 10. 市疾病预防控制中心收调查表日期 | ____年____月____日 | □□/□□/□□ |

## 表 7-2 新生儿破伤风疑似病例病历摘抄表

| 1. 基本情况：<br>病例编号 ________ 病案编号 ________ 医院名称 ________<br>患者姓名 ________ 性别 ________ 出生日期 ___年___月___日<br>家庭住址 ________________ 户籍 ________<br>就诊日期 ____年____月____日 初步诊断 ________<br>入院日期 ____年____月____日 入院诊断 ________<br>出院日期 ____年____月____日 出院诊断 ________ |
| --- |
| 2. 主诉： |
| 3. 现病史： |
| 4. 阳性症状和体征： |
| 5. 临床化验和辅助检查： |
| 摘抄者姓名________ 摘抄日期____年____月____日 摘抄单位________ |

# 第 8 章　北京市流行性脑脊髓膜炎监测方案

流行性脑脊髓膜炎（简称流脑）是由脑膜炎奈瑟菌引起的急性呼吸道传染病，共有 13 个血清群，为法定报告乙类传染病。流脑多发于冬季、春季，该病传染性强、起病急、病情重，常出现急性发热、剧烈头痛、呕吐、皮肤黏膜瘀点（斑）、颈项强直等脑膜刺激征；病死率高，部分幸存者可长期留有智力障碍、听力损伤等后遗症。为进一步加强流脑预防控制工作，2006 年卫生部下发《全国流行性脑脊髓膜炎监测方案》，同年北京市卫生局下发《北京市流行性脑脊髓膜炎疫情应急预案》，2007 年建立全国流脑监测信息报告管理系统，下发了《流行性脑脊髓膜炎监测信息报告管理工作规范（试行）》，2007 年北京市制定了《北京市流行性脑脊髓膜炎监测与控制方案》，2008 年北京市流脑专病报告系统正式使用，使流脑监测工作质量进一步提高。

## 1　监测目的

（1）及时发现病例，采取有效防治措施，控制疫情蔓延。

（2）掌握北京市流脑菌群分布特征、变迁趋势和发病趋势，完善流脑预测、预警机制。

（3）掌握健康人群流脑带菌状况及免疫水平，识别高危地区和高危人群，加强预防控制工作。

（4）掌握北京市流脑的流行病学特征，为制定预防控制措施提供科学依据。

## 2　监测病例定义与分类

### 2.1　疑似病例

流脑流行季节，出现发热、头痛、呕吐、脑膜刺激征等症状者，实验室检查末梢血象白细胞总数、中性粒细胞数明显增加；或脑脊液外观呈浑浊米汤样或脓样，白细胞数明显增高，并以多核细胞增高为主，糖及氯化物明显减少，蛋白质含量升高；颅内压力增高。以上病例作为流脑疑似病例。

### 2.2　临床诊断病例

疑似病例皮肤、黏膜出现瘀点或瘀斑者为临床诊断病例。

### 2.3 实验室诊断病例

实验室诊断病例是指在疑似病例或临床诊断病例基础上，具有下述任一项者。

（1）病原学：瘀点（斑）组织液、脑脊液涂片，可在中性粒细胞内见到革兰阴性肾形双球菌；或脑脊液或血液培养脑膜炎奈瑟菌阳性；或检测到脑膜炎奈瑟菌特异性核酸片段。

（2）免疫学：急性期脑脊液、血液检测到脑膜炎奈瑟菌群特异性多糖抗原；或恢复期血清流脑特异性抗体，效价较急性期呈 4 倍或 4 倍以上升高。

## 3 疫情报告

### 3.1 疫情分类

#### 3.1.1 散发疫情

散发疫情是指小范围内出现的散在病例，各病例间在发病时间和地点方面无明显联系。

#### 3.1.2 聚集性疫情

以村、居委会、学校或集体单位 7 天内发现 2 例或以上流脑病例；或在 1 个乡（镇）14 天内发现 3 例或以上流脑病例；或在 1 个区（县）1 个月内发现 5 例或以上流脑病例为聚集性疫情。

#### 3.1.3 突发公共卫生事件

同一学校、幼儿园、自然村寨、社区、建筑工地等集体单位 3 天内发生 3 例及以上流脑病例，或者有 2 例及以上死亡时，为突发公共卫生事件。

### 3.2 疫情报告

#### 3.2.1 散发疫情

传染病疫情责任报告单位、责任报告人，在 24 小时内网络直报，未实行网络直报的责任报告单位应在 24 小时内寄出传染病报告卡。

#### 3.2.2 聚集性疫情

传染病法定责任报告单位和责任疫情报告人发现聚集性疫情后，应在 2 小时内以电话方式逐级向上级疾病预防控制中心和同级卫生行政部门报告。

### 3.2.3　突发公共卫生事件

区（县）卫生行政部门核实并认定发生突发公共卫生事件后，区（县）疾病预防控制中心应在 2 小时内以电话方式向市疾病预防控制中心报告，同时上报调查报告，并进行网络直报。市疾病预防控制中心接到报告后 2 小时内报告市卫生行政部门。

# 4　疫情调查处理

## 4.1　调查处理程序

### 4.1.1　散发疫情

北京市户口及发病前在北京居住 10 天以上的流动人口流脑病例，接报后 24 小时内，由现住址所属辖区（县）疾病预防控制中心、地段医院预防保健科共同做个案调查、疫源地处理；以区（县）为单位出现年度首例病例时，区（县）疾病预防控制中心应对患者所在地医疗机构开展病例搜索，必要时开展社区病例主动搜索；出现死亡病例时，市疾病预防控制中心人员应到现场调查核实。发病前在北京居住 10 天以下外地户籍住院流脑病例，由医院负责病例调查。医疗机构发现流脑病例和疑似病例时，要尽快采集患者脑脊液、血液、瘀点（斑）组织液标本，标本要尽可能在使用抗生素治疗前采集，及时送实验室检测。

区（县）疾病预防控制中心完成流行病学调查后 1 周内将病例及密切接触者信息输入流脑专病/单病监测信息管理系统，及时填写复访结果，死亡病例调查报告应在疫情处理结束后 3 天内上报市疾病预防控制中心。

### 4.1.2　聚集性疫情和突发公共卫生事件

发生聚集性疫情和突发公共卫生事件时，病例所属辖区（县）疾病预防控制中心和地段医院预防保健科接到报告后应立即到达现场，市疾病预防控制中心人员参与协同处理疫情，对患者居住地开展病例搜索和追踪观察，对患者发生地医疗机构开展主动搜索；区（县）疾病预防控制中心指导医疗机构开展日报告和零病例报告工作，如果最后 1 例病例发病 10 天后，没有出现续发疑似流脑病例可停止日报告、零病例监测和病例搜索工作；区（县）疾病预防控制中心要根据疫情发展情况确定监测范围和时限，开展主动监测，核查医疗机构门诊日志、入院记录，搜索疑似流脑病例，并于疫情处理结束后 3 天内写出调查报告。

## 4.2 疫情控制措施

### 4.2.1 隔离传染源

流脑病例应按照属地化原则就地隔离治疗，隔离期为自发病之日起 10 天，或症状消失后 3 天。要尽早采取规范治疗，避免或减少严重并发症。如果因病情严重需要转院治疗，必须采取隔离措施，用救护车转运患者。发生疫情的学校和托幼机构要在疾病预防控制中心指导下开展晨午检工作；发生疫情的工地和其他集体单位，要设立务工人员进出登记制度，防止疫情扩散。

### 4.2.2 切断传播途径

病例所在地段医院预防保健科人员负责对密切接触者的医学观察随访，密切接触者包括与患者同吃同住人员（如家庭成员）及处在同一个小环境中的人群（如托幼机构、学校里的同班者），医学观察 10 天（自最后接触之日算起），期间内活动不限制，但要告知其尽量减少与他人接触，一旦出现发病迹象（发热）立即就医，并根据流脑细菌耐药性监测结果对密切接触者进行预防性服药。

散发疫情的消毒由地段医院预防保健科负责指导；暴发疫情和突发公共卫生事件的首次消毒必须由区（县）疾病预防控制中心消毒专业人员现场指导，对社区、学校等疫源地和周围环境进行湿式清洁，必要时用 1%漂白粉澄清液或其他含氯制剂喷雾消毒，对物体表面可用适当浓度含氯制剂擦拭。定期开窗通风，每天开窗至少 3 次，每次不少于 10 分钟。

### 4.2.3 保护易感人群

当发生流脑流行时，市卫生局可依据《中华人民共和国传染病防治法》规定，以及流脑病例实验室诊断、人群免疫监测和菌群监测等结果，决定使用疫苗的种类并尽快组织对病例周围高危人群开展应急接种工作。

6～23 月龄儿童选择 A 群流脑多糖疫苗应急接种，或根据当地发病情况扩大接种年龄范围；满 2 岁及以上儿童、中小学生及其他高危人群选择 A+C 群流脑多糖疫苗应急接种，在 C 群流脑流行区可对 2 岁以下儿童接种。

### 4.2.4 开展健康教育

将流脑预防控制知识作为科普知识宣传的重要内容，纳入当地健康教育规划。利用预防接种日和其他公众聚会活动，组织开展多种形式的健康教育，向公众宣传消除流脑的策略和措施，使公众了解流脑的危害、传播途径与预防方法，鼓励其自觉接种疫苗。

# 5　标本的采集、运输和实验室检测

## 5.1　病原学标本

### 5.1.1　患者病原学标本

患者标本的采集由医院负责，分别采集两份脑脊液、血液标本，其中一份供自行检测用，另一份送区（县）疾病预防控制中心。标本采集和运送要求如下所述。

（1）脑脊液标本：无菌采集患者早期脑脊液标本>1ml，置灭菌带螺旋帽小试管中，室温保存，20～36℃条件下2小时内送区（县）疾病预防控制中心实验室进行脑膜炎奈瑟菌分离培养，7天内向市疾病预防控制中心上报检测结果，并将阳性菌株和培养阴性的标本上交市疾病预防控制中心。

市疾病预防控制中心对分离的菌株或培养阴性的标本在24小时内复核鉴定，对培养阴性的标本进行特异性核酸PCR检测，结果7天内反馈至区（县）疾病预防控制中心；阳性菌株7天内应完成耐药性检测，28天内将阳性菌株及标本送中国疾病预防控制中心实验室。

（2）急性期血液标本：采集患者急性期血液2ml加入含乙二胺四乙酸（EDTA）抗凝剂的灭菌小试管中，－20℃保存，区（县）疾病预防控制中心于2～8℃条件下24小时内送市疾病预防控制中心检测特异性核酸PCR，7天内将结果反馈区（县）疾病预防控制中心。

（3）瘀点、瘀斑标本：选患者皮肤上的新鲜瘀点（斑），消毒后用针头挑破，挤出组织液，直接涂抹在PV巧克力琼脂平板上，20～36℃条件下2小时内送区（县）疾病预防控制中心进行脑膜炎奈瑟菌分离培养，7天内向市疾病预防控制中心上报检测结果，并将阳性菌株和培养阴性的标本上交市疾病预防控制中心。

市疾病预防控制中心对分离的菌株或培养阴性的标本在24小时内复核鉴定，对培养阴性的标本进行特异性核酸PCR检测，结果7天内反馈至区（县）疾病预防控制中心；阳性菌株7天内应完成耐药性检测，28天内将阳性菌株及标本送中国疾病预防控制中心实验室。

（4）病例血清学标本：采集流脑病例急性期和恢复期血标本各1份，间隔4周。每份采全血2ml，2～8℃保存，24小时内分离血清，血清量不少于700$\mu$l，－20℃冻存。双份血清标本于采集完成后24小时内在冷藏条件下送市疾病预防控制中心检测流脑特异性抗体，市疾病预防控制中心检测完成后7天内将结果反馈区（县）疾病预防控制中心。住院患者的标本由医院采集，未住院患者的标本由区（县）疾病预防控制中心采集。

### 5.1.2 密切接触者病原学标本

应在预防性服药前采集病例密切接触者咽拭子标本，标本采集后直接涂抹在PV巧克力琼脂平板上，20～36℃条件下尽快送区（县）疾病预防控制中心进行分离培养，并于7天内向市疾病预防控制中心上报检测结果，24小时内将阳性菌株送市疾病预防控制中心进行分群鉴定，市疾病预防控制中心完成检测后7天内将结果反馈区（县）疾病预防控制中心。

## 6 资料管理

（1）个案调查表、聚集性疫情和突发公共卫生事件相关资料报告要求见“4 疫情调查处理”。

（2）数据分析：充分利用资料撰写暴发疫情调查总结、年终总结、阶段性疫情简报及其他临时性总结。

## 7 其他相关监测

按《北京市免疫预防血清学与疫苗滴度监测规范》进行流脑疫苗基础免疫成功率监测和健康人群流脑抗体水平监测。根据情况进行健康人群病原学监测，方案另行制定。

## 8 评价指标

（1）医疗机构病例及时报告率100％。

（2）年度首例病例区（县）疾病预防控制中心开展主动搜索率100％。

（3）首例病例区（县）疾病预防控制中心调查率100％。

（4）死亡病例市疾病预防控制中心现场调查核实率100％。

（5）聚集性病例市疾病预防控制中心现场调查率100％。

（6）病例脑脊液或血液标本采集率≥90％。

（7）脑膜炎奈瑟菌培养阴性标本PCR检测率≥90％。

（8）区（县）疾病预防控制中心24小时标本送达市疾病预防控制中心比例≥80％。

（9）区（县）、市疾病预防控制中心收到标本7天内完成检测、反馈率≥80％。

（10）市疾控中心收到菌株药物敏感性 7 天内完成检测、反馈率≥80％。

（11）市疾病预防控制中心实验室分离菌株后 28 天内送达国家实验室率≥80％。

（12）以区（县）为单位流脑疫苗基础免疫和加强免疫合格接种率≥90％。

## 表 8-1　流行性脑脊髓膜炎疑似病例流行病学个案调查表

病例编号：____________________　□□□□□□□□□□□□□

调查单位：____________________

病例调查者：____________　调查日期：____年__月__日　□□□□/□□/□□

标本采集者：____________　采集日期：____年__月__日　□□□□/□□/□□

实验室结果填报人：____________　填报日期：____年__月__日　□□□□/□□/□□

### 一、基本情况

1. 患者姓名：____________________

2. 性别：　①男　②女　□

3. 出生日期：____年____月____日　□□□□/□□/□□

4. 如无出生日期，年龄：____岁____月　□□□

5. 职业：①儿童　②学生　③职工　④民工　⑤农民　⑥个体　⑦其他　□

　如果是民工，那么①建筑　②保安　③服务员　④工人　⑤其他　□

6. 户籍地：____________________________________

7. 家庭现住址：__________省__________地（市）__________县（区）__________乡（镇、街道）__________村（居委会）

　工作单位：____________________

　是否是外来人口：①是　②否　□

　　如果是，来京日期为：____年____月____日　□□□□/□□/□□

8. 居住情况：①散居　②集体（托幼机构、学校、工地）　③其他　④不详　□

9. 家长姓名：____________________　联系电话：____________________

10. 报告单位：____________________　报告日期：____年__月__日　□□□□/□□/□□

11. 发病地点：____________________　发病日期：____年__月__日　□□□□/□□/□□

12. 初诊医院：____________________　初诊日期：____年__月__日　□□□□/□□/□□

13. 收治医院：____________________　住院日期：____年__月__日　□□□□/□□/□□

14. 诊断医院：____________________　诊断日期：____年__月__日　□□□□/□□/□□

　共就诊次数：__________次　□

15. 出院日期：________年____月____日　□□□□/□□/□□

16. 病例转归：①痊愈　②死亡　③后遗症　④不详　□

　如死亡，死亡日期：____年__月__日　□□□□/□□/□□

　如有后遗症，名称：______________________________

17. 流脑疫苗免疫史：①无　②有　③不详　□

　17.1　如有，接种次数：________次　⑨不详　□□

　17.2　接种依据：　①接种卡　②接种证　③回忆　□

　17.3　A 群多糖疫苗接种时间：第一针：____年__月__日　□□□□/□□/□□

　　　　　　　　　　　　　　第二针：____年__月__日　□□□□/□□/□□

　　　　　　　　　　　　　　第三针：____年__月__日　□□□□/□□/□□

　17.4　A+C 群多糖疫苗接种时间：第一针：____年__月__日　□□□□/□□/□□

　　　　　　　　　　　　　　　第二针：____年__月__日　□□□□/□□/□□

　17.5　如无疫苗接种史，未种原因：①不知道要接种　②不知道接种地点

③接种费用高　④接到通知未去接种　⑤其他　⑨不详 □

18. 病前 10 天内外出史：　①有　②无　③不详 □

如有，详细地址：____________________

返京日期：____年__月__日 □□□□/□□/□□

18.1　发病地点近期是否有同类（流脑）患者：①有　②无　③不详 □

18.2　发病前一周与同类（流脑）患者接触史：①有　②无　③不详 □

18.3　如有接触，接触方式：①同住　②陪护　③同校　④同单位　⑤其他 □

开始接触日期：____年__月__日 □□□□/□□/□□

18.4　家庭内同类（流脑）患者：①有　②无　③不详 □

18.5　如周边（同宿舍、同班、同校）有同类（流脑）患者，根据情况填写下表：

| 患者姓名 | 性别 | 年龄 | 与患者的关系 | 发病情况 |
|---|---|---|---|---|
| | | | | |
| | | | | |
| | | | | |

## 二、临床表现

1. 主要症状

1.1　起病：　①急　②缓　③不详 □

1.2　发热：　①有　②无　③不详 □

1.3　上呼吸道感染症状：　①有　②无　③不详 □

1.4　头痛：　①剧烈　②轻微　③无　④不详 □

1.5　恶心：　①有　②否　③不详 □

1.6　呕吐：　①有　②否　③不详 □

1.7　抽风：　①有　②否　③不详 □

1.8　惊厥：　①有　②否　③不详 □

1.9　神志：　①清楚　②嗜睡　③烦躁　④昏迷　⑤不详 □

1.10　其他症状：______________________________

2. 主要体征

2.1　体温：__________℃

2.2　面部、唇周色泽：　①苍白　②发绀　③正常 □

2.3　皮肤出血点：　①较多　②较少　③无　④不详 □

2.4　如有，其部位是：　①四肢　②躯干　③其他____ □

2.5　皮肤瘀点、瘀斑：　①较多　②较少　③无　④不详 □

2.6　颈项强直：　①有　②否　③不详 □

2.7　意识障碍：　①有　②无　③不详 □

2.8　角弓反张：　①有　②无　③不详 □

2.9　前囟隆起：　①有　②无　③不详 □

2.10　克氏征：　①有　②无　③不详 □

2.11 布氏征： ①有 ②无 ③不详 □

2.12 其他体征：________________

3. 诊疗情况

3.1 患者隔离： ①有 ②无 ③不详 □

3.2 隔离地点： ①医院 ②在家 ③其他________ □

3.3 使用抗生素类药物： ①有 ②无 ③不详 □

3.4 使用药物名称：________________

3.5 使用效果： ①有效 ②效果不明显 ③无效 □

3.6 转归：①痊愈 ②好转 ③未好转 ④恶化 ⑤死亡 □

**三、实验室检验结果**

1. 血常规 ①有 ②无 □

1.1 标本采集日期：____年__月__日 □□□□/□□/□□

检验日期：____年__月__日 □□□□/□□/□□

1.2 血液中白细胞总数________$\times 10^9$个/L（正常值$4\times 10^9\sim 10\times 10^9$个/L）

1.3 中性粒细胞_______%（正常值50%～75%，供参考）

2. 脑脊液常规 ①有 ②无 □

2.1 标本采集日期：____年__月__日 □□□□/□□/□□

2.2 检验日期：____年__月__日 □□□□/□□/□□

2.3 外观： ①清晰 ②微混 ③混浊 □

2.4 蛋白质__ g/l（正常值0.15～0.45g/L或15～45mg/dl）：

①正常 ②增高 □

2.5 白细胞__个/μl（正常值0～15个/μl）：

①正常 ②增多 □

2.6 葡萄糖__ mmol/L（正常值45～80mg/dl或2.5～4.5mmol/L）：

①正常 ②增多 □

2.7 氯化物__ mmol/L（正常值119～127mmol/l或700～760mg/dl）：

①正常 ②减少 ③增高 □

3. 病原培养 ①有 ②无 □

3.1 脑脊液： ①有 ②无 □

送检日期：____年__月__日 □□□□/□□/□□

3.1.1 Nm涂片结果： ①阳性 血清群____ ②阴性 ③未查 □

3.1.2 Nm培养结果： ①阳性 血清群____ ②阴性 ③未查 □

3.1.3 Nm特异抗原检查： ①阳性 血清群____ ②阴性 ③未查 □

3.1.4 Nm特异DNA PCR： ①阳性 血清群____ ②阴性 ③未查 □

3.2 血液或出血点： ①有 ②无 □

3.2.1 标本采集日期：____年__月__日 □□□□/□□/□□

送检日期：____年__月__日 □□□□/□□/□□

3.2.2 Nm培养结果： ①阳性 血清群____ ②阴性 ③未查 □

3.2.3　Nm 特异抗原检查：　①阳性 血清群____　②阴性　③未查　□

3.2.4　Nm 特异 DNA 检查：　①阳性 血清群____　②阴性　③未查　□

3.3　尿液：　①有　②无　□

3.3.1　标本采集日期：____年__月__日　□□□□/□□/□□

送检日期：____年__月__日　□□□□/□□/□□

3.3.2　Nm 特异抗原检查：　①阳性 血清群____　②阴性　③未查　□

3.3.3　Nm 特异 DNA PCR：　①阳性 血清群____　②阴性　③未查　□

4. 血清学检测

4.1　第一份血清：　①有　②无　□

4.1.1　标本采集日期：____年__月__日　□□□□/□□/□□

送检日期：____年__月__日　□□□□/□□/□□

4.1.2　Nm 特异抗体滴度 1∶X：________

抗体检测方法：____________________

4.1.3　血清分群：　①A 群　②C 群　③ B 群　④其他群　⑤阴性　□

4.2　第二份血清：　①有　②无　□

4.2.1　标本采集日期：____年__月__日　□□□□/□□/□□

送检日期：____年__月__日　□□□□/□□/□□

4.2.2　Nm 特异抗体滴度 1∶X ________

抗体检测方法：____________________

4.2.3　血清分群：①A 群　②C 群　③B 群　④其他群　⑤阴性　□

5. 药敏结果　①有　②无　□

5.1　A 群敏感药品：　①________②________③________④________⑤________

5.2　C 群敏感药品：　①________②________③________④________⑤________

**四、病例分类**

最终病例诊断结果：　①疑似　②临床诊断　③实验室确诊　④排除　□

如果不是排除病例，最终血清分群：　①A 群　②C 群　③B 群　④其他群　⑤不详　□

**五、与该病例密切接触者的调查登记表**

| 姓名 | 性别 | 年龄 | 职业 | 住址 | 与该病例接触情况 | | | MPV 接种史 | 咽拭子标本 | | | |
|---|---|---|---|---|---|---|---|---|---|---|---|---|
| | | | | | 同住 | 同单位 | 邻居 | | 采集日期 | 送检日期 | 病原培养 | 病原鉴定 |
| | | | | | | | | | | | | |
| | | | | | | | | | | | | |
| | | | | | | | | | | | | |
| | | | | | | | | | | | | |
| | | | | | | | | | | | | |

**六、措施**

1. 是否对周围人群预防性投药：　①是　②否　□□

2. 药品名称：________________________________

3. 服药人数：________　□□□□人

4. 是否应急接种：　①是　②否　□

5. 疫苗种类：____________________

6. 接种人数：____________________　□□□□人

本表上报日期：________年______月______日　□□□□/□□/□□

填表说明

1. 请您用圆珠笔或钢笔填写。

2. 凡是数字都填写阿拉伯数字，如 0、1、2、3……。

3. 请将所选择答案的序号写在题后的“□”内。

4. 病例编号：共 11 位，前 6 位为县级国标码，7 位、8 位为病例发病年份，9～11 位为县级单位的病例顺序编号。将编码依次填写在相应栏内。0 0 1 表示第 1 例病例。

5. 调查日期：所有日期需填写到日，填写公历时间，如入院时间为□□□□□□□□；时间不详，则不填写，以下相同。

6. 第 12 项中初诊单位如果是正规医院，应详细填写医院名称，如果是个体诊所，应注明详细地址。

# 第9章　北京市流行性乙型脑炎监测方案

流行性乙型脑炎（简称乙脑），是由乙脑病毒引起的以脑实质炎症为主要病变的急性传染病，为乙类法定报告传染病。乙脑属于人畜共患的自然疫源性疾病，主要经蚊媒传播，猪为主要的传染源。此病多在夏季、秋季流行，临床上以高热、意识障碍、抽搐、病理反射及脑膜刺激征为特征，病死率和致残率较高，常有不同程度的后遗症。为及时发现和掌握疫情动态，科学地预测、预警乙脑发病趋势，1993～2004年北京市按照《流行性脑脊髓膜炎管理常规》开展乙脑监测控制工作，2005年制定了《北京市流行性乙型脑炎监测方案》，2006年卫生部下发《全国流行性乙型脑炎监测方案》，2007年北京市修订《北京市流行性乙型脑炎监测方案》，进一步提高乙脑控制水平。

## 1　监测目的

（1）掌握北京市乙脑流行病学特征，了解疫情趋势。

（2）掌握乙脑疫苗接种情况和人群免疫水平。

（3）及时发现乙脑疫情，采取有效防治措施，控制疫情蔓延，降低发病率。

## 2　病例定义与分类

### 2.1　疑似病例

疑似病例是指蚊虫叮咬季节在乙脑流行地区居住或于发病前25天内曾到过乙脑流行地区，急性起病，发热、头痛、呕吐、嗜睡，有不同程度的意识障碍症状和体征的病例。

### 2.2　临床诊断病例

临床诊断病例是指疑似病例伴有下列情况者。

脑脊液压力增高，呈非化脓性炎症改变（外观清亮；蛋白质含量轻度增高；糖与氯化物正常；白细胞数增高，多为$50\times10^6$～$500\times10^6$个/L；早期以多核细胞为主，后期以单核细胞为主）。

### 2.3 实验室确诊病例

实验室确诊病例是指疑似病例或临床诊断病例伴有下列情况之一者。

（1）1个月内未接种过乙脑疫苗，血或脑脊液中抗乙脑病毒IgM抗体阳性。

（2）恢复期血清中抗乙脑病毒IgG抗体或中和抗体滴度比急性期有4倍及以上升高，或急性期乙脑病毒IgG抗体阴性，恢复期阳性。

（3）脑脊液、脑组织、血清分离乙脑病毒阳性或检测到乙脑病毒抗原/基因。

### 2.4 排除病例

脑脊液呈非病毒性脑炎表现，或血清学实验阴性，或能够证实为其他疾病的疑似病例应排除乙脑诊断。

## 3 疫情报告

### 3.1 疫情分类

#### 3.1.1 散发疫情

小范围内出现的散在病例、各病例间发病时间和地点无明显联系，属于散发疫情。

#### 3.1.2 暴发疫情

行政村（居委会）、集体用工单位等21天内出现2例及以上乙脑病例，称为乙脑暴发疫情。

#### 3.1.3 突发公共卫生事件

在1周内，同一乡镇、街道等发生5例及以上乙脑病例，或者死亡1例及以上时，或发生本区（县）近5年内从未报告过的乙脑病例，为突发公共卫生事件。

### 3.2 疫情报告

#### 3.2.1 散发疫情

传染病疫情责任报告单位、责任报告人于24小时内进行网络直报，未实行网络直报的责任报告单位应在24小时内寄出传染病报告卡。

#### 3.2.2 暴发疫情

传染病法定责任报告单位和责任疫情报告人发现暴发疫情后，应在2小时内以电话方式逐级向上级疾病预防控制中心和同级卫生行政部门报告。

#### 3.2.3　突发公共卫生事件

区（县）疾病预防控制中心应在 2 小时内以电话方式向市疾病预防控制中心报告，同时网络直报，上报调查报告，市疾病预防控制中心接到报告后 2 小时内报告市卫生行政部门。

## 4　疫情调查处理

### 4.1　调查处理程序

#### 4.1.1　散发疫情

区（县）疾病预防控制中心人员接到报告后 24 小时内到达现场调查处理，采集患者标本，填写“流行性乙型脑炎疑似病例流行病学个案调查表”（表 9-1），各区（县）疾病预防控制中心负责管理病例调查表，并将调查表的数据录入乙脑专病/单病信息管理报告系统，及时传输，6 个月后完成病例随访调查，并将流行病学调查信息补充完整。

#### 4.1.2　暴发和突发公共卫生事件

发生暴发和突发公共卫生事件时，病例住址所属辖区的区（县）疾病预防控制中心和地段医院预防保健科接到报告后应立即到达现场，市疾病预防控制中心应协助或参与疫情处理。各级疾病预防控制中心应同时向本级卫生行政部门报告。区（县）疾病预防控制中心在暴发和突发公共卫生事件处理完毕后 3 天内写出调查报告。

### 4.2　疫情控制措施

#### 4.2.1　隔离传染源

患者进行隔离治疗，做到室内无蚊虫，体温正常可解除隔离。

#### 4.2.2　切断传播途径

对病家周围 50m 范围内居室进行彻底的药物灭蚊。牲畜棚迁离蚊虫滋生地及人群居住区，并做好畜圈的清洁卫生工作，定期喷洒灭蚊药物。消除蚊虫滋生地，居室内采取驱蚊、防蚊措施。

散发疫情的消毒由地段医院预防保健科负责指导；暴发疫情和突发公共卫生

事件的首次消毒必须由区（县）疾病预防控制中心消毒专业人员现场指导。

#### 4.2.3　保护易感人群

疫情发生地1公里①范围内，学龄前儿童进行乙脑疫苗查漏补种工作。鉴于北京市多数健康成人体内有自然感染乙脑后产生的抗体，一般情况下不必采取应急接种措施。

区（县）疾病预防控制中心应对病例所在地医疗机构开展病例搜索，必要时开展社区病例主动搜索，并记录搜索情况。

#### 4.2.4　健康教育

开展乙脑防病知识的宣传，提高群众自我保护意识，特别是提高群众对疫苗接种、防蚊灭蚊预防乙脑重要性的认识。

## 5　标本采集、运输和实验室检测

按照卫生部《人间传染的病原微生物名录》，乙脑病毒危害程度为第三类，标本运输和检测工作要严格遵守《病原微生物实验室生物安全管理条例》和《可感染人类的高致病性病原微生物菌（毒）种或样本运输管理规定》，检测标本送检应同时上交“高致病性菌毒种样本准运证”。

### 5.1　急性期血清标本

采集患者、可疑患者急性期（发病14天内）血标本2～4ml，2～8℃保存，24小时内分离血清（血清不少于0.5ml），血清于－20℃保存，采集后3天内在冷藏条件下送市疾病预防控制中心实验室，检测乙脑特异性IgM抗体，实验室收到标本后2个工作日内报告结果。如果IgM抗体检测结果阴性，需要用PCR方法检测乙脑病毒RNA特异性片段。

### 5.2　脑脊液标本

采集患者、可疑患者急性期脑脊液标本（发病7天内）1～2ml，－20℃保存，采集后3天内在冷藏条件下送市疾病预防控制中心实验室（如果2～8℃保存，需24小时内送检），检测乙脑特异性IgM抗体，实验室收到标本后2个工作日内报告结果。如果IgM抗体检测结果阴性，用PCR方法检测乙脑病毒RNA特异性片段。

---

① 1公里=1km，后同

### 5.3　恢复期血标本

如果急性期血清、脑脊液中乙脑特异性 IgM 抗体和乙脑病毒 RNA 特异性片段检测结果阴性，需在发病 3～4 周采集恢复期血清标本送检，测定乙脑中和抗体、血凝抑制抗体或其他特异性抗体。实验室收到标本后 28 天内报告结果。市疾病预防控制中心在完成检测后 28 天内将阳性分离物和检测阴性标本及送检表，送至中国疾病预防控制中心。

## 6　资料管理

（1）个案调查表、暴发疫情和突发公共卫生事件相关资料报告要求见“4 疫情调查处理”。

（2）数据分析：充分利用资料撰写疫情分析总结。

## 7　其他监测

按《北京市常规免疫接种监测方案》进行乙脑疫苗接种率监测和上报，按《北京市免疫预防血清学与疫苗滴度监测规范》进行乙脑疫苗基础免疫成功率监测和健康人群乙脑抗体水平监测。根据情况开展猪乙脑自然感染率、蚊虫病毒带毒率监测。

## 8　评价指标

（1）医疗机构病例报告率 100%。

（2）疑似病例报告及时率≥90%。

（3）医疗机构出院病例转归情况报告率 100%。

（4）在接报 24 小时内病例调查及时率 100%。

（5）以区（县）为单位，血清标本采集后 3 天内送检率≥90%。

（6）市疾病预防控制中心实验室分离毒株后 28 天内送达国家实验室及时率≥80%。

（7）病例脑脊液或血液标本采集率≥80%。

（8）血清标本送检后 2 个工作日内 IgM 抗体检测结果反馈及时率 100%。

（9）以区（县）为单位，乙脑疫苗基础和加强免疫接种率≥90%。

## 表 9-1 流行性乙型脑炎疑似病例流行病学个案调查表

病例编码□□□□□□□□□□□□□□

### 一、一般情况

1.1 传染病报告卡卡片编号：

1.2 身份证号：□□□□□□□□□□□□□□□□□□□□

1.3 报告日期：20__年__月__日 □□□□/□□/□□

1.3.1 报告单位：____________________

1.4 调查日期：20__年__月__日 □□□□/□□/□□

1.4.1 调查单位：____________________

1.4.2 调查人：____________________

1.5 患者姓名：____________________

1.6 性别：①男 ②女 □

1.7 出生日期：____年____月____日 □□□□/□□/□□

1.7.1 如出生日期不详，实足年龄：__年龄单位：□岁□月□天 □□□

1.8 患者属于：

①本县区 ②本市其他县区 ③本市其他地市 ④外省 ⑤港澳台 ⑥外籍 □

1.8.1 患者是否为外来人口： ①是 ②否 □

1.8.2 如果为外来人口，来京日期为： □□□□/□□/□□

1.9 患者职业：

①幼托儿童 ②散居儿童 ③学生（大、中、小学） ④教师 ⑤保育员及保姆 ⑥餐饮食品业 ⑦商业服务 ⑧医务人员 ⑨工人 ⑩民工 ⑪农民 ⑫牧民 ⑬渔（船）民 ⑭干部职员 ⑮离退人员 ⑯家务及待业 ⑰其他 ⑱不详 □

1.10 居住情况：①散居 ②集体（托幼机构、学校、工地） ③流动人口 ④其他 ⑤不详 □

1.11 户籍地：

①本县区户口 ②本市其他区（县）户口 ③外省户口 □

1.11.1 若是非本县区户口，本县居住时间： □

①<25 天 ②≥25 天，<3 个月 ③3～11 个月 ④≥1 年

1.11.2 发病前 25 天内外出情况及外出范围： □

①到本市其他区（县） ②到外省（标明）______ ③本市+外省 ④无外出史

1.12 联系人：________ 联系电话：

1.13 家庭现住址：__________省__________地（市）__________县（区）__________乡（镇、街道）__________村（居委会）__________（门牌号）

### 二、发病情况

2.1 发病日期：

20__年__月__日（病原携带者填初检日期或就诊时间） □□□□/□□/□□

2.2 就诊日期：20__年__月__日 □□□□/□□/□□

2.3 发病地点：______________________________

2.4　病例报告单位：

2.5　病例报告单位级别：①村级　②乡（镇）级　③县（区）级　④市（地）级　⑤省级　⑥其他　□

2.6　住院日期：20 __年__月__日　□□□□/□□/□□

2.7　入院诊断：　□

①疑似病例　②临床诊断病例　③实验室确诊病例　④其他

2.8　临床诊断日期：20 __年__月__日　□□□□/□□/□□

2.9　临床分型：①轻型　②中型　③重型　④极重型　□

2.10　出院日期：20 __年__月__日　□□□□/□□/□□

2.11　死亡日期：20 __年__月__日　□□□□/□□/□□

2.12　出院诊断：　□

①临床诊断病例　②实验室诊断病例　③排除病例　④未定　⑤其他

**三、临床表现**

3.1　临床症状

3.1.1　起病急：　①是　②否　⑨不详　□

3.1.2　发热：　①有　②无　⑨不详　□

3.1.2.1　如有发热：　①<39℃　②39～40℃　③>40℃　□

3.1.3　头痛：　①剧烈　②轻微　③无　④年龄小，难以判断　⑨不详　□

3.1.4　头晕：　①有　②无　③年龄小，难以判断　⑨不详　□

3.1.5　腹痛：　①有　②无　③年龄小，难以判断　⑨不详　□

3.1.6　腹泻：　①有　②无　⑨不详　□

3.1.7　恶心：　①有　②无　③年龄小，难以判断　⑨不详　□

3.1.8　呕吐：　①有　②无　⑨不详　□

3.1.8.1　如有呕吐，喷射性呕吐：　①有　②无　⑨不详　□

3.1.9　精神萎靡：　①有　②无　⑨不详　□

3.1.10　易激惹：　①有　②无　⑨不详　□

3.1.11　嗜睡：　①有　②无　⑨不详　□

3.1.12　烦躁：　①有　②无　⑨不详　□

3.1.13　惊厥：　①有　②无　⑨不详　□

3.1.14　意识障碍：　①有　②无　⑨不详　□

3.1.15　抽搐：　①局部肌肉小抽搐　②反复抽搐　③反复或持续性强烈抽搐　④无　⑨不详　□

3.1.16　呼吸衰竭：　①有　②无　⑨不详　□

3.1.17　循环衰竭：　①有　②无　⑨不详　□

3.2　临床体征

3.2.1　血压改变：　①升高　②降低　③正常　⑨不详　□

3.2.2　呼吸节律改变：　①有　②无　⑨不详　□

3.2.3　瞳孔大小改变：　①有　②无　⑨不详　□

3.2.4 脑膜刺激征： ①有 ②无 ⑨不详 □

3.2.5 前囟膨隆： ①有 ②无 ⑨不详 □

3.2.6 腹壁反射： ①有 ②无 ⑨不详 □

3.2.7 提睾反射： ①有 ②无 ⑨不详 □

3.2.8 病理反射：

3.2.8.1 肌张力增强： ①有 ②无 ⑨不详 □

3.2.8.2 巴宾斯基征： ①有 ②无 ⑨不详 □

3.3 并发症

3.3.1 支气管肺炎： ①有 ②无 ⑨不详 □

3.3.2 肺不张： ①有 ②无 ⑨不详 □

3.3.3 败血症： ①有 ②无 ⑨不详 □

3.3.4 胃肠道出血： ①有 ②无 ⑨不详 □

3.3.5 尿路感染： ①有 ②无 ⑨不详 □

3.3.6 其他（请注明）：

**四、乙脑疫苗免疫史**

4.1 乙脑疫苗接种史： ①有 ②无 ⑨不详 □

4.2 接种依据： ①接种证 ②接种卡 ③家长回忆 ④其他 □

4.3 若接种，则疫苗种类： ①减毒活疫苗 ②灭活疫苗 ③二者皆有 ⑨不详 □

4.4 若接种过乙脑疫苗，则接种次数： □

①1 次 ②2 次 ③3 次 ④4 次 ⑤5 次 ⑥≥6 次 ⑨不详

4.5 乙脑疫苗接种时间：

4.5.1 乙脑灭活疫苗：

a. 第 1 次接种时间：____年____月____日 □□□□/□□/□□

b. 第 2 次接种时间：____年____月____日 □□□□/□□/□□

c. 第 3 次接种时间：____年____月____日 □□□□/□□/□□

d. 第 4 次接种时间：____年____月____日 □□□□/□□/□□

e. 最后 1 次接种时间：____年____月____日 □□□□/□□/□□

4.5.2 乙脑减毒活疫苗：

a. 第 1 次接种时间：____年____月____日 □□□□/□□/□□

b. 第 2 次接种时间：____年____月____日 □□□□/□□/□□

c. 第 3 次接种时间：____年____月____日 □□□□/□□/□□

d. 最后 1 次接种时间：____年____月____日 □□□□/□□/□□

4.5.3 未接种或未全程接种的主要原因： □

①未接到通知 ②因病未种 ③无接种人员 ④家长拒绝 ⑤经济原因

⑥<8 个月 ⑦未到全程免疫时间 ⑧其他

**五、实验室常规及辅助检查**

5.1 血清检测：

5.1.1 医院实验室检测用血清： ①采集 ②未采集 □

5.1.1.1　采集时间：20 ____年____月____日　□□□□/□□/□□

5.1.1.2　报告结果时间：20 ____年____月____日　□□□□/□□/□□

5.1.1.3　白细胞计数（$\times 10^9$ 个 /L）：________　□□. □□

5.1.1.4　中性粒细胞比例（%）：________　□□. □□

5.1.1.5　实验室检测方法：　□

①酶联免疫吸附试验　②血凝抑制试验　③反向血凝抑制试验　④间接荧光试验
⑤抗体中和试验

5.1.1.6　乙脑特异性抗体 IgM：①阴性　②阳性　③可疑　④未做此项检查　□

5.1.1.7　乙脑特异性抗体 IgG：①阴性　②阳性　③可疑　④未做此项检查　□

5.1.1.7.1　乙脑特异性 IgG 的效价 1：________　□□□□

5.1.2　疾病预防控制机构检测用第 1 份血清：　①采集　②未采集　□

5.1.2.1　采集时间：20 ____年____月____日　□□□□/□□/□□
（可与 5.1.1.1 项相同）

5.1.2.2　报告结果时间：20 ____年____月____日　□□□□/□□/□□

5.1.2.3　实验室检测方法：　□

①酶联免疫吸附试验　②血凝抑制试验　③反向血凝抑制试验　④间接荧光试验
⑤抗体中和试验

5.1.2.4　乙脑特异性抗体 IgM：①阴性　②阳性　③可疑　④未检测　□

5.1.2.5　乙脑特异性抗体 IgG：①阴性　②阳性　③可疑　④未检测　□

5.1.2.5.1　乙脑特异性 IgG 的效价：1：________　□□□□

5.1.3　疾病预防控制机构检测用第 2 份血清：①采集　②未采集　□

5.1.3.1　采集时间：20 ____年____月____日　□□□□/□□/□□

5.1.3.2　报告结果时间：20 ____年____月____日　□□□□/□□/□□

5.1.3.3　实验室检测方法：　□

①酶联免疫吸附试验　②血凝抑制试验　③反向血凝抑制试验　④间接荧光试验
⑤抗体中和试验

5.1.3.4　乙脑特异性抗体 IgM：①阴性　②阳性　③可疑　④未检测　□

5.1.3.5　乙脑特异性抗体 IgG：①阴性　②阳性　③可疑　④未检测　□

5.1.3.5.1　乙脑特异性 IgG 的效价：1：________　□□□□

5.2　脑脊液检测：　①采集　②未采集　□

5.2.1　采集时间：20 ____年____月____日　□□□□/□□/□□

5.2.2　报告结果时间：20 ____年____月____日　□□□□/□□/□□

5.2.3　物理检测：①无色透明　②血性　③米汤样混浊　④微混　⑤其他　□

5.2.4　生化检测：

5.2.4.1　细胞数（正常值 0～15 个/μl）：____________________　□□□

5.2.4.2　蛋白质（正常值<0.45g/L）：____________________　□. □□

5.2.4.3　糖（mmol/l）：①正常　②减少　③增高　□

5.2.4.3.1　糖检测值：____________________ mmol/l　□. □□

5.2.4.4 氯化物（mmol/l）：①正常 ②减少 ③增高 □

5.2.4.4.1 氯化物检测值：________ mmol/l □□□

5.2.4.5 乙脑特异性抗体 IgM：①阴性 ②阳性 ③可疑 ④未检测 □

5.3 病毒分离： ①开展 ②未开展 □

5.3.1 病毒分离标本： ①脑脊液 ②第 1 份血液标本 ③第 2 份血液标本 □

5.3.2 病毒分离时间：20____年____月____日 □□□□/□□/□□

5.3.3 病毒分离结果：①阴性 ②阳性 □

5.3.4 病毒鉴定结果：①Ⅰ ②Ⅱ ③Ⅲ ④Ⅳ ⑨待定 □

5.3.5 聚合酶链反应（PCR）结果：________ ①阴性 ②阳性 ③未检测 □

**六、结论**

6.1 最终病例分类： ①临床诊断 ②实验室确诊 ③疑似 ④排除病例 ⑤未定 □

6.1.1 如果为排除病例，依据为： □

①腮腺炎病毒性脑炎 ②柯萨奇病毒性脑炎 ③单纯疱疹性病毒性脑炎

④急性播散性脑脊髓膜炎 ⑤其他

6.2 病例疫情： ①散发 ②暴发 □

被调查人（与患者的关系）：

调查人：

调查单位：

---

（以下各项随访时填写）

**七、随访结果**

7.1 随访调查日期：20 __年__月__日 □□□□/□□/□□

7.2 病情转归： ①痊愈 ②好转 ③有后遗症 ④死亡 ⑤其他 □

7.2.1 意识障碍： ①嗜睡 ②意识模糊 ③昏睡 ④昏迷 ⑤无 □

7.2.2 语言迟钝： ①有 ②无 ③年龄小，不能判断 ⑨不详 □

7.2.3 失语： ①有 ②无 ③年龄小，不能判断 ⑨不详 □

7.2.4 痴呆： ①有 ②无 ⑨不详 □

7.2.5 瘫痪： ①有 ②无 ⑨不详 □

7.2.6 扭转性痉挛： ①有 ②无 ⑨不详 □

7.2.7 记忆力及理解减退： ①有 ②无 ③年龄小，不能判断 ⑨不详 □

7.2.8 耳聋： ①有 ②无 ⑨不详 □

7.2.9 癫痫： ①有 ②无 ⑨不详 □

7.2.10 吞咽困难： ①有 ②无 ⑨不详 □

7.2.11 视神经萎缩： ①有 ②无 ⑨不详 □

7.2.12 流涎： ①有 ②无 ⑨不详 □

7.2.13 精神失常： ①有 ②无 ⑨不详 □

7.2.14 其他：

7.3　死亡原因：　①呼吸衰竭　②循环衰竭　③昏迷　④抽搐　⑤休克　□
⑥电解质紊乱　⑦其他

7.4　随访调查方式：　□

①调查住院患者　②入户调查患者　③未见到患者，询问家人　④电话询问家人　⑤其他

调查人：

## 流行性乙型脑炎疑似病例流行病学个案调查表填表说明

1. 请将所选择答案的序号写在题后的“□”内。

2. 凡是数字，均填写阿拉伯数字，如0、1、2、3……。

3. 省、市、县国标码：为6位国标码（行政区划代码），前2位代表省，中间2位代表市，后2位代表县，该编码由县级疾病预防控制机构统一填写，如吉林省为[2][2][0][1][0][0]。

4. 病例编号：共11位，前6位为县级国标码，7位、8位表示病例发病年份，9～11位为县级单位的病例顺序编号。将编码依次填写在相应栏内。[0][0][1]表示第1例病例。

5. 所有日期需填写到日，填写公历时间。例如，入院时间为2004年5月5日，则在相应的栏目中填写[2][0][0][4] 0 [5][0][5]；时间不详，则填写[9][9][9][9][9][9][9][9]，以下相同。

6. 报告日期：为县级疾病预防控制机构/乡卫生院防保科负责调查人员以任何形式（书面、电话或口头）收到病例报告的日期。

7. 出生日期：如果出生日期为阴历，则应转换为公历日期。如果出生日期不详，则填写年龄或月龄。

8. 职业：如果选择职业为①～⑨，则在填写时加0，如①填写[0][1]。

9. 病情转归一项中，“不详”指调查时失访病例。

10. 最后一次接种时间：指发病前最后一次接种乙脑疫苗的日期。

11. 2.5项中初诊单位如果是正规医院，应详细填写医院名称，如果是个体诊所，应注明详细地址。

12. 临床分型。

轻型：发热，体温一般＜39℃；头痛、呕吐、精神萎靡、神志清楚、无抽搐，病程7～10天。

普通型：发热，体温39～40℃；剧烈头痛、喷射性呕吐、烦躁、嗜睡、昏睡或浅昏迷，局部肌肉小抽搐，病程约2周。

重型：发热，体温＞40℃；剧烈头痛、喷射性呕吐，很快进入昏迷，反复抽搐，病程约3周，病愈后可留有后遗症。

极重型：起病急骤，体温于1～2天内上升至40℃以上，反复或持续性强烈抽搐，伴深昏迷，迅速出现脑疝及呼吸衰竭，病死率高，幸存者发生后遗症概率较高。

13. 调查内容与传染病报告卡填写一致。

# 第10章　北京市水痘监测方案

水痘是由水痘-带状疱疹病毒（varicella-zoster virus，VZV）原发感染引起的发热出疹性疾病，主要通过呼吸道飞沫和直接接触水痘疱疹液传播，也可通过被污染的用具传播。人是唯一传染源，潜伏期一般为12～21天，平均14天。传染期一般从皮疹出现前1～2天到疱疹完全结痂为止。免疫缺陷患者发生水痘时可能在整个病程中皆具有传染性。易感者接触带状疱疹患者后也可发生水痘。人群普遍易感，儿童多发，病后可获得持久免疫力，再次感染发生水痘者极少见。目前，我国尚未将水痘纳入法定传染病报告和管理。2006年卫生部出台的《国家突发公共卫生事件相关信息报告管理工作规范（试行版）》明确了水痘突发事件的报告标准，同年北京市开始实施免费水痘疫苗应急接种政策。为了掌握水痘流行情况，及时发现、控制疫情，2007年北京市制定《北京市水痘管理技术规范》（以下简称《规范》），在全国先行将水痘纳入规范报告和管理。2012年原《规范》修订为《北京市水痘监测方案》。

## 1　监测目的

（1）及时发现水痘病例，采取针对性措施，预防和控制疫情。

（2）掌握水痘流行病学特征，分析人群免疫状况，确定易感人群，加强预测、预警。

（3）了解水痘病毒学特征，追踪病毒来源、传播轨迹。

（4）评价预防控制效果，为适时调整水痘免疫策略、措施提供依据。

## 2　监测病例的定义与分类

### 2.1　疑似病例

急性发作且无其他明显原因的播散性（全身性）斑丘样小疱疹，疱疹位置表浅，椭圆形，3～5mm大小，壁薄易破，周围有红晕，为水痘疑似病例。

### 2.2　临床诊断病例

临床诊断病例是指符合疑似病例定义，医疗机构诊断为水痘，但未经实验室证实的病例。

### 2.3 实验室诊断病例

实验室诊断病例是指疑似病例或临床诊断病例有下列情况之一者。

（1）1个月内未接种过水痘疫苗，酶联免疫吸附试验方法检测 VZV IgM 抗体阳性。

（2）分离到 VZV，或者经直接免疫荧光抗体法（direct immunofluorescence antibody method，DFA）或，PCR 检测到 VZV 抗原。

（3）双份血清（间隔 2～4 周），酶联免疫吸附试验方法检测 VZV IgG 抗体效价呈 4 倍或 4 倍以上增高。

## 3 疫情报告

### 3.1 疫情分类

#### 3.1.1 散发疫情

散发疫情是指临床诊断或实验室诊断水痘病例之间在发病时间和地点方面无明显联系，表现为散在发生。

#### 3.1.2 暴发疫情

1周内，同一所幼儿园、学校等集体单位发生 5 例及以上临床诊断或实验室诊断水痘病例为暴发疫情。

#### 3.1.3 突发公共卫生事件

1周内，同一所幼儿园、学校等集体单位发生 10 例及以上临床诊断或实验室诊断水痘病例为突发公共卫生事件。

### 3.2 疫情报告

#### 3.2.1 散发疫情

散发疫情报告遵循属地原则。传染病疫情责任报告单位、责任报告人按要求在 24 小时内进行网络直报，未实行网络直报的责任报告单位应在 24 小时内寄出传染病报告卡。

#### 3.2.2 暴发疫情

传染病法定责任报告单位和责任疫情报告人发现暴发疫情后，应在 2 小时内以电话方式逐级向上级疾病预防控制中心和同级卫生行政部门报告。

#### 3.2.3　突发公共卫生事件

区（县）卫生行政部门核实并认定发生突发公共卫生事件后，区（县）疾病预防控制中心应在 2 小时内以电话方式向市疾病预防控制中心报告，同时上报调查报告，并进行网络直报。市疾病预防控制中心接到报告后 2 小时内报告市卫生行政部门。

## 4　疫情调查处理

### 4.1　调查处理程序

#### 4.1.1　散发疫情

区（县）疾病预防控制中心监测、审核辖区“疾病信息报告管理系统”中的水痘病例。接报学校、托幼机构的水痘病例后，病例现住址地段医院预防保健科应在 48 小时内核实诊断、开展调查，填写“水痘疑似病例流行病学个案调查表”（表 10-1）。

如果接报学生病例现住址为本辖区、但所在学校不在本辖区，现住址区（县）疾病预防控制中心应通知病例所在学校的区（县）疾病预防控制中心。

#### 4.1.2　暴发疫情

接报学校、托幼机构水痘暴发疫情后，地段医院预防保健科应尽快到达现场，在区（县）疾病预防控制中心指导下核实病例诊断，开展流行病学调查，落实综合预防控制措施。区（县）疾病预防控制中心应在暴发疫情处理完毕后 3 天内上报调查处理报告。最后一例病例发病 21 天后，未出现新病例，可判定为疫情结束。疫情结束 1 周内上报结案报告。

接报辖区内非学校水痘暴发疫情后，区（县）疾病预防控制中心应指导地段医院预防保健科采取综合预防控制措施，防止疫情散播，填写“北京市非学校水痘暴发登记表”（表 10-2）并于每月上报至市疾病预防控制中心。

#### 4.1.3　突发公共卫生事件

区（县）疾病预防控制中心现场处理疫情，疫情处理完毕后当天上报调查报告。区（县）疾病预防控制中心应随时掌握疫情动态，每天简要上报疫情进展情况（内容应包括新增病例情况、旧病例转归及新采取的控制措施）。最后一例病例发病 21 天后，未出现新病例，可判定为疫情结束。疫情结束后 3 天内上报结案报告。

暴发疫情和突发公共卫生事件的调查报告、结案报告须附疫情编号和病例列表，内容包括：病例姓名、性别、年龄、班级、发病日期、诊断日期、停课日期、免疫史（接种日期）、复课时间、籍贯和临床诊断医院。结案报告中病例列表应增加病例编号、标识采样病例、采样日期和检测结果。暴发疫情和突发公共卫生事件全部病例（包括首发病例）流行病学个案调查表数据库由区（县）疾病预防控制中心录入、整理完成，随结案报告一并上报市疾病预防控制中心。

## 4.2 疫情控制措施

### 4.2.1 隔离传染源

发生疫情的学校应遵循《学校和托幼机构传染病疫情报告工作规范（试行）》相关要求，开展医学观察，加强晨午检，追踪儿童缺勤原因，早期发现患者，以免造成疫情播散。

患者隔离治疗，隔离期为自发病至水痘疱疹全部结痂为止。学生病例应持学校所属地段医院预防保健科复课证明方可复课。

### 4.2.2 切断传播途径

对公共物品进行擦拭消毒和湿式扫除能够灭活外环境中的 VZV，开窗通风有利于病毒排出室外。在流行季节，室内要经常通风换气，湿式扫除。疫情发生至结束期间禁止大型聚会活动。暴发疫情和突发公共卫生事件的首次消毒，区（县）疾病预防控制中心消毒专业人员应到达现场进行指导。

### 4.2.3 保护易感人群

目前对水痘尚无特异的治疗方法。对于发生疫情的托幼园所、学校，应开展免费水痘疫苗应急接种。接种对象为未患过水痘、未接种过水痘疫苗且无疫苗接种禁忌的 15 岁及以下儿童，既往患病史和接种史不详的 15 岁及以下儿童也应接种。

发生 1 例病例，全年级或全楼层易感儿童作为接种对象；达到 5 例及以上病例，全校易感儿童作为接种对象。应急接种不考虑疫苗接种时间间隔。接种工作由托幼园所、学校所属地段医院预防保健科在发现病例后 3 天内完成，接种率应≥95%。

接种前应发放水痘疫苗应急接种告知书（附 10-1），填写“托幼园所、学校 15 岁及以下儿童免费水痘疫苗应急接种个案登记表”（表 10-3），登记表一式两份由学校和地段医院加盖印章后各自保存。地段医院预防保健科根据应急接种个案登记表，汇总填写“免费水痘疫苗应急接种报表”（表 10-4），加盖地段医院印章后上报区（县）疾病预防控制中心，由后者每月上报市疾病预防控制中心。

#### 4.2.4 宣传培训

卫生部门应对托幼园所、学校等集体单位进行传染病疫情报告培训，开展相关防病知识宣传。

## 5 标本采集、运输和实验室检测

### 5.1 实验室检测方法

PCR 方法是检测 VZV 感染的最为灵敏、便捷的实验室检测方法。VZV 的 DNA 存在于组织、水疱液、斑丘疹及痂皮中。每起暴发疫情应至少采集 3 例病例。

### 5.2 标本采集方法

#### 5.2.1 聚酯拭子法

用灭菌的针头挑破水疱疹，然后用无菌聚酯拭子用力擦拭破损水泡基部，以便于获取受感染的上皮细胞。将采集标本后的拭子直接放入空无菌管。该方法适用于典型水痘病例的标本采集。

#### 5.2.2 载玻片法

用载玻片边缘用力刮擦选定的斑丘疹，确保载玻片采集到感染的上皮细胞，然后用无菌聚酯拭子擦拭破损皮疹后（同一拭子）再擦拭载玻片边缘上获得感染的上皮细胞。将采集标本后的拭子直接放入空无菌管。该方法适用于非典型水痘病例（水痘突破病例）的标本采集。

#### 5.2.3 痂皮法

用载玻片刮擦疱疹上的痂皮，并将采集到的痂皮直接放入空无菌管。

### 5.3 标本运送

同一个病例采集多个疱疹/斑丘疹应使用不同的拭子。标本不需要添加保存液，2～8℃保存运输，送至区（县）疾病预防控制中心实验室检测。所余标本冻存于－80℃冰箱，每年 12 月将全部病例标本送市疾病预防控制中心实验室复核。

# 6 资料管理

## 6.1 个案流行病学调查表

地段医院预防保健科负责病例的个案调查表整理和数据库的录入，并于每月5日前将数据库上报至区（县）疾病预防控制中心，同时留档备查；区（县）疾病预防控制中心收集审核辖区个案数据库，并于每月11日前将上月全部病例的数据库上报至市疾病预防控制中心。

## 6.2 应急接种报表

区（县）疾病预防控制中心随月报上报当月电子版及盖区（县）疾病预防控制中心印章纸质版免费水痘疫苗应急接种报表。

## 6.3 暴发疫情资料

暴发疫情、突发公共卫生事件相关资料的报告要求见“4 疫情调查处理”。

# 7 评价指标

（1）学生水痘个案流行病学调查率≥95%。

（2）学校暴发疫情3天应急接种率≥95%。

（3）病例接报后48小时调查率≥80%。

（4）个案数据库、应急接种报表上报及时率≥90%。

## 表 10-1　水痘疑似病例流行病学个案调查表

北京市_________区（县）_________乡（镇、街道）_________村（居委会）

区（县）国标编码：____________________ □□□□□□

乡（镇、街道）编码：____________________ □□

年度：____________________ □□□□

病例编号：____________________ □□□□

**一、病例调查情况**

1. 报告日期：____年____月____日 □□/□□/□□

   报告单位 ____________________

2. 调查日期：____年____月____日 □□/□□/□□

   调查单位：____________________

3. 调查人员：____________________

4. 病例姓名：____________________

5. 出生日期：____年____月____日 □□/□□/□□

   或年龄（只在无法获得出生日期时填写）：____岁（月龄换算成岁，留两位小数） □□. □□

6. 性别：①男　②女 □

7. 职业：①幼托儿童　②散居儿童　③小学生　④中学生　⑤大学生　⑥教师　⑦医生　⑧其他 □

   如为学生，则班级为：________________

   停课日期：______年______月______日 □□/□□/□□

8. 居住地址：________________

9. 是否失访：①是　②否 □

10. 外来人口：①是　②否　⑨不详 □

    如果是，来自省：________________ □□

    来京距离发病时间：①3 周及以内　②3 周以上 □

11. 家长姓名：父亲：________　母亲：________

12. 联系电话：________________

**二、临床表现**

1. 是否发热：①是　②否

2. 发热日期：______年______月______日 □□/□□/□□

3. 出疹日期：______年______月______日 □□/□□/□□

   出疹程度：①轻度（<50 个散在皮疹）
   ②中度（50～500 个皮疹） □
   ③重度（可触及大量皮疹或疹间无正常皮肤）

4. 肺炎：①是　②否　⑨不详 □

5. 脑炎：①是　②否　⑨不详 □

6. 小脑共济失调：①是　②否　⑨不详 □

7. 皮肤感染：①是 ②否 ⑨不详 □
8. 其他继发感染：①是 ②否 ⑨不详 □
9. 血小板减少症：①是 ②否 ⑨不详 □
10. 其他并发症：①是 ②否 ⑨不详 □
11. 住院：①是 ②否 ⑨不详 □
12. 死亡：①是 ②否 ⑨不详 □
死亡日期：______年______月______日 □□/□□/□□
13. 住院/死亡病例摘抄________________

**三、流行病学史**

发病前3周内曾接触：①水痘实验室/临床诊断病例；②水痘疑似病例；③带状疱疹患者 ⑨不详 □
如果是，接触地点：①医院 ②学校 ③家中 ④社区 ⑤其他______ □

**四、免疫史**

接种过水痘疫苗：①是 ②否 ⑨不详 □
如是，a. 免疫史来源：①接种证 ②接种卡（信息系统） ③家长回忆 ④其他 □
b. 接种次数：①1次 ②2次及以上 □
c. 第1剂接种时间：______年______月______日
或接种时间距发病：①≤42天 ②满43天但不足1年 ③满1年但不足3年 ④ 满3年但不足5年 ⑤满5年但不足10年 ⑥10年及以上 ⑨不详 □
d. 第1剂接种地点：①北京 ②原户籍地 ③其他______
e. 第1剂疫苗类型：①进口 ②国产 ⑨不详
f. 第2剂接种时间：______年______月______日
或接种时间距发病：①≤42天 ②满43天但不足1年 ③满1年但不足3年 ④ 满3年但不足5年 ⑤满5年但不足10年 ⑥10年及以上 ⑨不详 □
g. 第2剂接种时间：①北京 ②原户籍地 ③其他 □
h. 第2剂疫苗类型：①进口 ②国产 ⑨不详 □

**五、疫情性质** ①散发 ②暴发 ③突发 □
（学校疫情判定需截至最后一例病例发病后21天）

暴发或突发疫情编号
[区（县）+年份+2位编号]：________________

**六、分类**

1. 病例最后分类：①临床诊断 ②实验室诊断 ③排除 □
2. 诊断日期：______年______月______日 □□/□□/□□

**表 10-2　北京市非学校水痘暴发登记表**

| 区(县) | | 年度 | | 疫情编号 | | | 疫情单位名称 | | | |
|---|---|---|---|---|---|---|---|---|---|---|
| 编号 | 姓名 | 性别<br>①男<br>②女 | 年龄（岁） | 发病日期 | 痊愈日期 | 职业<br>①散居儿童②干部职员③家务待业④商业服务⑤工人⑥教师⑦医务人员⑧餐饮食品业⑨公共场所服务⑩其他 | 皮疹数量<br>①<50 个皮疹<br>②50～500 个皮疹<br>③≥500 个皮疹 | 并发症<br>①肺炎②脑炎③皮肤感染④血小板减少症⑤其他并发症⑥无 | 住院<br>①是<br>②否 | 备注 |
| | | | | | | | | | | |
| | | | | | | | | | | |
| | | | | | | | | | | |
| | | | | | | | | | | |
| | | | | | | | | | | |
| | | | | | | | | | | |
| | | | | | | | | | | |
| | | | | | | | | | | |
| | | | | | | | | | | |
| | | | | | | | | | | |
| | | | | | | | | | | |
| | | | | | | | | | | |
| | | | | | | | | | | |
| | | | | | | | | | | |
| | | | | | | | | | | |
| | | | | | | | | | | |

**表 10-3　托幼园所、学校 15 岁以下儿童免费水痘疫苗应急接种个案登记表**(单位名称：　　　)

| 编号 | 学号 | 姓名* | 班级 | 既往是否发病 | | | 此次是否患病 | 接种史 | | | | 接种史判定 | | 有禁忌证 | 应急接种 | |
|---|---|---|---|---|---|---|---|---|---|---|---|---|---|---|---|---|
| | | | | | | | | 有接种史(接种时间) | | 无接种史 | 接种史不详 | 接种证/卡/信息系统 | 家长回忆 | | 是否应急接种 | 未种原因 |
| | | | | 是 | 否 | 不详 | | 末次接种时间 | 不详 | | | | | | | |
| 1 | | | | | | | | | | | | | | | | |
| 2 | | | | | | | | | | | | | | | | |
| 3 | | | | | | | | | | | | | | | | |
| 4 | | | | | | | | | | | | | | | | |
| 5 | | | | | | | | | | | | | | | | |
| 6 | | | | | | | | | | | | | | | | |
| 7 | | | | | | | | | | | | | | | | |
| 8 | | | | | | | | | | | | | | | | |
| 9 | | | | | | | | | | | | | | | | |
| 10 | | | | | | | | | | | | | | | | |
| 11 | | | | | | | | | | | | | | | | |
| 12 | | | | | | | | | | | | | | | | |
| 13 | | | | | | | | | | | | | | | | |
| 14 | | | | | | | | | | | | | | | | |
| 15 | | | | | | | | | | | | | | | | |

* 应登记全班所有儿童　　填表人：　　填表日期：

**表 10-4　免费水痘疫苗应急接种报表**

| 区（县） | 学校名称 | 学校类型①幼儿园②小学③中学 | 疫情性质①散发②暴发 | 目标学生总数（$A$） | 目标班级数 | 区 CDC 首次发现疫情时间 | 此次累计病例数（$B$） | | 首发病例时间 | 既往接种且未患病人数（$C$） | 既往患病人数（$D$） | 其他禁忌证人数（$E$） | 应急接种 | | | | 领取疫苗数 | 批号 |
|---|---|---|---|---|---|---|---|---|---|---|---|---|---|---|---|---|---|---|
| | | | | | | | 有免疫史 | 无免疫史 | | | | | 接种日期 | 应种人数（$F$） | 实种人数 | 接种率/% | | |
| | | | | | | | | | | | | | | | | | | |
| | | | | | | | | | | | | | | | | | | |
| | | | | | | | | | | | | | | | | | | |

说明：1. 目标学生总数为应急接种范围的学生总人数，目标班级数为应急接种范围的班级数。

2. $A=B+C+D+E+F$

# 附 10-1　水痘疫苗应急接种告知书

尊敬的家长：

水痘是由水痘-带状疱疹病毒引起的急性传染病。该病易通过空气飞沫或直接接触而传染，发病性高、传播性强。主要临床表现为头部和躯干出现皮疹，逐渐波及四肢，剧烈瘙痒，如不出现并发症，可在 2 周左右痊愈。水痘最常见的并发症为继发细菌感染、肺炎及脑炎。免疫缺陷儿童感染水痘可发生出血性水痘，病死率较高。妇女妊娠早期感染水痘可导致婴儿死胎、流产和先天性水痘综合征。围产期妇女感染水痘可导致新生儿水痘。

目前，临床上对水痘尚无有效的治疗方法。大量研究证明，预防和控制水痘最有效、可靠的措施就是接种水痘减毒活疫苗。水痘疫苗为自愿自费接种疫苗，仅在为控制水痘疫情进行应急接种情况下予以免费接种。

**【接种对象】**15 岁及以下未患过水痘、未接种过水痘疫苗和无疫苗接种禁忌证的学生。

**【不良反应】**注射后一般无不良反应。个别人在接种部位可出现疼痛，偶有发热或伴有一过性皮疹，无需特殊处理，一般不超过 3 天，必要时可对症治疗。

**【接种禁忌】**免疫缺陷和接受免疫抑制剂治疗者禁用；过敏者及孕妇禁用；发热、严重疾病和急性传染病者暂缓接种。

**【注意事项】**接种水痘减毒活疫苗后，1 个月内避免接种其他活疫苗。

**【接种时间】**__________年__________月__________日。预防保健科咨询电话：____________________

无论您的孩子能否接种水痘疫苗，均请您在接种回执中相应方框内画“√”，并将接种回执交回给学校。本次应急接种全部实施免费。接种工作由当地地段医院预防保健科及学校具体实施。

北京市疾病预防控制中心

---

**水痘疫苗免费应急接种回执**

学生姓名________________　　所在班级________________

1. 您的孩子以前患过水痘吗?　　① 患过　　② 未患过

2. 您的孩子以前接种过水痘疫苗吗？　① 接种过　　② 没接种过
3. 如果接种过，最后一剂接种日期？__________年__________月__________日
4. 判断孩子接种疫苗是依据：　① 接种证　　② 回忆
5. 您的孩子有接种禁忌证吗？　① 有　　② 无
6. 如果您的孩子需要接种水痘疫苗，您同意我们给您的孩子免费接种吗？
　① 同意　　② 不同意
7. 如果您不同意我们给您的孩子进行免费水痘疫苗接种，原因是：__________

学生家长签名__________　　日期__________年__________月__________日

# 第 11 章　北京市人狂犬病管理技术规范

狂犬病是由狂犬病病毒引起以侵犯中枢神经系统为主的急性人畜共患传染病，是人类病死率最高的感染性疾病，属于乙类传染病，我国是狂犬病的高发地区。几乎所有的哺乳动物都可能成为人狂犬病的传染源，家畜中以犬为主，其次为猫、猪、牛、马等；在发达国家和一些基本控制犬狂犬病的地区，野生动物，如蝙蝠、臭鼬、狐狸、浣熊、狼等是主要的传染源。狂犬病病毒主要是通过狂犬病动物咬、抓伤或黏膜、破损皮肤接触了其唾液、排泄物等进入人体内，潜伏期一般为 1～3 个月，临床主要特征为伤口异常感、恐惧不安、怕水、怕光、怕风、痉挛、进行性瘫痪等。人对狂犬病病毒普遍易感，但发病与否与病毒量，损伤部位，损伤程度，伤口处理，预防性治疗措施及时、正确等因素有关。北京市早在 1985 年已制定《狂犬病预防管理常规》，经多次修订形成《北京市人狂犬病管理技术规范》。依据 2008 年 9 月卫生部卫生行业标准《狂犬病诊断标准》（WS281—2008）、2009 版《狂犬病预防处置工作规范》，对《北京市人狂犬病管理技术规范》（2007 年版）再次修订，形成本方案。

## 1　监测目的

（1）及时发现狂犬病病例，采取针对性措施，预防和控制疫情。

（2）了解狂犬病流行病学特征，加强预测预警。

（3）评价预防控制效果，为适时调整狂犬病预防控制策略、措施提供依据。

## 2　监测病例的定义与分类

### 2.1　临床诊断病例

临床诊断病例是指有流行病学史，并伴下列任一项者。

（1）狂躁型：愈合的伤口或伤口周围有痒、痛、麻及蚁走等异常感觉，继之出现高度兴奋、恐水、恐风、阵发性咽肌痉挛、交感神经兴奋（如流涎、吐沫、多汗、心率加快、血压增高等）等。逐渐发生全身弛缓性瘫痪，最终因呼吸、循环衰竭而死亡。

（2）麻痹型：前驱期多为有高热、头痛、呕吐、伤口痛等，无恐惧、恐水、咽喉痉挛和吞咽困难等兴奋症状。前驱期后即出现四肢无力、麻痹症状，麻痹开始于肢体被咬处，然后呈放射状向四周蔓延。部分或全部肌肉瘫痪，咽喉及声带因麻痹而失音。

### 2.2　实验室诊断病例

实验室诊断病例是指临床诊断病例并伴下列任一项者。

（1）直接荧光抗体法：检测患者唾液、脑脊液、火颈后带毛囊的皮肤组织标本中狂犬病病毒抗原阳性，或用反转录酶-聚合酶链反应（reverse transcriptase-polymerase chain reaction，RT-PCR）检测狂犬病病毒核酸阳性。

（2）细胞培养法：从患者唾液、脑积液等标本中分离到狂犬病病毒。

（3）脑组织检测：尸体脑组织标本，用直接荧光抗体法或酶联免疫吸附试验检测狂犬病病毒核酸阳性、RT-PCR 检测狂犬病病毒核酸阳性、细胞培养法分离到狂犬病病毒。

## 3　疫情报告

### 3.1　疫情分类

#### 3.1.1　散发疫情

散发疫情是指各病例间在发病时间和地点方面无明显联系，表现为散在发生。

#### 3.1.2　突发公共卫生事件

近 5 年内无狂犬病病例报告的区（县）发生狂犬病病例为突发公共卫生事件。

### 3.2　疫情报告

#### 3.2.1　散发疫情

传染病疫情责任报告单位、责任报告人，应按照传染病网络直报要求 24 小时内报告，未实行网络直报的责任报告单位应在 24 小时内寄出传染病报告卡。

#### 3.2.2　突发公共卫生事件

区（县）卫生行政部门核实并认定发生突发公共卫生事件后，区（县）疾病预防控制中心应在 2 小时内以电话方式向市疾病预防控制中心报告，同时上报调查报告，并进行网络直报。市疾病预防控制中心接到报告后 2 小时内报告市卫生行政部门。

# 4 疫情调查处理

## 4.1 调查处理程序

### 4.1.1 散发疫情

本市病例由病例所属辖区的区（县）疾病预防控制中心调查处理；外地来京就诊的病例由就诊医院所属辖区的区（县）疾病预防控制中心处理，其在京暂住地所属辖区的区（县）疾病预防控制中心负责疫源地处理。

接到疫情报告后应在24小时内到达现场进行流行病学调查、核实诊断；了解患者被可疑动物咬伤情况、发病经过、是否伤及其他人和动物及伤人动物处置情况；当地既往及现在有无动物狂犬病或人狂犬病等；逐项填写“人狂犬病疑似病例流行病学个案调查表”（表11-1）和“人狂犬病疑似病例病历摘抄表”（表11-2）。3天内完成本市病例疫情处理并及时撰写疫情调查处理报告。

### 4.1.2 突发公共卫生事件

近5年内无狂犬病病例报告的区（县）发生狂犬病病例时，按《突发公共卫生事件应急条例》有关规定进行调查处理。

## 4.2 疫情控制措施

### 4.2.1 隔离传染源

患者应到传染病医院住院治疗。

### 4.2.2 密切接触者管理

接触患者分泌物及捕杀疯动物人员应进行狂犬病疫苗暴露后免疫接种。

### 4.2.3 切断传播途径

狂犬患者分泌物、排泄物应用漂白粉或含氯制剂等消毒，将消毒剂放入污染物，均匀搅拌，使有效氯含量达到2000mg/L，静置2小时后弃去。将患者的衣物、食具等煮沸或暴晒消毒。可疑动物处置可联系公安、畜牧部门。

### 4.2.4 保护易感人群

对与患者共同暴露于同一可疑动物的其他人立即实施暴露后预防处置。

# 5 标本采集、运输和实验室检测

## 5.1 唾液标本

每间隔 4～6 小时采集病例唾液标本 2ml，－20℃保存，48 小时内带冰送检，进行狂犬病病毒核酸检测。

## 5.2 脑脊液标本

采集病例的脑脊液标本 2ml，－20℃保存，24 小时内带冰送检，进行狂犬病病毒核酸检测和中和抗体检测。

## 5.3 血标本

采集血标本 3ml，2～8℃保存，24 小时内送检，进行狂犬病病毒中和抗体检测。

# 6 资料管理

各区（县）疾病预防控制中心负责管理病例调查表，并于调查后 3 天内将调查表和病例摘抄表录入“北京市免疫规划信息管理系统”，并定期做好流行病学分析。

# 7 狂犬病免疫预防门诊与暴露后处置

2005 年北京市颁布《北京市狂犬病免疫预防工作管理办法》（京卫疾控字［2005］209 号）（以下简称《办法》），指定有条件的医疗机构设定“狂犬病免疫预防门诊”，《办法》中明确规定了狂犬病免疫预防门诊的设置要求，疫苗、冷链等的管理制度（附 11-1）。2006 年北京市卫生局下发《关于在我市重点地区增加“狂犬病免疫预防门诊”的通知》，此后北京市狂犬病免疫预防门诊数量由最初的 45 家增至百余家（附 11-2）。

狂犬病暴露的预防处置工作，应按照国家卫生部颁发的《狂犬病暴露预防处置工作规范（2009 年版）》（卫疾控发［2009］118 号）执行（附 11-3）。

卫生部《狂犬病暴露预防处置工作规范》中明确规定，狂犬病免疫预防门诊需做好就诊者信息登记。狂犬病免疫预防门诊每月需将狂犬病暴露者信息录入“北京市狂犬病暴露个案登记表”数据库中，并于次月 5 日前上报区（县）疾病预防控制中心，区（县）疾病预防控制中心收齐核对后，于每月 10 日前上报北京市疾病预防控制中心，市疾病预防控制中心于每月 15 日前将致伤者数据分析报北京市卫生局。

## 8 宣传教育

各区（县）疾病预防控制中心应积极动员各级政府及相关部门，通过各种渠道广泛开展狂犬病宣传教育活动，并纳入健康教育规划中。各区（县）可利用每年 9 月 28 日国际狂犬病日，和公安、畜牧等多部门合作，扩大宣传的范围，特别是针对农村地区和外来务工人员集中地单位，开展和普及预防狂犬病的宣传教育工作，狂犬病暴露后及时到有资质的医疗单位进行处置。一旦发现疯动物或疯动物致伤人后应当立即通知所在地政府和公安等部门，追查疯动物的去向。对于可疑动物，严禁剖杀、剥皮、出售、食用，动物尸体要焚烧或深埋。

## 表 11-1　人狂犬病疑似病例流行病学个案调查表

**一、编号**

| | | |
|---|---|---|
| 病例编号 | ____________________ | □□□□□□□□□□ |
| 报告日期 | 年　月　日 | □□/□□/□□ |
| 报告单位 | ____________________ | |
| 调查日期 | 年　月　日 | □□/□□/□□ |
| 调查单位 | ____________________ | |
| 调查人 | ____________________ | |

**二、病例基本情况**

| | | |
|---|---|---|
| 患者姓名 | ____________________ | |
| 家长姓名 | ____________________ | |
| 电话 | ____________________ | |
| 性别 | 1. 男　2. 女 | □ |
| 出生日期 | ______年______月______日 | □□□□/□□/□□ |
| 外来人口 | 1. 是　2. 否 | □ |
| 户籍地址 | ____________ | |
| 现住址 | ____________ | |
| 来京日期 | ______年______月______日 | □□□□/□□/□□ |
| 职业 | 1. 儿童　2. 学生　3. 工人　4. 干部<br>5. 职员　6. 农民　7. 其他______ | □ |

**三、临床症状与体征**

| | | |
|---|---|---|
| 发病日期 | ______年______月______日 | □□□□/□□/□□ |
| 伤口痛痒 | 1. 有　2. 无　3. 不详 | □ |
| 伤口周围异常感 | 1. 有　2. 无　3. 不详 | □ |
| 发热 | 1. 是　2. 否　3. 不详（体温：______℃） | □ |
| 头痛 | 1. 有　2. 无　3. 不详 | □ |
| 恐惧 | 1. 有　2. 无　3. 不详 | □ |
| 狂躁 | 1. 有　2. 无　3. 不详 | □ |
| 恐水 | 1. 有　2. 无　3. 不详 | □ |
| 怕风 | 1. 有　2. 无　3. 不详 | □ |
| 怕光 | 1. 有　2. 无　3. 不详 | □ |
| 怕声 | 1. 有　2. 无　3. 不详 | □ |
| 流涎 | 1. 有　2. 无　3. 不详 | □ |
| 抽搐 | 1. 有　2. 无　3. 不详 | □ |
| 多汗 | 1. 有　2. 无　3. 不详 | □ |
| 麻痹 | 1. 有　2. 无　3. 不详 | □ |
| 瞳孔散大 | 1. 有　2. 无　3. 不详 | □ |
| 睡眠障碍 | 1. 有　2. 无　3. 不详 | □ |

**四、动物致伤史**

| | | |
|---|---|---|
| 致伤人动物类型 | 1. 豺犬 2. 观赏犬 3. 可疑犬<br>4. 猫 5. 其他______ 6. 不详 | □ |
| 动物免疫史 | 1. 有 2. 无 3. 不详 | □ |
| 如有，注射次数 | ______次 | □□ |
| 末次注射日期 | ______年______月______日 | □□□□/□□/□□ |
| 动物状况 | 1. 健康 2. 发病 3. 死亡 4. 不详 | □ |
| 病例致伤部位 | 1. 头面颈部 2. 手 3. 上肢 4. 下肢<br>5. 多部位 6. 接触 7. 其他______ 8. 无 9. 不详 | □ |
| 致伤日期 | ______年______月______日 | □□□□/□□/□□ |
| 伤口处理 | 1. 处理 2. 未处理 3. 不详 | □ |

**五、免疫接种史**

| | | |
|---|---|---|
| 被动免疫制剂应用 | 1. 是 2. 否 3. 不详 | □ |
| 使用日期 | ______年______月______日 | □□□□/□□/□□ |
| 总剂量 | ________________支 | □□ |
| 伤口使用量 | ________________支 | □ |
| 肌肉使用量 | ________支________部位 | □ |
| 注射狂犬病疫苗 | 1. 是 2. 否 3. 不详 | □ |
| 注射品种 | 1. 国产 Vero 疫苗 2. 进口 Vero 疫苗<br>3. 精制地鼠肾纯化疫苗<br>4. 纯化鸡胚细胞疫苗 | □ |
| 总剂量 | ________________支 | □□ |
| 开始接种日期 | ______年______月______日 | □□□□/□□/□□ |
| 末次接种日期 | ______年______月______日 | □□□□/□□/□□ |

**六、实验室检测**

| | | |
|---|---|---|
| 唾液 | | |
| 采集日期 | ______年______月______日 | □□□□/□□/□□ |
| PCR | 1. 阳性 2. 阴性 | □ |
| 鼻咽洗液、脑脊液 | | |
| 采集日期 | ______年______月______日 | □□□□/□□/□□ |
| PCR | 1. 阳性 2. 阴性 | □ |
| 皮肤组织 | | |
| 采集日期 | ______年______月______日 | □□□□/□□/□□ |
| PCR | 1. 阳性 2. 阴性 | □ |
| 血清 | | |
| 采集日期 | ______年______月______日 | □□□□/□□/□□ |
| PCR | 1. 阳性 2. 阴性 | |
| 检测方法 | ________________________ | □ |

| | | |
|---|---|---|
| 抗体效价 | ________________ | □□□□ |
| 脑组织 | | |
| 采集日期 | ____年____月____日 | □□□□/□□/□□ |
| 荧光抗体染色 | 1. 阳性　2. 阴性 | □ |
| 狂犬病病毒分离 | 1. 阳性　2. 阴性 | □ |
| 内基氏小体检测 | 1. 阳性　2. 阴性 | □ |
| **七、病例分类** | | |
| 病例最后分类 | 1. 确诊　2. 临床诊断　3. 排除　4. 待定 | □ |
| 临床类型 | 1. 狂躁型　2. 麻痹型 | □ |
| 诊断医院 | ________________ | |
| 病例转归 | 1. 痊愈　2. 死亡　3. 有后遗症 | □ |
| 如死亡，死亡日期 | ____年____月____日 | □□□□/□□/□□ |

## 表 11-2 人狂犬病疑似病例病历摘抄表

1. 基本情况：

病例编号________ 病案编号________ 医院名称________

患者姓名________ 性别________ 出生日期____年____月____日

家庭住址________________ 户籍________

入院日期____年____月____日 入院诊断________

出院日期____年____月____日 出院诊断________

2. 主诉：

3. 现病史：

4. 阳性症状和体征：

5. 临床化验和辅助检查：

摘抄者姓名________ 摘抄日期 ____年____月____日 摘抄单位________

# 附 11-1 关于印发《北京市狂犬病免疫预防工作管理办法（试行）》的通知

**(京卫疾控字［2005］209号)**

各区（县）卫生局：

狂犬病是法定报告的乙类传染病，一旦发病，病死率几乎是100%，严重威胁人群健康和生命。人被动物咬伤后，及时处理伤口并全程注射合格的狂犬病疫苗可有效降低该病感染的危险度。为进一步规范全市动物致伤者的伤口处理及狂犬病免疫预防工作，使动物致伤者及时得到伤口处理、狂犬病疫苗和抗狂犬病血清免疫预防注射，预防狂犬病的发生，保护人群健康和生命，我局特制定《北京市狂犬病免疫预防工作管理办法（试行）》(以下简称《办法》)，从印发之日起执行，现印发给你们，并认真做好以下工作。

一、将《办法》认真传达到辖区各级各类医疗、卫生防疫、卫生监督机构，并按照《办法》中的有关规定认真贯彻落实各部门、单位职责。

二、根据《办法》中的要求，做好狂犬病免疫预防门诊的指定工作。暂定东城区、西城区、崇文区、宣武区、石景山区、门头沟区、通州区、平谷区、怀柔区、密云县、延庆县各设置1所狂犬病免疫预防门诊，大兴区、顺义区、房山区各设置2所狂犬病免疫预防门诊，昌平区设置3所狂犬病免疫预防门诊，朝阳区、海淀区、丰台区各设置5所狂犬病免疫预防门诊。请各区（县）卫生局于2005年9月30日以前将指定医疗机构名单上报市卫生局疾病控制处。

三、严格执行国务院《疫苗流通和预防接种管理条例》，加强狂犬病疫苗和抗狂犬病血清使用的监管，杜绝违规现象发生。

二〇〇五年九月二十日

## 北京市狂犬病免疫预防工作管理办法

本《办法》中的动物致伤，是指被狂犬、疑似狂犬或狂犬病宿主动物抓伤、咬伤、舔舐黏膜及破损皮肤。

一、卫生局、疾病预防控制中心和医疗机构工作职责

（一）市卫生局职责

向社会公布北京市设有“狂犬病免疫预防门诊”的医疗机构名单，定期发布预防狂犬病的生物制品信息等指导意见；组织专业人员的师资培训和对日常工作

的监督。

（二）区（县）卫生局职责

依据本区（县）地理位置、服务距离及人口稠密程度，指定有条件的医疗机构设定“狂犬病免疫预防门诊”，负责上门就诊的动物致伤者的伤口处理及免疫预防工作（暂定东城区、西城区、崇文区、宣武区、石景山区、门头沟区、通州区、平谷区、怀柔区、密云县、延庆县各设置1所狂犬病免疫预防门诊，大兴区、顺义区、房山区各设置2所狂犬病免疫预防门诊，昌平区设置3所狂犬病免疫预防门诊，朝阳区、海淀区、丰台区各设置5所狂犬病免疫预防门诊）；加强对狂犬病疫苗及抗狂犬病血清/狂犬病人免疫球蛋白使用情况的执法监督，杜绝违规现象发生；负责对辖区内所有医疗机构的业务培训和组织《办法》的实施；对辖区内“狂犬病免疫预防门诊”考核两次以上不达标的单位予以撤销其资质。

（三）市疾病预防控制中心职责

负责全市狂犬病的预防控制工作和业务实施，进行专业指导；保障狂犬病疫苗、抗狂犬病血清/狂犬病人免疫球蛋白的供给；统计汇总区（县）疾病控制中心上报动物致伤数据；每年至少组织一次检查考核；执行《北京市预防接种不良反应监测方案（试行）》，加强对预防接种不良反应管理，协助区（县）对重大预防接种不良反应的调查处理。

（四）区（县）疾病预防控制中心职责

负责对辖区内指定医疗机构进行业务指导、工作检查、考核。及时掌握辖区内动物致伤及疫苗使用情况并按月统计上报市疾病预防控制中心。汇总指定门诊当年的相关生物制品购买计划并上报市疾病预防控制中心。执行《北京市预防接种副反应监测方案（试行）》人加强对预防接种不良反应的管理及对指定门诊人员的培训，负责对辖区内重大预防接种不良反应的调查处理。

（五）指定医疗机构职责

按要求设立“狂犬病免疫预防门诊”，负责对就诊的动物致伤者登记、填写接种告知书、伤口处理、狂犬病疫苗及抗狂犬病血清/狂犬病人免疫球蛋白的注射，每月将动物致伤者登记数据和疫苗使用情况上报区（县）疾病预防控制中心；接受市、区（县）卫生局的培训和市、区县疾病控制机构的工作检查及业务指导。制订并上报当年本单位所需狂犬病疫苗、抗狂犬病血清/狂犬病人免疫球蛋白的购买计划，严格执行国家有关疫苗及冷链管理的规定。发现疑似狂犬病人应及时向所在区（县）疾病预防控制中心报告，配合开展流行病学调查工作。对出现接种不良反应的病例妥善处理并及时向所在区（县）疾病预防控制中心报告，认真填写预防接种不良反应报告卡和个案调查表。

二、狂犬病免疫预防门诊的设置要求

（一）遵守疫苗管理制度

北京市用于预防狂犬病的相关生物制品以第一类疫苗管理方式管理，严格执行北京市疫苗使用供应的相关规定。

（二）严格登记制度

“狂犬病免疫预防门诊”由医院指定科室 24 小时进行接诊，按要求填写“北京市动物致伤登记表”，按月汇总上报数据。对预防接种不良反应病例应填写“预防接种不良反应报告卡”和“预防接种不良反应个案调查表”，并及时上报至所在区（县）疾病预防控制中心。

（三）执行冷链管理制度

狂犬病疫苗和抗狂犬病血清/狂犬病人免疫球蛋白储存于 2～8℃专用冰箱内，上、下午各进行一次温度记录，发现设备问题及时维修，确保疫苗质量；疫苗带出时应置冷藏包装内。

（四）人员要求

门诊工作人员应配备责任心强、工作认真，具有一定外伤处置工作经验，并持有市卫生局颁发的相关知识培训合格证的医务人员。

（五）硬件配备

门诊必须悬挂统一的“狂犬病免疫预防门诊”标志，消毒设备齐全。并配有“注射室”、“处置室”、“候诊区”、“观察区”，备有冰箱、抢救药品、体检器材。

三、伤口处置、狂犬病疫苗、抗狂犬病血清/狂犬病人免疫球蛋白的应用参见附 11-3。

# 附 11-2　关于在我市重点地区增加“狂犬病免疫预防门诊”的通知

## （京卫疾控字［2006］104 号）

各区（县）卫生局、市疾病预防控制中心：

为了进一步加强狂犬病免疫预防工作，特别是当人被动物咬伤后，能更加便捷、及时得到伤口处理，实行全程注射狂犬病疫苗，有效降低狂犬病感染的危险度。我局决定在全市扩大狂犬病免疫预防接种覆盖密度。请各区（县）在对本区（县）养犬户分布情况开展调研的基础上，合理布局，适当增加“狂犬病免疫预防门诊”，其中以海淀区、朝阳区、丰台区为重点地域。我市原定 45 家“狂犬病免疫预防门诊”保持不变。

一、新增“狂犬病免疫预防门诊”的设置要求

（一）严格执行北京市疫苗使用供应的相关规定，执行冷链管理制度。用于预防狂犬病的相关生物制品，要以第一类疫苗管理方式管理；狂犬病疫苗和抗狂犬病血清/狂犬病人免疫球蛋白储存于 2～8℃专用冰箱内，上、下午各进行一次温度记录，发现设备问题及时维修，为确保疫苗质量，禁止将疫苗带走。

（二）严格执行各种登记制度。医院指定的“狂犬病免疫预防门诊”所在的科室，实行 24 小时接诊，并要求填写“疫苗接种知情同意书”、“北京市动物致伤登记表”，按月汇总数据上报。对疑似预防接种异常反应，应填写“疑似预防接种异常反应报告卡”和“疑似预防接种异常反应个案调查表”，并及时上报至所在区（县）疾病预防控制中心。

（三）工作人员和硬件配备要求。工作人员应持有北京市卫生局颁发的相关知识培训合格证。门诊必须悬挂统一的预防狂犬病指定门诊的标志，消毒设备齐全，并配有“注射室”、“处置室”、“候诊区”、“观察区”，备有冰箱、抢救药品、体检器材。

二、新增“狂犬病免疫预防门诊”医疗机构职责

（一）按照要求设立预防狂犬病指定门诊并负责对就诊的动物致伤者进行登记，填写疫苗接种知情同意书，伤口处理、狂犬病疫苗及抗狂犬病血清/狂犬病人免疫球蛋白的注射情况表格，每月将动物致伤者登记数据和疫苗使用情况上报区（县）疾病预防控制中心。

（二）接受市、区（县）卫生局的相关内容培训，配合市、区（县）疾病控制机构监督所开展的监督检查工作及业务指导。

（三）每年初制订并上报当年本单位所需狂犬病疫苗、抗狂犬病血清/狂犬病人免疫球蛋白的购买计划。

（四）配合开展对狂犬病患者和疑似狂犬病患者的流行病学调查工作。及时将狂犬病患者和疑似狂犬病患者转送北京市卫生局指定的佑安医院或地坛医院进行诊断、隔离和救治。

（五）对出现的疑似预防接种异常反应，应妥善处理，认真填写“疑似预防接种异常反应报告卡”和个案调查表。

三、狂犬病疫情报告时限要求

发现狂犬病患者和疑似狂犬病患者，城镇应在 12 小时内、郊区应在 24 小时内，向所在区（县）疾病预防控制中心报告。发现疑似预防接种异常反应时，应在 24 小时内向所在区（县）疾病预防控制中心报告。

二〇〇六年十一月二日

# 附 11-3　狂犬病暴露预防处置工作规范
## （2009 年版）

第一条　狂犬病暴露是指被狂犬、疑似狂犬或者不能确定健康的狂犬病宿主动物咬伤、抓伤、舔舐黏膜或者破损皮肤处，或者开放性伤口、黏膜接触可能感染狂犬病病毒的动物唾液或者组织。

第二条　按照接触方式和暴露程度将狂犬病暴露分为三级。

接触或者喂养动物，或者完好的皮肤被舔为Ⅰ级。

裸露的皮肤被轻咬，或者无出血的轻微抓伤、擦伤为Ⅱ级。

单处或者多处贯穿性皮肤咬伤或者抓伤，或者破损皮肤被舔，或者开放性伤口、黏膜被污染为Ⅲ级。

第三条　狂犬病预防处置门诊的医师在判定暴露级别后，根据需要，要立即进行伤口处理；在告知暴露者狂犬病危害及应当采取的处置措施并获得知情同意后，采取相应处置措施。

第四条　判定为Ⅰ级暴露者，无需进行处置。

第五条　判定为Ⅱ级暴露者，应当立即处理伤口并接种狂犬病疫苗。确认为Ⅱ级暴露者且免疫功能低下的，或者Ⅱ级暴露位于头面部且致伤动物不能确定健康时，按照Ⅲ级暴露处置。

第六条　判定为Ⅲ级暴露者，应当立即处理伤口并注射狂犬病被动免疫制剂，随后接种狂犬病疫苗。

第七条　伤口处理包括彻底冲洗和消毒处理。局部伤口处理越早越好，就诊时如伤口已结痂或者愈合则不主张进行伤口处理。清洗或者消毒时如果疼痛剧烈，可给予局部麻醉。

伤口冲洗：用 20%的肥皂水（或者其他弱碱性清洁剂）和一定压力的流动清水交替彻底清洗、冲洗所有咬伤和抓伤处至少 15 分钟。然后用生理盐水（也可用清水代替）将伤口洗净，最后用无菌脱脂棉将伤口处残留液吸尽，避免在伤口处残留肥皂水或者清洁剂。较深伤口冲洗时，用注射器或者高压脉冲器械伸入伤口深部进行灌注清洗，做到全面彻底。

消毒处理：彻底冲洗后用 2%～3%碘酒（碘伏）或者 75%酒精涂擦伤口。如果伤口碎烂组织较多，应当首先予以清除。

第八条　如伤口情况允许，应当尽量避免缝合。伤口的缝合和抗生素的预防性使用应当在考虑暴露动物类型、伤口大小和位置以及暴露后时间间隔的基础上区别对待。

伤口轻微时，可不缝合，也可不包扎，可用透气性敷料覆盖创面。

伤口较大或者面部重伤影响面容或者功能时，确需缝合的，在完成清创消毒后，应当先用抗狂犬病血清或者狂犬病人免疫球蛋白作伤口周围的浸润注射，使抗体浸润到组织中，以中和病毒。数小时后（不少于 2 小时）再行缝合和包扎；伤口深而大者应当放置引流条，以利于伤口污染物及分泌物的排出。

伤口较深、污染严重者酌情进行抗破伤风处理和使用抗生素等，以控制狂犬病病毒以外的其他感染。

第九条 特殊部位的伤口处理。

眼部：波及眼内的伤口处理时，要用无菌生理盐水冲洗，一般不用任何消毒剂。

口腔：口腔的伤口处理最好在口腔专业医师协助下完成，冲洗时注意保持头低位，以免冲洗液流入咽喉部而造成窒息。

外生殖器或肛门部黏膜：伤口处理、冲洗方法同皮肤，注意冲洗方向应当向外，避免污染深部黏膜。

以上特殊部位伤口较大时建议采用一期缝合（在手术后或者创伤后的允许时间内立即缝合创口），以便功能恢复。

第十条 首次暴露后的狂犬病疫苗接种应当越早越好。

接种程序：一般咬伤者于 0（注射当天）、3、7、14 和 28 天各注射狂犬病疫苗 1 个剂量。狂犬病疫苗不分体重和年龄，每针次均接种 1 个剂量。

注射部位：上臂三角肌肌内注射。2 岁以下婴幼儿可在大腿前外侧肌肉内注射。禁止臀部注射。

如不能确定暴露的狂犬病宿主动物的健康状况，对已暴露数月而一直未接种狂犬病疫苗者也应当按照接种程序接种疫苗。

第十一条 正在进行计划免疫接种的儿童可按照正常免疫程序接种狂犬病疫苗。接种狂犬病疫苗期间也可按照正常免疫程序接种其他疫苗，但优先接种狂犬病疫苗。

第十二条 接种狂犬病疫苗应当按时完成全程免疫，按照程序正确接种对机体产生抗狂犬病的免疫力非常关键，当某一针次出现延迟一天或者数天注射，其后续针次接种时间按延迟后的原免疫程序间隔时间相应顺延。

第十三条 应当尽量使用同一品牌狂犬病疫苗完成全程接种。若无法实现，使用不同品牌的合格狂犬病疫苗应当继续按原程序完成全程接种，原则上就诊者不得携带狂犬病疫苗至异地注射。

第十四条 狂犬病病死率达 100%，暴露后狂犬病疫苗接种无禁忌证。接种后少数人可能出现局部红肿、硬结等，一般不需做特殊处理。极个别人的反应可能较重，应当及时就诊。发现接种者对正在使用的狂犬病疫苗有严重不良反应时，可更换另一种狂犬病疫苗继续原有程序。

第十五条　冻干狂犬病疫苗稀释液应当严格按照说明书要求使用。

第十六条　被动免疫制剂严格按照体重计算使用剂量，一次性足量注射。狂犬病人免疫球蛋白按照每公斤体重20个国际单位（20IU/kg），抗狂犬病血清按照每公斤体重40个国际单位（40IU/kg）计算。如计算剂量不足以浸润注射全部伤口，可用生理盐水将被动免疫制剂适当稀释到足够体积再进行浸润注射。

第十七条　注射部位如解剖学结构可行，应当按照计算剂量将被动免疫制剂全部浸润注射到伤口周围，所有伤口无论大小均应当进行浸润注射。当全部伤口进行浸润注射后尚有剩余被动免疫制剂时，应当将其注射到远离疫苗注射部位的肌肉。暴露部位位于头面部、上肢及胸部以上躯干时，剩余被动免疫制剂可注射在暴露部位同侧背部肌肉群（如斜方肌），狂犬病疫苗接种于对侧。暴露部位位于下肢及胸部以下躯干时，剩余被动免疫制剂可注射在暴露部位同侧大腿外侧肌群。

第十八条　如未能在接种狂犬病疫苗的当天使用被动免疫制剂，接种首针狂犬病疫苗7天内（含7天）仍可注射被动免疫制剂。不得把被动免疫制剂和狂犬病疫苗注射在同一部位；禁止用同一注射器注射狂犬病疫苗和被动免疫制剂。

第十九条　对于黏膜暴露者，应当将被动免疫制剂滴/涂在黏膜上。如果解剖学结构允许，也可进行局部浸润注射。剩余被动免疫制剂参照前述方法进行肌肉注射。

第二十条　注射抗狂犬病血清前必须严格按照产品说明书进行过敏试验。

第二十一条　再次暴露后处置。

伤口处理：任何一次暴露后均应当首先、及时、彻底地进行伤口处理。

疫苗接种：一般情况下，全程接种狂犬病疫苗后体内抗体水平可维持至少1年。如再次暴露发生在免疫接种过程中，则继续按照原有程序完成全程接种，不需加大剂量；全程免疫后半年内再次暴露者一般不需要再次免疫；全程免疫后半年到1年内再次暴露者，应当于0和3天各接种1剂疫苗；在1～3年内再次暴露者，应于0、3、7天各接种1剂疫苗；超过3年者应当全程接种疫苗。

被动免疫制剂注射：按暴露前（后）程序完成了全程接种狂犬病疫苗（细胞培养疫苗）者，不再需要使用被动免疫制剂。

第二十二条　使用合格的、正规途径获得的疫苗全程免疫后，一般情况下无需对免疫效果进行检测。如需检测抗体水平，应当采取中和抗体试验进行检测，包括快速荧光灶抑制试验（RFFIT）、小鼠脑内中和试验两种方法。

第二十三条　不良反应处理参照《预防接种工作规范》（卫疾控发［2005］373号）进行。

第二十四条 狂犬病高暴露风险者应当进行暴露前免疫，包括从事狂犬病研究的实验室工作人员、接触狂犬病患者的人员、兽医等。

第二十五条 暴露前基础免疫程序为 0、7、21（或 28）天各接种 1 剂量狂犬病疫苗。持续暴露于狂犬病风险者，全程完成暴露前基础免疫后，在没有动物致伤的情况下，1 年后加强 1 针次，以后每隔 3～5 年加强 1 针次。

第二十六条 对妊娠妇女、患急性发热性疾病、过敏性体质、使用类固醇和免疫抑制剂者可酌情推迟暴露前免疫。免疫缺陷患者不建议暴露前免疫，如处在高暴露风险中，亦可进行暴露前免疫，但完成免疫接种程序后需进行中和抗体检测。对一种疫苗过敏者，可更换另一种疫苗继续原有程序。

第二十七条 县级以上地方卫生行政部门应当对辖区内狂犬病暴露预防处置门诊进行合理布局。从事狂犬病暴露预防处置的医师须经县级以上地方卫生行政部门培训考核合格后，方可上岗。

第二十八条 狂犬病暴露预防处置门诊应当具备必要的伤口冲洗、冷链等设备和应急抢救药品。

第二十九条 狂犬病暴露预防处置门诊应当建立健全相应的管理制度。主要包括冷链管理、知情同意书、接种登记、不良反应登记报告等。

第三十条 如药典或者产品说明书的内容发生变更，本规范的相关内容从其规定。

# 第12章　北京市甲型病毒性肝炎监测方案

甲型病毒性肝炎（甲肝）是由甲型肝炎病毒（HAV）所引起的，以肝实质细胞炎性损伤为主的肠道传染病。传染源包括急性临床患者和亚临床型感染者，急性患者排毒量大，尤其在黄疸出现之前传染性最强；虽然亚临床感染者的排毒量不及临床患者，但因其活动不受限制，前者与后者的比例为（3～10）：1。甲肝主要是粪-口途径，通过日常生活接触、水和食物3种方式传播。日常生活接触传播是维持一个地区甲型肝炎地方性流行的方式，在我国西南地区较常见，常引起不同程度的暴发流行，我国东部和沿海地区出现食用不洁贝类水生动物而造成的暴发流行。甲型肝炎病毒潜伏期为14～49天，平均为30天。人群对甲型肝炎病毒普遍易感，6月龄以下儿童具有来自母体的抗-HAV而不易感染，6月龄后逐渐成为易感者。甲型肝炎病毒感染后可获得持久免疫力。我国是甲型肝炎发病率较高的国家之一，不同省市间甲肝人群自然感染率也存在较大差别。随着经济的发展及公众卫生意识的提高，北京市甲肝的发病率近年来呈现逐步下降的趋势，2009年甲肝灭活疫苗纳入北京市免疫规划。为了规范甲型病毒性肝炎监测工作，进一步控制甲肝发病，参照《全国病毒性肝炎防治方案》、《甲型病毒性肝炎诊断标准（WS298—2008）》等制定本方案。

## 1　监测目的

（1）及时发现甲肝病例，采取针对性措施，预防和控制疫情。

（2）掌握甲肝流行病学特征、疫苗效果和人群抗体水平，确定易感人群，加强预测、预警。

（3）评价预防控制效果，为适时调整甲肝预防控制策略、措施提供依据。

## 2　监测病例的定义与分类

### 2.1　疑似病例

疑似病例是指发病初期常有乏力、厌食、恶心、呕吐等症状，随后出现黄疸、小便深黄、大便灰白、皮肤巩膜黄染、肝脾肿大、体温升高，还可出现腹泻、肌肉疼痛、咽炎等甲肝相关临床症状和（或）符合以下流行病学史者：发病前 2～7 周内有不洁饮食史或不洁饮水史；或与甲肝急性患者有密切接触史；或当地出现甲肝暴发流行；或有甲肝流行区旅游史。

### 2.2　临床诊断病例

疑似病例及符合以下任何一条者为临床诊断病例。

（1）实验室检测血清丙氨酸氨基转移酶（ALT）明显升高；

（2）实验室检测血清总胆红素（TBIL）大于正常上限 1 倍以上和（或）尿胆红素阳性；

临床诊断病例分为黄疸型和无黄疸型，具体参照《甲型病毒性肝炎诊断标准 WS298—2008》。

### 2.3　实验室诊断病例

临床诊断病例符合以下一条者为实验室诊断病例。

（1）抗-HAVIgM 阳性；

（2）抗-HAVIgG 双份血清呈 4 倍升高。

实验室诊断病例分为黄疸型和无黄疸型，具体参照《甲型病毒性肝炎诊断标准 WS298—2008》。

## 3　经常性预防措施

### 3.1　预防接种

按照《北京市免疫规划疫苗免疫程序（2009 年版）》及《北京市甲型肝炎疫苗免疫工作管理规程》的要求，满 18 月龄儿童接种甲肝灭活疫苗 1 剂次，间隔 6～12 个月再接种 1 剂次。

### 3.2　一般措施

主要措施包括加强水源、饮食、粪便管理，开展健康教育活动，促进公众养成良好公共卫生习惯与个人卫生习惯。

### 3.3　宣传培训

托幼机构、学校等集体单位定期开展病毒性肝炎防病知识宣传和传染病报告培训。

# 4　疫情报告与处理原则

## 4.1　疫情性质分类

### 4.1.1　散发疫情

发病率呈历年的一般水平，小范围内出现的散在甲肝病例，各病例之间在发病时间、地点等方面无明显流行病学关联，属于散发疫情。

### 4.1.2　暴发疫情

符合下列条件之一，即为甲肝暴发：

(1) 在30天内，一个学校、幼托机构、工厂等集体单位发生≥3例甲肝病例；

(2) 在15天内，在一个自然村或居委会出现≥5例甲肝病例；

(3) 在15天内，一个乡（镇、街道）发现≥20例甲肝病例。

### 4.1.3　突发公共卫生事件

同一学校、幼儿园、自然村寨、社区、建筑工地等集体单位1周内发生5例及以上甲肝病例即为突发公共卫生事件。

## 4.2　疫情报告

传染病疫情责任报告单位、责任报告人，应按照传染病网络直报要求24小时内报告，未实行网络直报的责任报告单位应在24小时内寄出传染病报告卡。

发现暴发疫情或突发公共卫生事件，责任报告人应在2小时内以电话或传真等方式向所属区（县）级疾病预防控制机构报告。区（县）疾病预防控制中心一旦接到突发公共卫生事件报告，应对信息进行核实，并在2小时内将“突发公共卫生事件信息报告卡”进行网络直报，同时向北京市疾病预防控制中心和本级卫生行政部门报告。

## 4.3　疫情处理

### 4.3.1　散发疫情

接到疫情报告后，地段医院预防保健科应在24小时内到达现场，核实诊断，进行流行病学调查，填写个案调查表（表12-1），并采取有效可行的综合措施，防止疫情传播。

#### 4.3.2　暴发疫情

病例居住所属辖区的区（县）疾病预防控制中心和地段医院保健科共同负责，接报后应立即到达现场，市级疾病预防控制中心应协助或参与疫情处理。首次现场调查后 2 天内完成初次调查报告。最后一例确诊病例发病后，45 天内无新发病例，疫情可终止。疫情结束后 2 天内完成结案报告。

#### 4.3.3　突发公共卫生事件

按《国家突发公共卫生事件相关信息报告管理工作规范（试行）》的要求，及时进行疫情发生网络初次报告，并根据疫情发展、调查控制情况等做好进程报告和结案报告等工作。

在突发公共卫生事件发生过程中，还应撰写事件进程报告。每年年底将暴发疫情和突发公共卫生事件进行汇总分析。

## 5　疫情控制措施

### 5.1　隔离传染源

甲肝病例应进行隔离治疗，隔离期从发病之日起 3 周，患者痊愈后无明显临床症状，肝功能持续正常，可恢复工作或学习。居家隔离治疗的患者由所属辖区的地段医院预防保健科定期上门随访。对患者居住和活动场所消毒、粪便无害化处理。甲肝疑似病例未确诊前，应暂时停止原工作。

对疑似和确诊病例应完成 3 次访视，首次访视进行核实诊断，指导病家消毒、隔离，进行流行病学调查 1 周后对病例进行第 1 次随访，督促检查措施落实情况；45 天后，进行第 2 次随访，观察患者转归。

托幼机构和学校中发现甲肝患者后，除对患者隔离治疗外，还应对其密切接触者进行医学观察，及早发现接触者中的发病情况，进行早期隔离治疗。严禁患病儿童和学生带病上课，痊愈后须持当地预防保健科或治疗医院的康复证明方可入托或返校。

### 5.2　切断传播途径

#### 5.2.1　消毒

（1）所属辖区的地段医院预防保健科对甲肝患者居住过的环境和生活环境（家庭、宿舍及托幼机构等）进行彻底消毒。对甲肝患者排泄物（粪便等）严格消毒后方可外排。

(2) 托幼机构、学校等集体单位出现甲肝疫情后要在疾病预防控制机构的指导下对其环境进行消毒。

(3) 对可能污染的自来水或自取水源进行消毒。

(4) 具体消毒方法参照卫生部《消毒技术规范(2002年版)》及相关规定。

#### 5.2.2 饮用水源和食品的管理

疫情暴发期间当地卫生行政部门及水源管理部门应加强合作确保饮水安全，疾病预防控制机构负责指导对水源的消毒，并要进行消毒效果的检测。严格执行饮食从业人员的准入制度。

#### 5.2.3 做好粪便管理

医疗机构要进行粪便无害化处理，病家的粪便要进行消毒处理，避免污染环境。

#### 5.2.4 禁止大型聚餐活动

在甲肝疫情暴发和突发公共卫生事件发生区域范围内，禁止大型聚餐活动直至疫情结束。

### 5.3 保护易感人群

#### 5.3.1 应急接种

发生疫情后，为控制甲肝疫情的进一步蔓延，保护易感人群，根据疫情流行状况和既往甲肝免疫状况等，评估疫情蔓延风险，确定接种范围和对象，根据《疫苗流通和预防接种管理条例》，按照“知情同意、自愿接种”的原则开展甲肝疫苗应急接种，采用甲肝灭活疫苗(18月龄以上)，间隔6个月接种2剂次。

#### 5.3.2 学校和托幼机构加强晨午检制度

幼托机构和学校加强考勤制度，对未到集体单位入托和上学的儿童应了解缺勤情况，及时掌握发病情况。

#### 5.3.3 健康宣传

开展多种形式预防甲肝的健康教育和卫生宣传活动，教育群众不喝生水、不吃生冷食品、饭前便后勤洗手、保持个人卫生，阻断粪-口传播途径，做好饮水卫生、食品卫生和环境卫生，增强自我保护意识，达到预防甲肝的目的。

# 6　标本采集与实验室检测

暴发疫情和突发公共卫生事件现场调查时，应开展病例标本采集工作。

## 6.1　采样种类

### 6.1.1　血清标本

病例数<10 例的暴发疫情，尽可能采集全部病例血清标本；病例数≥10 例的暴发疫情，采集 10 例病例标本即可。采集静脉血 5ml，离心后取上清液装至血清管中。血清样本应采集急性期与恢复期双份血清。血清样本保存在−20℃以下，冷藏条件运输。

### 6.1.2　粪便标本

采集潜伏期或急性期早期的患者粪便，−80～−20℃低温冻存待检。

## 6.2　样本检测

### 6.2.1　甲肝抗体检测

由区（县）疾病预防控制中心开展急性期血清检测抗-HAV IgM 抗体，双份血清检测抗-HAV IgG 抗体，标本采集 24 小时内进行检测和结果反馈。市疾病预防控制中心定期抽取部分疫情标本进行复核。

### 6.2.2　甲肝病原学检测

采集潜伏期或急性期早期的患者粪便、血清进行甲型肝炎病毒分离；采集患者潜伏期或急性期的粪便，以实时荧光 PCR 技术检测 HAV-RNA。

# 7　资料管理

地段医院预防保健科负责流行病学调查表的管理、录入数据，将数据库于每年 7 月 15 日、1 月 15 日报所在区（县）疾病预防控制中心；各区（县）疾病预防控制中心负责数据库的质量控制和传输，至少每半年整理一次并归档保存，于每年 7 月 20 日、1 月 20 日上报市疾病预防控制中心。充分利用资料撰写疫情调查总结、年终总结、阶段性疫情简报及其他临时性总结。市疾病预防控制中心在下年度第一个季度内完成甲肝预防控制工作的年终总结。

# 8 其他相关监测

人群病毒性肝炎感染率的监测：每隔 5 年抽取部分地区，进行自然人群的病毒性肝炎感染率调查。

# 9 评价指标

（1）病例接到报告 48 小时内调查处理及时率≥80％。

（2）标本送检反馈及时率≥80％。

（3）年传输上报个案数据库及时率≥80％。

（4）儿童甲肝疫苗接种率≥90％。

## 表 12-1　甲型肝炎疑似病例流行病学个案调查表

病例编号：__________　　　　　　收卡日期：______年______月______日

**一、患者基本情况**

1. 患者姓名：　　　　　联系方式：

   户主姓名：　　　　　家庭住址：

2. 患者性别：（1）男　（2）女

3. 患者年龄：　　　　岁

4. 与户主的关系：（1）户主（2）父子（女）　（3）母子（女）（4）兄弟姐妹（5）其他

5. 患者职业：（1）幼托儿童（2）散居儿童（3）学生（4）教师（5）保育员和保（6）餐饮食品业（7）公共场所服务人员（8）商业服务（9）医务人员（10）工人（11）农民工（12）农民（13）牧民（14）渔民（15）海员及长途驾驶员（16）干部职员（17）离退人员（18）家务及待业（19）不详（20）其他

6. 发病时间：______年______月______日

7. 就诊时间：______年______月______日

8. 本次就诊单位：（1）省级（2）地市（区）级（3）县市（区）级（4）乡（镇）级（5）村级

9. 初步诊断：（1）急性甲型肝炎　（2）急性戊型肝炎（3）甲、戊肝重叠感染

10. 诊断依据

    症状体征：（1）发热______℃　（2）恶心（3）呕吐　（4）腹痛　（5）头痛　（6）纳差　（7）厌油　（8）皮肤巩膜黄染　（9）尿黄

    肝功能：（1）正常（2）异常 ALT ______ IU AST ______ IU　（3）未做

    病毒感染标志：（1）抗 HAV IgM 阳性　（2）HAV-RNA 阳性　（3）抗 HEV 阳性　（4）HEV-RNA 阳性　（5）未检测

11. 本次发病前是否患过甲肝：（1）是（2）不是（3）不清楚　□

    患病日期：______年______月

    诊断单位：（1）省级（2）地市（区）级（3）县市（区）级（4）乡（镇）级

12. 本次发病前是否患过戊肝　（1）是（2）不是（3）不清楚　□

    患病日期：______年______月

    诊断单位：（1）省级（2）地市（区）级（3）县市（区）级（4）乡（镇）级

13. 甲肝疫苗接种史：（1）有　（2）无　（3）不清楚

    甲肝疫苗接种时间：第一针______年______月______日

    　　　　　　　　　第二针______年______月______日

**二、发病有关因素调查（以下项目仅调查，发病前 15～75 日内的情况）**

1. 是否与甲、戊型肝炎患者接触：（1）有　（2）无

   接触情况：（1）共同就餐（2）共同生活（3）护理（4）共同学习或玩耍（5）其他

2. 是否有不洁饮水史：（1）有　（2）无

   如果有，您怀疑：（1）喝生水（2）桶装水（3）瓶装矿泉水

3. 是否有不洁饮食史：（1）有　（2）无

   如果有，您怀疑：（1）生冷海鲜（2）瓜果凉菜（3）散装熟食

4. 您是否经常外出就餐：(1) 是 (2) 否

如经常外出就餐，您主要选择的餐馆卫生评级：

(1) A级及以上 (2) B级 (3) C级 (4) 未评级小餐馆 (5) 随便

**三、病家处理情况**

1. 患者是否住院： (1) 是 (2) 否
2. 是否指导消毒： (1) 是 (2) 否
3. 是否密切接触者接种甲肝疫苗： (1) 是 (2) 否 未种原因：__________

**密切接触者管理登记**

| 姓名 | 性别 | 年龄 | 与患者的关系 | 接触情况* | 疫苗预约接种日期 | 有无续发 | 备注 |
|---|---|---|---|---|---|---|---|
| | | | | | | | |
| | | | | | | | |
| | | | | | | | |
| | | | | | | | |
| | | | | | | | |
| | | | | | | | |
| | | | | | | | |
| | | | | | | | |

* (1) 共同就餐；(2) 共同生活；(3) 护理；(4) 共同学习或玩耍；(5) 其他。可续页

**四、随访情况**

1. 第一次随访（距首次访视 1 周后）：

1.1 时间：______年______月______日

1.2 最终诊断疾病名称：

1.3 密切接触者是否接种甲肝疫苗：(1) 是 (2) 否

2. 第二次随访（距首次访视 45 天后）：

2.1 时间：______年______月______日

2.2 患者是否康复（指症状、体征完全消失）：(1) 是 (2) 否

2.3 是否采血检测：(1) 是 (2) 否 (3) 未做

2.4 采血结果：肝功能 ALT ________ IU AST ________ IU

(1) 抗 HAV IgM 阳性 (2) 抗 HAV IgM 阴性 (3) 抗 HAV IgG 4 倍升高

2.5 患者出院日期：______ 年______月______日

2.6 患者复工、(复课) 日期：______年______月______日

2.7 密切接触者中是否出现续发病例：(1) 是 (2) 否

调查者__________________

调查单位__________________

调查日期　　　年　月　日

# 第 13 章　北京市乙型病毒性肝炎管理技术规范

乙型病毒性肝炎（简称乙肝）是由乙肝病毒（HBV）引起的乙类传染病，主要通过血液传播、母婴传播和性传播。我国于 1992 年开始在新生儿中普遍接种乙肝疫苗，2002 年将乙肝疫苗纳入儿童计划免疫。卫生部提出到 2005 年以省为单位，3 岁以下儿童乙肝病毒表面抗原（HBsAg）携带率≤2%。2006 年血清流行病学调查显示全人群 HBsAg 标化阳性率已经降至 3.02%，北京市人群 HBsAg阳性率已由 1992 年的中度流行（2%～7%，阳性标化率为 6.01%）向低流行（<2%）过渡。近年北京市人群乙肝发病率为（15.66～22.80）/10 万。为进一步做好北京市的乙肝控制工作，依据并参照《全国病毒性肝炎防治方案》、《消毒技术规范》（2002 年版）、《关于进一步规范入学和就业体检项目维护乙肝表面抗原携带者入学和就业权利的通知》、《乙型病毒性肝炎诊断标准》（WS299—2008）、《北京市卫生局关于开展乙型肝炎专项调查的通知》等制定本规范。

## 1　监测目的

（1）及时发现乙肝病例，采取针对性措施，预防和控制疫情。

（2）及时收集和分析乙肝发病情况及流行势态，为制定和调整有关策略和措施提供依据。

## 2　病例诊断分类

所有调查对象均依据卫生部发布的《中华人民共和国卫生行业标准》（WS299—2008）乙型病毒性肝炎诊断标准诊断。

### 2.1　急性乙肝

（1）近期出现无其他原因可解释的明显乏力和消化道症状，可有尿黄、眼黄和皮肤黄疸。

（2）肝脏生化检查异常，主要是血清 ALT 升高，可有血清胆红素升高。

（3）HBsAg 阳性。

（4）有明确的证据表明 6 个月内曾检测血清 HBsAg 阴性。

（5）抗-HBc IgM 阳性 1∶1000 以上。

(6) 肝组织学符合急性病毒性肝炎改变。

(7) 恢复期血清 HBsAg 阴转，抗 HBs 阳转。

(8) 疑似急性乙肝病例

符合下列任何一项可诊断：

① 同时符合 2.1 (1) 项和 2.1 (2) 项。

② 同时符合 2.1 (2) 项和 2.1 (3) 项。

(9) 确诊急性乙肝病例

符合下列任何一项可诊断：

① 疑似病例同时符合 2.1 (4) 项。

② 疑似病例同时符合 2.1 (5) 项。

③ 疑似病例同时符合 2.1 (6) 项。

④ 疑似病例同时符合 2.1 (7) 项。

## 2.2 慢性乙肝

(1) 急性 HBV 感染超过 6 个月仍 HBsAg 阳性或发现 HBsAg 阳性超过 6 个月。

(2) HBsAg 阳性持续时间不详，抗-HBc IgM 阴性。

(3) 慢性肝病患者的体征，如肝病面容，肝掌，蜘蛛痣，肝、脾肿大等。

(4) 血清 ALT 反复或持续升高，可有血浆白蛋白降低或（和）球蛋白升高、胆红素升高等。

(5) 肝脏病理学有慢性病毒性肝炎的特点。

(6) 血清 HBeAg 阳性或者可检出 HBV DNA，并排除其他导致 ALT 升高的原因。

(7) 疑似慢性乙肝病例

符合下列任何一项可诊断：

①符合 2.2 (1) 项和 2.2 (2) 项。

②符合 2.2 (1) 项和 2.2 (3) 项。

③符合 2.2 (1) 项和 2.2 (4) 项。

(8) 确诊慢性乙肝病例

符合下列任向一项可诊断：

① 同时符合 2.2 (1) 项、2.2 (4) 项和 2.2 (6) 项。

② 同时符合 2.2 (1) 项、2.2 (5) 项和 2.2 (6) 项。

③ 同时符合 2.2 (2) 项、2.2 (4) 项和 2.2 (6) 项。

④ 同时符合 2.2 (2) 项、2.2 (5) 项和 2.2 (6) 项。

## 2.3　乙肝肝硬化

（1）血清 HBsAg 阳性，或者有明确的慢性乙肝病史。

（2）血清白蛋白降低，或血清 ALT 或 AST 升高，或血清胆红素升高，伴有脾功能亢进［血小板和（或）白细胞减少］，或明确食管、胃底静脉曲张，或干性脑病或腹水。

（3）腹部B型超声、CT 或 MRI 等影像学检查有肝硬化的典型表现。

（4）肝组织学表现为弥漫性纤维化及假小叶形成。

（5）符合下列任何一项可诊断：

① 符合 2.3（1）项和 2.3（2）项。

② 符合 2.3（1）项和 2.3（3）项。

③ 符合 2.3（1）项和 2.3（4）项。

## 2.4　乙肝病毒相关原发性肝细胞癌

（1）血清 HBsAg 阳性，或有慢性乙肝病史。

（2）一种影像学技术（B超、CT、MRI 或血管造影）发现 $>$2cm 的动脉多血管性结节病灶，同时 AFP $\geqslant$ 400$\mu$g/L，并能排除妊娠、生殖系胚胎源性肿瘤及转移性肝癌。

（3）两种影像学技术（B超、CT、MRI 或血管造影）均发现 $>$2cm 的动脉多血管性结节病灶。

（4）肝脏占位性病变的组织学证实为肝细胞癌。

（5）符合下列任何一项可诊断：

① 符合 2.4（1）项和 2.4（2）项。

② 符合 2.4（1）项和 2.4（3）项。

③ 符合 2.4（1）项和 2.4（4）项。

## 2.5　慢性 HBV 携带者

（1）血清 HBsAg 阳性史6个月以上。

（2）1年内连续随访3次或以上，血清 ALT 和 AST 均在正常范围，且无慢性肝炎的体征，如肝掌，蜘蛛痣，肝、脾肿大等。

（3）HBeAg 阳性，血清 HBV DNA 可检出。

（4）肝组织学检查无明显炎症、坏死和纤维化。

（5）疑似病例：符合 2.5（1）项、2.5（2）项和 2.5（3）项。

（6）确诊病例：疑似病例同时符合 2.5（4）项。

### 2.6 非活动性 HBsAg 携带者

（1）血清 HBsAg 阳性 6 个月以上。

（2）1 年内连续随访 3 次或以上，血清 ALT 和 AST 均在正常范围。

（3）血清 HBeAg 阴性，抗-HBc 阳性或阴性，血清 HBV DNA 检测不到。

（4）肝脏组织学检查无明显炎症或炎症轻微。

（5）疑似病例：符合 2.6（1）项、2.6（2）项和 2.6（3）项。

（6）确诊病例：疑似病例同时符合 2.6（4）项。

## 3 疫情报告

### 3.1 疫情性质分类

#### 3.1.1 散发病例

散发病例是指各病例间在发病时间和地点方面无明显联系，表现为散在发生。

#### 3.1.2 暴发疫情

以行政村、居委会、集体机构等为单位，6 个月内发生 5 例及以上有流行病学联系的急性乙肝病例为暴发疫情。

#### 3.1.3 突发公共卫生事件

1 周内在一个区（县）内急性乙肝发病水平超过前 5 年平均发病水平 1 倍以上为突发公共卫生事件。

### 3.2 病例报告

乙肝为乙类传染病，应按照《中华人民共和国传染病防治法》规定进行报告。

（1）医疗机构在做出乙肝诊断时，如已知该病例曾经作出诊断并被报告过，则本年度不再进行报告；

（2）如果对该病例的报告情况不清楚，或在同年内多次接诊该病例（包括复发病例），则仅对首次就诊病例进行一次报告，再次就诊且诊断结果未发生变更时则不再进行报告。

（3）发现乙肝病毒携带者，可不进行网络直报，但需进行登记，以周为单位报告至属地的区（县）级疾病预防控制中心的传染病监测或管理机构。

### 3.3　报告时限

责任疫情报告人和报告单位发现散发病例后，应于 24 小时内进行网络直报并填写传染病报告卡。

责任疫情报告人和报告单位发现暴发疫情和突发公共卫生事件后，应在 2 小时内以最快方式（电话、传真等）向所属地区疾病控制机构进行报告，待核实疫情后由本级疾病预防控制机构立即向上级疾病预防控制机构和本级卫生行政部门报告。

## 4　疫情调查处理

### 4.1　散发疫情

急性乙肝散发病例城区 24 小时、农村 48 小时内由病例住址所属的地段医院预防保健科完成流行病学调查，填写病例调查表（表 13-1），并将流调资料录入个案数据库。对患者及其家人进行健康教育，指导日常消毒，对易感者及高危人群建议接种乙肝疫苗。发生外籍病例疫情时，可要求区（县）疾病预防控制中心一同参与疫情处理。慢性乙型肝炎病例不作调查处理要求。

对确诊的急性乙肝病例应完成 3 次访视，首次访视进行核实诊断，指导病家消毒、隔离，进行流行病学调查。1 周后第 2 次访视，督促检查措施落实情况。半年后，进行第 3 次访视，观察患者转归及密切接触者有无续发病例。疾病预防控制机构应对预防保健科访视管理质量定期检查。

### 4.2　暴发疫情和突发公共卫生事件

接到暴发疫情和突发公共卫生事件疫情报告后，由病例住址所属的区（县）疾病预防控制中心、相关部门立即开展流行病学调查，共同处理疫情。对已发生的全部病例进行个案调查，填写个案调查表（表 13-1），并将流调资料录入个案数据库。通过病例调查找寻可疑传播因素，分析与发病的相关关系，多方面加以论证。在追踪可疑传染源和传播途径时，可配合病原学、血清学和卫生学检测进一步确定。

## 5　标本采集与检测

（1）各级医院对本单位报告的急性乙肝和乙肝未分类病例采集血标本并分离血清 2ml 放置于血清冻存管中，－20℃保存。

（2）医院所在地区（县）疾病预防控制中心负责到医院收集急性乙肝和乙肝未分类病例血清标本，填写“乙肝病例标本送检单”（表 13-2），于每周五送市疾病预防控制中心免疫预防所。

（3）市疾病预防控制中心接到标本后及时检测乙肝五项指标，并对抗-HBcIgM 抗体进行 1∶1000 稀释检测。

（4）市疾病预防控制中心于 15 个工作日内将检测结果反馈至医院所在地区（县）疾病预防控制中心，并由医院所在地区（县）疾病预防控制中心将结果反馈至报卡医院。报卡医院在收到结果后应在 3 个工作日内完成报告卡的订正工作。报告卡应明确填写病例抗-HBc IgM 抗体 1∶1000 检测结果、ALT 检测值。

（5）病例所在地区（县）疾病预防控制中心应在急性乙肝病例发病后 6～8 个月采集病例血标本并分离血清 2ml 放置于血清冻存管中，－20℃保存，送市疾病预防控制中心免疫所检测乙肝五项指标。

# 6 疫情控制措施

## 6.1 隔离传染源

建议患者住院隔离治疗，不能住院者可开设家庭病床隔离治疗。乙肝可不定隔离日期，如需住院治疗，也不宜以 HBsAg 阴转或肝功能完全恢复正常为出院标准，只要病情稳定，即可出院。乙肝患者的居住地及活动区域不必进行特殊消毒处理，如果有被乙肝患者血液或体液污染的物品，使用前需严格消毒，以防止乙肝传播。具体消毒方法见卫生部《消毒技术规范》。

## 6.2 切断传播途径

乙肝以血液传播为主，如输血、血制品，未经充分消毒的医疗器械引起的医源性传播（如注射器、采血针、针灸针、拔牙器、内窥镜、肾透析）和日常生活中共用剃须刀、牙刷等。乙肝母婴传播和性传播均为重要传播途径。

## 6.3 保护易感人群

应急接种：在疫情性质确定后，对密切接触者完成免疫接种工作。乙肝密切接触者采用乙肝疫苗预防（按照 0、1、6 个月的程序进行全程接种），必要时可使用乙肝高效价免疫球蛋白注射。

# 7　经常性预防控制措施

## 7.1　常规免疫

按照0、1、6个月程序进行全程接种。

## 7.2　入托、入学、入职人员乙肝患者的管理

根据人社部、教育部、卫生部《关于进一步规范入学和就业体检项目维护乙肝表面抗原携带者入学和就业权利的通知》中要求，入托、入学、入职体检中，非特殊行业要求，取消HBsAg检测，只对ALT进行检测。对ALT异常人员，暂缓入托、入学、入职，待复查正常后可正常学习、工作。

## 7.3　献血员管理

献血员应在每次献血前进行体格检查，检测ALT、HBsAg，凡ALT异常和（或）HBsAg阳性者不得献血。为增加HBV检出的敏感性，有条件的地区可以开展HBV DNA的检测工作，但其不能代替常规的ALT和HBsAg检测。

## 7.4　乙肝病毒携带者的管理

乙肝病毒携带者不按现症肝炎患者处理，可照常工作和学习，携带者要注意个人卫生、经期卫生及行业卫生，防止自身唾液、血液和其他分泌物污染周围环境、传染他人，所用食具、修面用具、牙刷、盥洗用具应与健康人分开。

## 7.5　高危人群

人群对乙肝普遍易感，乙肝由于暴露机会的关系，其高危人群为医务人员、静脉吸毒者、血友病、透析患者、同性恋者、多性伴者、器官移植者等。应认真落实《北京市乙肝疫苗免疫管理规程（2009年版）》（京卫疾控字［2009］83号）中的相关要求，做好乙肝疫苗的接种工作，特别是配偶HBsAg阳性的新婚易感者、经常接触血液的重点科室的医务人员以及乙肝患者和乙肝病毒携带者的密切接触者。

## 7.6　防止医源性传播

各级医疗卫生单位应加强消毒防护措施。各种医疗及预防注射（包括皮试、卡介苗接种等）应实行一人一针一管，各种医疗器械及用具应实行一人一用一消毒（如采血针、针灸针、手术器械、划痕针、探针、各种内窥镜及口腔科钻头等）。尤其应严格对带血污染物的消毒处理。对透析病房，应加强卫生管理，对

确诊及疑似乙肝病例进行医疗和预防注射时，要求使用一次性注射器。

### 7.7 阻断母婴传播

妇产科医务人员应向 HBsAg 阳性的育龄妇女广泛宣传防止将乙肝传染其婴儿及其他人群的注意事项。应将 HBsAg 列入产前常规检查项目。对 HBsAg 阳性的孕妇，应设专床分娩，产房所有器械要严格消毒，病房应做到床边隔离。建议 HBeAg 阳性的孕妇到设有产科的传染病专科医院进行分娩。对 HBsAg 阳性的孕妇所生的婴儿，应及时注射乙肝免疫球蛋白（HBIG）和乙肝疫苗，如果没有接种乙肝免疫球蛋白，应及时并全程接种乙肝疫苗。HBV DNA 阴性的母亲，婴儿在及时接种乙肝免疫球蛋白和（或）乙肝疫苗后，可以进行哺乳；HBV DNA 阳性或 HBeAg 阳性的母亲应采用人工喂养方式。乳头有损伤的 HBsAg 阳性产妇应暂停哺乳。

## 8 资料管理

预防保健科负责管理病例个案调查表，及时录入和传输病例调查表至数据库，每季度传至区（县）疾病预防控制中心，区（县）疾病预防控制中心应充分利用疫情资料撰写乙肝流行情况分析、年终总结、阶段性疫情简报及其他临时性总结，并上报市疾病预防控制中心。

## 9 疫情监测

人群病毒性肝炎感染率的监测：每隔 5 年将抽取部分地区，进行自然人群的感染率调查。

按《北京市乙肝疫苗免疫工作管理规程》进行乙肝疫苗基础免疫成功率监测及乙肝疫苗接种率监测，重点对 HBsAg 阳性母亲的儿童进行免疫后抗体的监测。

## 10 评价指标

（1）基础免疫合格接种率≥95％。

（2）首针及时接种率≥90％。

（3）病例接到报告 48 小时内调查处理及时率≥80％。

（4）急性乙肝病例个案流行病学调查率≥80％。

（5）急性乙肝和乙肝未分类病例采血率≥95％。

（6）传染病报告卡“附卡”信息填写完整率≥95%。

（7）病例ALT检测率≥95%。

（8）急性乙肝发病后6～8个月采血率≥95%。

## 表 13-1 乙型肝炎病例流行病学个案调查表

病例编号（报告卡编号）：□□□□□□□□□□□□□□□□□□□□□□□

调查单位所在区（县）编码：□□□□□□□

调查单位类别：①医疗机构②疾控机构□

调查单位级别：①乡（镇）级②区（县）级③地市级④省级□

### 第一部分 基本情况

A1 患者姓名：（患儿家长姓名：）

A2 民族：□ ①汉族 ②蒙古族 ③藏族 ④维吾尔族 ⑤壮族 ⑥回族 ⑦满族
⑧其他（请注明）________________

A3 文化程度：□
①小学及以下 ②初中 ③高中（中专） ④大专 ⑤本科及以上

A4 婚姻：□
①未婚 ②已婚 ③离异 ④同居 ⑤丧偶

A5 居住地址：__________________________________

A6 居住地类型：□ ①城镇 ②农村

A7 联系电话：________________________

A8 诊断单位级别：□
①村级医生 ②乡镇医院 ③区（县）级医院 ④地市级医院 ⑤省级医院

A8 实验室检测结果：

A9.1 HBsAg 阳性时间：□
①>6 个月 ②6 个月内由阴性转为阳性 ③ 既往未检测或结果不详

A9.2 首次出现乙肝症状和体征的时间：□
①年、月 ②无症状

A9.3 本次 ALT：__________________ U/L

A9.4 抗 HBc IgM 1∶1000 检测结果：□
①阳性 ②阴性 ③未检测

A9.5 肝穿检测结果：□
①急性病变 ②慢性病变 ③未检测

### 第二部分 既往免疫史及肝病史

B1 乙肝免疫史

B1.1 是否接种过乙肝疫苗 □
①否 ②是 ③不清楚

B1.2 如接种过乙肝疫苗，打过几针 □
①1 针 ②2 针 ③3 针 ④超过 3 针 ⑤记不清

B1.3 如接种过乙肝疫苗，请填写接种时间（超过 3 针者请填写最后 3 针接种时间）
第一针：年月日 □□□□□□□□

第二针：年月日　□□□□□□□□

第三针：年月日　□□□□□□□□

B1.4 接种乙肝疫苗最后一针 1～2 个月后，是否检测过抗 HBs □

①阴性　②阳性　③不清楚

B1.5 您是否接种过乙肝高效价免疫球蛋白 □

①未接种过　②接种过　③不清楚

B1.6 乙肝高效价免疫球蛋白接种时间？年月日　□□□□□□□□

B2 既往肝病史

B2.1 您是否曾经被明确诊断过以下“肝病”（可多选）　□

①否　②甲肝　③乙肝　④丙肝　⑤戊肝　⑥肝硬化

⑦肝癌　⑧酒精性肝病　⑨其他（注明：）____________

## 第三部分　急性乙肝病例危险因素暴露史（半年以内）

C1 日常密切接触者中是否有乙肝患者或表面抗原携带者？□

①无　②有　③不详

C1.1 如有，是谁？(可多选) □

①母亲　②父亲　③配偶　④性伴侣　⑤子女　⑥兄弟姐妹　⑦其他（请注明）______

C2 是否与他人共用剃须刀？□

①否　②是　③不清楚

C3 是否与他人共用牙刷？□

①否　②是　③不清楚

C4 有无手术治疗史：□

①无　②有（具体地点）__________③不清楚

C5 有无拔牙、补牙、洗牙等口腔诊疗史：□

①无　②有（具体地点）__________③不清楚

C6 有无内窥镜（胃镜、肠镜、支纤镜、腹腔镜等）医学诊疗史：□

①无　②有（具体地点）__________③不清楚

C7 有无输血（或血制品）史：□

①无　②有（具体地点）__________③不清楚

C8 有无有偿献血史：□

①无　②有（具体地点）__________③不清楚

C9 有无针灸治疗：□

①无　②有（具体地点）__________③不清楚

C10 有无与他人共用注射器史：□

①无　②有　③不清楚

C11 您曾去美容院做过创伤性治疗（文眉、眼线、唇线、文身、打耳洞等）吗？口

①无　②有（具体地点）__________③不清楚

C12 您经常去理发店修面或刮胡须吗？□

①不 ②1 次/周 ③2 次/周 ④3 次/周 ⑤3 次以上/周

C13 您经常去洗浴场所或足浴店修脚吗？□

①从不 ②1 次/月 ③2 次/月 ④3 次/月 ⑤3 次以上/月

调查单位：______________________________ 调查者：__________________________

调查时间：____________年______月______日 审核者：__________________________

**表 13-2　乙肝病例标本送检单**

| 报告卡编号 | 患者姓名 | 患儿家长姓名 | 性别 | 患者联系电话 | 出生日期 | 发病日期 | 诊断日期 | 病例分类（急/慢性） | 报告医院 | 患者所属区（县） | 采样日期 |
|---|---|---|---|---|---|---|---|---|---|---|---|
| | | | | | | | | | | | |
| | | | | | | | | | | | |
| | | | | | | | | | | | |
| | | | | | | | | | | | |
| | | | | | | | | | | | |
| | | | | | | | | | | | |
| | | | | | | | | | | | |
| | | | | | | | | | | | |
| | | | | | | | | | | | |
| | | | | | | | | | | | |
| | | | | | | | | | | | |

送检单位：__________疾病预防控制中心　送检日期：__________年______月______日

# 第 14 章　北京市疫苗使用与管理规范

本规范依据《疫苗流通和预防接种管理条例》、《预防接种工作规范》、《疫苗储存和运输管理规范》及《药品管理法》制定。

## 1　疫苗分类

根据《疫苗流通和预防接种管理条例》，疫苗分为第一类疫苗和第二类疫苗。

第一类疫苗，是指政府免费向公民提供，公民应当依照政府的规定受种的疫苗，包括国家免疫规划确定的疫苗、省级人民政府在执行国家免疫规划时增加的疫苗，以及县级以上人民政府或者其卫生行政部门组织的应急接种或者群体性预防接种所使用的疫苗。

第二类疫苗，是指由公民自费并且自愿受种的其他疫苗。

## 2　疫苗使用计划的制订

### 2.1　第一类疫苗需求计划的制订和下发

北京市疾病预防控制中心根据《北京市免疫规划疫苗免疫程序》和北京市预防、控制传染病的发生、流行的需要，制订北京市第一类疫苗的使用计划，并做好第一类疫苗的分发组织工作。

#### 2.1.1　制订计划的依据

(1)《北京市免疫规划疫苗免疫程序》。

(2) 北京市免疫规划疫苗针对传染病发病水平、人群免疫状况以及开展强化免疫、查漏补种、应急接种等特殊免疫活动的计划。

(3) 北京市总人口数、出生率、各年龄组人数及适龄的流动人口数。

(4) 疫苗运输、储存形式与能力。

(5) 上年年底疫苗库存量。

(6) 疫苗损耗系数：由市疾病预防控制机构根据接种服务形式、接种周期、疫苗包装类型、规格等确定。

疫苗损耗系数＝疫苗使用数÷（基础免疫每剂次疫苗接种剂量×基础免疫人次数＋加强免疫每剂次疫苗接种剂量×加强免疫人数）。

#### 2.1.2　制订计划的内容和方法

（1）计划内容包括疫苗品种、规格、数量、供应渠道和供应方式等。

（2）疫苗使用量按下式计算：

① 疫苗年使用量＝（基础免疫使用量＋加强免疫使用量＋特殊免疫使用量）－上年年底库存量

② 基础免疫疫苗年使用量＝（出生儿童数＋流动儿童数＋漏种儿童数）×每剂次剂量×免疫次数×损耗系数

③ 加强免疫疫苗年使用量＝加强年龄组人口数之和×每剂次剂量×免疫次数×损耗系数

④ 特殊免疫使用量＝特殊免疫人口数×每剂次剂量×免疫次数×损耗系数

制订疫苗使用计划时，除按上述公式计算外，还要适当增加一定数量的机动疫苗和突发疫情应急接种的疫苗。

#### 2.1.3　制订第一类疫苗使用计划的程序

接种单位应于每年 3 月 15 日前，根据预防接种工作的需要，制定下一年第一类疫苗需求计划（表 14-2），并上报所属区（县）疾病预防控制中心；区（县）疾病预防控制中心汇总、审核后，于每年 4 月 1 日前将本区（县）下一年第一类疫苗需求计划上报市疾病预防控制中心；市疾病预防控制中心汇总、审核后，结合下一年预计开展工作情况，制定全市疫苗需求计划，撰写专项经费预算项目书。

#### 2.1.4　第一类疫苗的采购与下发

（1）第一类疫苗由市卫生局组织进行政府采购。

（2）市疾病预防控制中心委托具有疫苗第三方物流资质的物流公司每旬按照区（县）疾病预防控制中心上报的配送计划将疫苗分发到全市各预防接种门诊。

（3）预防接种门诊不得向其他单位或者个人分发第一类疫苗。

### 2.2　第二类疫苗需求计划的制订和下发

#### 2.2.1　第二类疫苗购买计划的制订与报告

接种单位根据预防接种工作的需要，于每年 3 月 15 日前完成本年度第二类疫苗购买计划（表 14-3）的制订，并上报区（县）疾病预防控制中心；区（县）疾病预防控制中心汇总后于 4 月 1 日前上报市疾病预防控制中心，同时报告本区（县）卫生局；市疾病预防控制中心汇总后存档备查。

### 2.2.2 第二类疫苗的采购与下发

（1）第二类疫苗的遴选：由市疾病预防控制中心组织专家对本市使用的第二类疫苗进行论证。

（2）第二类疫苗由市疾病预防控制中心按照专家论证意见统一采购。

（3）市疾病预防控制中心委托具有第三方疫苗物流资质的物流公司每旬按照区（县）疾病预防控制中心上报的配送计划将疫苗分发到全市各预防接种门诊。

（4）按照疫苗使用需求逐级领取，即市疾病预防控制中心→区（县）疾病预防控制中心→预防接种门诊。

# 3 疫苗管理

北京市使用的第一类疫苗由北京市卫生局组织实施政府采购，第二类疫苗由市疾病预防控制中心按照专家遴选意见统一采购。各级疾病预防控制中心及接种单位均必须按照相关法律法规和政府有关文件的规定，建立健全疫苗管理制度，由专人负责做好疫苗的储存、分发和运输工作。

## 3.1 疫苗的接收

（1）各级疾病预防控制中心在接收第一类疫苗或者购进第二类疫苗时，应当进行查验、审核以下文件，并索取加盖供货单位印章的文件复印件。

a. 疫苗生产企业的“药品生产许可证”和“GMP 证书”。

b. 疫苗经营企业的“疫苗经营许可证”、“GSP 证书”等企业资质。

c. 进口疫苗生产企业如需经销售代理商销售产品的必须提供与销售代理商之间的委托销售文件。

d.“药品注册批件”或“进口药品注册证”。

e.“进口药品通关单”。

f. 由药品检验机构依法签发的生物制品批签发合格证。

g. 疫苗物价备案文件。

h. 疫苗运输温度记录单。

物流配送单位的疫苗交接单应用 A4 标准纸，以便接种门诊装订存档。运输温度记录单应采用打印方式。以上文件保存至超过疫苗有效期 2 年备查。

（2）各级疾病预防控制中心和接种单位应当查验疫苗的冷运条件。在规定的冷运要求下运输的疫苗，方可接收。

（3）各级疾病预防控制中心、接种单位在接收疫苗时，应对疫苗品种、剂型、批准文号、数量、规格、批号、有效期、温度记录、供货单位及生产厂商资质、质量状况等内容进行核对，做好记录。保存至超过疫苗有效期 2 年备查。

### 3.2　疫苗的储存与运输

(1) 各级疾病预防控制中心根据全市的免疫策略、年度工作计划、接种服务形式、冷链储存条件及应急接种需要等情况确定免疫规划疫苗储存数量。原则上各级疫苗储存量为：市级 6 个月，区（县）级 2 个月，接种单位不得超过 1 个月，接种单位派出机构不得存储疫苗。第二类疫苗则应根据各级单位常年使用情况确定常备库存量。

(2) 疫苗应按品种、批号分类码放。对储存生物制品的冰箱、冷库或房间应加锁保管。

(3) 疫苗的储存和运输温度要求按照药典和疫苗使用说明书的规定执行。运输疫苗时应使用冷藏车，并在 2～8℃条件下运输。未配冷藏车的单位在领发疫苗时要将疫苗放在冷藏箱中运输。运输过程中有动态温度记录。

### 3.3　疫苗分发领取的注意事项

(1) 领取或分发疫苗时要遵循“先产先出、先进先出、近效期先出”的原则，有计划地分发。

(2) 疾病预防控制中心和接种单位，应当建立真实、完整的购进、分发、供应疫苗记录（表 14-4）。记录应当保存至超过疫苗有效期 2 年备查。

(3) 疾病预防控制中心下发疫苗的同时，应主动提供加盖本单位印章的疫苗批签发或批检验证明文件复印件，进口疫苗还应当提供加盖本单位印章的“进口药品通关单”复印件。

(4) 当第二类疫苗价格发生调整，市疾病预防控制中心应及时书面通知各区（县）疫苗的新价格、执行时间，并备案。

(5) 疾病预防控制机构和接种单位要经常核对疫苗进出库情况，日清月结，每半年盘点 1 次，做到账、苗相符。

(6) 第一类疫苗使用量统计月（年）报表及第二类疫苗使用量统计月（年）报表与接种率月报同时逐级上报、汇总、统计。

(7) 过期疫苗或失效疫苗由接种单位向区（县）疾病预防控制中心报告备案，并按医疗废弃物相关要求统一处理。

**表 14-1　北京市推荐疫苗免疫程序**

| 疫苗名称 | 适用人群与接种次数 |
|---|---|
| B型流感嗜血杆菌结合疫苗 | 6个月以下儿童注射3剂次，间隔1～2个月，一年后加强1次；6～12个月儿童注射2剂次，间隔1个月，于出生后第2年加强1次；1～5岁儿童注射1剂次 |
| 水痘疫苗 | 1～12岁儿童接种1剂次，13岁以上接种2剂次，间隔6～10周 |
| 7价肺炎球菌结合疫苗 | 3～6月龄婴儿接种3剂次，3月龄、4月龄、5月龄各1剂次，每次至少间隔1个月；7～11月龄婴儿接种2剂次，每次至少间隔1个月；12～23月龄婴儿接种2剂次，每次至少间隔2个月；24月龄至5岁儿童接种1剂次 |
| 23价肺炎球菌多糖疫苗 | 用于2岁以上体弱多病儿童、中老年人或有慢性疾患的人群，注射1针，高危人群5年后加强一次，健康人不需加强 |
| 流感疫苗 | 6～35月龄儿童注射2针，间隔1个月，每针0.25ml；3岁以上儿童或成人注射1针，每针0.5ml。该疫苗在每年9～12月接种 |
| 狂犬病疫苗 | 犬类动物咬伤或抓伤者按0天、3天、7天、14天、28天（或30天）程序接种，越早接种越好，咬伤严重者在医生指导下酌情加用抗狂犬病血清；特殊职业人群或宠物饲养者按0天、7天、21天（或28天）程序做预防注射，以后根据抗体检查结果加强 |
| 轮状病毒疫苗 | 2个月至3岁以内婴幼儿每年口服1次 |
| 霍乱疫苗 | 2岁或2岁以上儿童、青少年和有接触及传播危险的成人初次免疫者分别于0天、7天、28天口服，每次1粒，接受过免疫人员可视疫情于流行季节前加强1次 |

注：表中疫苗全部为自费疫苗、自愿接种，必须在医生指导下进行接种

表14-2　第一类疫苗______年度需求计划表(通用)

填报单位名称:______________(盖章)　填表人:__________　负责人:__________　填表日期:_____年_____月_____日

| 生物制品名称 | 剂量单位 | 基础免疫应种人数 | 加强免疫应种人数 | | | | | | | | | | | 损耗系数 | 共需用疫苗数 | 订货量 |
|---|---|---|---|---|---|---|---|---|---|---|---|---|---|---|---|---|
| | | | 18～24月龄 | 2岁 | 3岁 | 4岁 | 6岁 | 小四 | 初一 | 初三 | 大一进京新生 | 其他 | 合计 | | | |
| 卡介苗 | 支 | | | | | | | | | | | | | | | |
| 乙肝 | 支 | | | | | | | | | | | | | | | |
| 甲肝 | 支 | | | | | | | | | | | | | | | |
| 脊灰 | 粒 | | | | | | | | | | | | | | | |
| 无细胞百白破 | 支 | | | | | | | | | | | | | | | |
| 白破 | 支 | | | | | | | | | | | | | | | |
| 麻风二联 | 支 | | | | | | | | | | | | | | | |
| 麻风腮 | 支 | | | | | | | | | | | | | | | |
| 麻疹 | 支 | | | | | | | | | | | | | | | |
| 乙脑 | 支 | | | | | | | | | | | | | | | |
| 流脑 A | 支 | | | | | | | | | | | | | | | |
| 流脑 A+C | 支 | | | | | | | | | | | | | | | |

填表说明:1."其他"是指其他特殊人群的应种人数。　2. 共需用疫苗数=(基础免疫人数+加强免疫人数)×剂量单位×疫苗损耗系数。
3. 疫苗损耗系数应根据本辖区具体情况,并参照全市系数范围定出。　4. 订货量根据共需用疫苗数减去上年估计疫苗库存数定出

## 表 14-3　第二类疫苗______年度购买计划表（通用）

填报单位名称：________________________（盖章）

填表人__________　负责人__________　填表日期__________年______月______日

| 疫苗名称 | 企业名称 | 剂量单位 | 需用疫苗数 | 库存疫苗量 |
|---|---|---|---|---|
| HIB | | 支 | | |
| | | | | |
| 水痘 | | 支 | | |
| | | | | |
| 轮状病毒 | | 支 | | |
| | | | | |
| 甲肝（儿） | | 支 | | |
| | | | | |
| 甲肝（成） | | 支 | | |
| | | | | |
| 乙肝 | | 支 | | |
| | | | | |
| 甲乙肝联合 | | 支 | | |
| | | | | |
| 麻风腮 | | 支 | | |
| | | | | |
| 流感（儿） | | 支 | | |
| | | | | |
| 流感（成） | | 支 | | |
| | | | | |
| 23 价肺炎 | | 支 | | |
| | | | | |
| 7 价肺炎 | | 支 | | |
| | | | | |
| 狂犬病疫苗 | | 支 | | |
| | | | | |
| | | | | |
| | | | | |
| | | | | |
| | | | | |
| | | | | |
| | | | | |
| | | | | |
| | | | | |

填表说明：第二类疫苗的购买与使用应严格执行《北京市免疫规划工作技术规范》

## 表 14-4 预防用生物制品领发登记表（通用）

疫苗名称____________ 生产厂家____________ 剂型：液体□ 冻干□ 糖丸□
疫苗规格____________ 疫苗批号____________ 疫苗失效期______年____月____日
批准文号____________ 进货价格________元/支
批签发合格证明编号________________ 进口疫苗通关单编号________________
填表单位 ________________ 填表人________________

| 领发日期 | 出入库类型 | 疫苗数量 | 库存数量 | （来源/去向）单位 | 对方经手人 | 本方经手人 |
|---|---|---|---|---|---|---|
| | | | | | | |
| | | | | | | |
| | | | | | | |
| | | | | | | |
| | | | | | | |
| | | | | | | |
| | | | | | | |
| | | | | | | |
| | | | | | | |
| | | | | | | |
| | | | | | | |
| | | | | | | |
| | | | | | | |
| | | | | | | |
| | | | | | | |
| | | | | | | |

填表说明：1. 出入库类型是指：①进苗；②下级退回；③发苗；④报废；⑤退回上级等疫苗出入库操作，需填写明确。其中①、②为入库；③～⑤为出库。

2. 当出入库类型为入库时，单位是指疫苗来源单位；当出入库类型为出库时，单位是指疫苗去向单位。

3. 每种疫苗的同一批号填写一张表

表 14-5 ________年______月第一类疫苗使用量统计月(年)报表(通用)

报告单位:________________(盖章)　填报人:______　负责人:______　报告日期:______年______月______日

| 疫苗名称 | 剂量单位 | 上月(年)底接种单位库存数(1) | 上月(年)底区CDC库存数(2) | 本月(年)入库数(3) | 本月(年)出库数(4) | 本月(年)退入库数(5) | 本月(年)退出库数(6) | 本月(年)基础免疫接种人(次)数(7) | 本月(年)加强免疫接种人(次)数(8) | 本月(年)应急接种人(次)数(9) | 本月(年)实际使用疫苗数(10) | 本月(年)疫苗损耗数(11) | 疫苗损耗率%(12) | 本月(年)过期疫苗数(13) | 本月(年)底接种单位库存数(14) | 本月(年)底区CDC库存数(15) | 总计库存(16) |
|---|---|---|---|---|---|---|---|---|---|---|---|---|---|---|---|---|---|
| 卡介苗 | 支 | | | | | | | | | | | | | | | | |
| 乙肝 | 支 | | | | | | | | | | | | | | | | |
| 甲肝 | 支 | | | | | | | | | | | | | | | | |
| 脊灰 | 粒 | | | | | | | | | | | | | | | | |
| 无细胞百白破 | 支 | | | | | | | | | | | | | | | | |
| 白破 | 支 | | | | | | | | | | | | | | | | |
| 麻疹 | 支 | | | | | | | | | | | | | | | | |
| 麻风二联 | 支 | | | | | | | | | | | | | | | | |
| 麻风腮 | 支 | | | | | | | | | | | | | | | | |
| 流脑 | 支 | | | | | | | | | | | | | | | | |

续表

| 疫苗名称 | 剂量单位 | 上月（年）底接种单位库存数（1） | 上月（年）底区CDC库存数（2） | 本月（年）入库数（3） | 本月（年）出库数（4） | 本月（年）退入库数（5） | 本月（年）退出库数（6） | 本月（年）基础免疫接种人（次）数（7） | 本月（年）加强免疫接种人（次）数（8） | 本月（年）应急接种人（次）数（9） | 本月（年）实际使用疫苗数（10） | 本月（年）疫苗损耗数（11） | 疫苗损耗率%（12） | 本月（年）过期疫苗数（13） | 本月（年）底接种单位库存数（14） | 本月（年）底区CDC库存数（15） | 总计库存（16） |
|---|---|---|---|---|---|---|---|---|---|---|---|---|---|---|---|---|---|
| 流脑 A+C | 支 | | | | | | | | | | | | | | | | |
| 乙脑 | 支 | | | | | | | | | | | | | | | | |
| 水痘 | 支 | | | | | | | | | | | | | | | | |
| 出血热 | 支 | | | | | | | | | | | | | | | | |
| | | | | | | | | | | | | | | | | | |
| | | | | | | | | | | | | | | | | | |
| | | | | | | | | | | | | | | | | | |
| | | | | | | | | | | | | | | | | | |

填表说明：1. 本表根据疫苗领发登记和接种情况统计。

2. 表中数据的逻辑关系如下：(10) = [(7) + (8)+(9)]×剂量单位；(12) = (11)÷(10)×100%；

(16) = (1) + (2) +(3)+(5)−(4) −(6)−(10)−(11)−(13)=(14)+(15)

**表 14-6 ________年______月第二类疫苗使用量统计月(年)报表(通用)**

报告单位:______(盖章)______ 填报人:______ 负责人:______ 报告日期:____年____月____日

| 疫苗名称 | 企业简称 | 剂量单位 | 上月(年)底接种单位库存数(1) | 上月(年)底区CDC库存数(2) | 本月(年)入库数(3) | 本月(年)出库数(4) | 本月(年)退入库数(5) | 本月(年)退出库数(6) | 本月(年)实际使用疫苗(7) | 本月(年)报告接种人数(8) | 本月(年)已处理过期或破损数(9) | 本月(年)底接种单位库存数(10) | 本月(年)底区CDC库存数(11) | 总计库存(12) |
|---|---|---|---|---|---|---|---|---|---|---|---|---|---|---|
| HIB | | 支 | | | | | | | | | | | | |
| | | | | | | | | | | | | | | |
| 水痘 | | 支 | | | | | | | | | | | | |
| | | | | | | | | | | | | | | |
| 轮状病毒 | | 支 | | | | | | | | | | | | |
| | | | | | | | | | | | | | | |
| 成人甲肝 | | 支 | | | | | | | | | | | | |
| | | | | | | | | | | | | | | |
| 儿童甲肝 | | 支 | | | | | | | | | | | | |
| | | | | | | | | | | | | | | |
| 乙肝 | | 支 | | | | | | | | | | | | |
| | | | | | | | | | | | | | | |
| 甲乙联合 | | 支 | | | | | | | | | | | | |
| | | | | | | | | | | | | | | |

续表

| 疫苗名称 | 企业简称 | 剂量单位 | 上月(年)底接种单位库存数(1) | 上月(年)底区CDC库存数(2) | 本月(年)入库数(3) | 本月(年)出库数(4) | 本月(年)退入库数(5) | 本月(年)退出库数(6) | 本月(年)实际使用疫苗(7) | 本月(年)报告接种人数(8) | 本月(年)已处理过期或破损数(9) | 本月(年)底接种单位库存数(10) | 本月(年)底区CDC库存数(11) | 总计库存(12) |
|---|---|---|---|---|---|---|---|---|---|---|---|---|---|---|
| 麻风腮 | | 支 | | | | | | | | | | | | |
| | | | | | | | | | | | | | | |
| 流感 | | 支 | | | | | | | | | | | | |
| | | | | | | | | | | | | | | |
| 23 价肺炎 | | 支 | | | | | | | | | | | | |
| | | | | | | | | | | | | | | |
| 7 价肺炎 | | | | | | | | | | | | | | |
| 狂犬病疫苗 | | 支 | | | | | | | | | | | | |
| | | | | | | | | | | | | | | |
| 抗狂犬血清 | | 支 | | | | | | | | | | | | |
| 霍乱疫苗 | | | | | | | | | | | | | | |
| 出血热 | | 支 | | | | | | | | | | | | |
| | | | | | | | | | | | | | | |
| | | | | | | | | | | | | | | |

填表说明：1. 本表根据疫苗领发登记和接种情况统计。

2. 表中数据的逻辑关系如下：(12)＝(1)＋(2)＋(3)＋(5)－(4)－(6)－(7)－(9)＝ (10)＋(11)；(7)＝(8)×剂量单位

# 第15章　北京市冷链系统管理规范

本规范依据卫生部《预防接种工作规范》制定。

冷链是指为保证疫苗从疫苗生产企业到接种单位运转过程中的质量而装备的储存、运输冷藏设施、设备。冷链设备、设施包括冷藏车、疫苗运输工具、冷库、冰箱、疫苗冷藏箱、疫苗冷藏包、冰排及安置设备的房屋等，是免疫规划工作的重要组成部分。冷链系统是在冷链设备的基础上加入管理因素，即人员、管理措施和保障的工作体系，冷链系统的正常运转是预防用生物制品质量及免疫规划工作的基本保障。

## 1　冷链设备的装备、补充与更新

各级疾病预防控制中心和接种单位冷链设备的基本装备如下所述。

（1）市疾病预防控制中心：低温冷库、常温冷库（包括安装双路电路、备用制冷机组）、冷藏车、疫苗运输车、疫苗运输箱、冰排和温度记录器。

（2）区（县）疾病预防控制中心：普通冷库（包括安装双路电路或备用发电机组）、冷藏车或疫苗运输车、低温冰箱、药用冰箱、疫苗冷藏箱、冰排和温度记录器。

（3）接种单位：药用冰箱、低温冰箱、冷藏运输箱、冷藏包、冰排和温度记录器。

市卫生局根据本市的人口、交通、地形地貌、气象情况和预防接种服务形式、运转周期以及疫苗库存标准、疫苗包装规格等情况，进行冷链设备的装备。同时应根据现有冷链设备状况和免疫规划工作发展等情况，制订5～10年的补充、更新计划，会同市财政局有计划地对各级冷链设备进行补充与更新。

## 2　冷链系统管理的基本原则

（1）冷链设备应按计划购置和下发，建立健全领发手续和冷链设备档案（包括设备档案卡、设备维修记录、设备说明书、合格证或检验单、到货通知单及验收报告书等），做到账、物相符。

（2）制定冷链工作管理制度；冷链设备和器材为免疫规划专用，不得挪作他用或任意调换，不得存放血、尿、便等检品，严禁存放私人食品、热水和苯、醚、酰等有机溶剂。凡装备到各区（县）疾病预防控制中心及各级各类医院的冷链设备及免疫规划专用器材按市财政部门相关规定管理。

（3）建立健全验收制度，冷链设备到货后应及时组织专业技术人员验收。

a. 清箱点数：根据到货通知单提供的品名、型号、件数清点。

b. 外观检查：开箱检查外形有无挤压、碰撞痕迹及变形，油漆有无剥脱，螺丝有无脱落等。

c. 清点附件：有无说明书及产品合格证，根据说明书核对清点设备所带附件及工具。

d. 试机：熟悉说明书，根据说明书提供的设备技术性能标准，对设备的性能进行检验。

e. 冷藏车、冷库、电冰箱、冷藏箱应逐台验收，市疾病预防控制中心对冷藏箱（包）应抽检 10%，区（县）疾病预防控制中心全部开箱检验。

f. 填写验收报告：内容包括品名、数量、型号、产地、收货时间、验收情况。如果有问题应有详细文字记录，并附有照片或影像资料。

g. 进口设备应在到达我国口岸验收期内，国产设备应在保修期或合同规定的时间内验收，验收情况及时报至有关部门。

h. 进口设备的使用说明书应翻译成中文，印发至各级使用单位。

（4）冷链设备要有专门房屋安置，正确使用，定期保养，保证设备运行良好。

（5）各级冷链设备应设专人负责管理与维护，并定期进行人员培训。

（6）对冷藏设施、设备和冷藏运输工具进行温度记录。

（7）对冷藏设施、设备和冷藏运输工具定期检查、维护和更新，确保其符合规定要求。

（8）对所使用冷链设备运转状态进行监测，定期向上级疾病预防控制机构和同级卫生行政部门报告冷链设备的运转情况。

（9）冷链设备的报废，严格按照国有资产管理的有关规定执行。

## 3　冷链设备验收与安装的基本要求

（1）设备到货后及时组织技术人员按规定的程序及设备使用说明书进行验收与安装。

（2）设备应安装（或存放）在保持通风的专用房间内，避免阳光直射，远离热源。每台设备安装专用插座，不可与其他设备或电器共用插座。

（3）冷藏车、普通冷库和低温冷库的安装与调试，必须由专业的制冷工程师承担。

# 4 常用冷链设备的使用与维护

## 4.1 冷藏车

（1）冷藏车是运送疫苗的专用车辆，应办理特种车辆通行证。

（2）冷藏车应保持机械和制冷系统的良好状态。每次运输时按规定对车厢内的温度进行记录与动态监测，根据疫苗的储存要求调整车厢内温度。

（3）疫苗装车时应按照下重上轻、左右平衡的原则，疫苗摆放应注意保留冷气循环通道。

（4）冷藏车在运输途中要中速行驶，避免剧烈颠簸。

（5）每次运输时随车携带外接电源线，如运输途中停车时间较长时应锁好车厢门，并接好外接电源以确保车内制冷系统正常运行。使用外接电源时应核对电压，电压不符不能使用。

## 4.2 冷库

（1）制冷机组应专线双路供电或备用发电机组，安装电压、电流指示仪表。

（2）应配有自动监测、调控、显示、记录温度状况及报警的设备，且每天记录冷库内的温度及机器运转情况。

（3）冷库内存放的疫苗应按品名、失效期（或）批号分类分堆码放。

（4）冷库应备有维修工具、消防器材和易损易坏零配件。

## 4.3 冰箱（普通电冰箱、低温电冰箱、冰排速冻器）

（1）电冰箱应安装在干燥通风的房间内，避免阳光直射，远离热源（火炉、暖气、干燥箱、恒温箱等）；电冰箱的上部、后部要留有 30cm、10cm 以上的空间。

（2）电冰箱的电源线容量应在 5A 以上，每台电冰箱要安装 1 个专用插座，不能与其他电冰箱或电器设备共用插座；每台电冰箱的电源插座要配有 2A 保险丝，大于和小于 2A 的保险丝都不能使用；电压不稳（高于 220V 电压的 5%或低于其的 15%）的地区应配有稳压装置；电冰箱要安装电阻小于 5Ω 的地线，地线不能接在自来水管或煤气管上。

（3）电冰箱温度控制旋钮应调至中档，特殊情况需将电冰箱温度调至最低时，压缩机持续工作时间不能超过 3 小时。

（4）经常保持电冰箱的清洁，做到无灰尘、无污迹。擦洗电冰箱可用软布、淡肥皂液或合成洗涤剂擦洗内、外壁及附件，清洁后用干布擦干。不可用酸、强碱、化学稀释剂、汽油或挥发油擦洗电冰箱任何部分。电冰箱蒸发器结霜厚度超过 4mm 时要及时化霜和除霜。清洁结霜时不得使用锐器。电冰箱长期停止使用时，应将箱内外擦干净，每周开机 2 小时。

（5）每个季度对电冰箱进行一次全面保养。切断电源，检查电冰箱铰链、门封条、螺丝是否松动变形，彻底清除电冰箱内外暴露部分的灰尘和污物。每年对电冰箱的性能进行一次全面检验和测试。发现电冰箱出现异常或故障应及时报告，由专业人员或修理单位进行检查和修理，非专业技术人员不得随便拆卸。

（6）电冰箱要摆放平整，避免震动；一个房间安装数台电冰箱时，应有空调装置或排气风扇。

（7）电冰箱内储存的疫苗要摆放整齐，疫苗与箱壁、疫苗与疫苗之间应留有 1～2cm 的空隙，并按品名和失效期分类摆放。

（8）电冰箱门因经常开启，温度变化较大，门内搁架不宜放置疫苗。

（9）每天记录电冰箱内的温度及其运转情况。每台电冰箱应配有温度监测记录表，每天记录电冰箱内的温度及其运转情况。停机时要记录原因和持续时间。

### 4.4　冷藏箱和冷藏包

（1）运送和短期储存疫苗时将冻结的冰排整齐地摆放在冷藏箱（包）内的四边和底部，中部摆放疫苗，上面覆盖冰排。疫苗安瓿不能直接与冰排接触，防止冻结。

（2）运送和储存疫苗时，应在冷藏箱（包）的底层垫上纱布，以吸水和防止疫苗破碎；冷藏箱（包）的中间部位放置自动温度记录装置。

（3）每次使用冷藏箱（包）后，应清洗擦干，放在通风的房间内，摆放于专用搁架上，保持内外干燥清洁。

### 4.5　冰排

（1）在冻制冰排时，冰排与低温冰箱箱壁之间应留有 3～5cm 的间隙。

（2）冰排应在低温条件下冻制至结露（“出汗”）状态后，放入冷藏箱（包）内。

（3）每次冷链运转结束后，应将冷藏箱（包）内的冰排取出，晾干后与冷藏箱（包）分开存放。

## 5　冷链系统的监测与评价

### 5.1　监测类型

（1）常规温度监测：冷库、冰箱等冷链设备在使用时，应配备温度测量器材，每天进行温度记录。

（2）主动监测：由各级疾病预防控制中心单位采用自动温度监测记录器，对下级疾病预防控制中心及接种单位冷链设备的运输、储存和使用环节定期进行主动监测。

### 5.2 监测方法

（1）在每次冷链运转时，各级疾病预防控制机构对运输疫苗的冷链设备进行常规温度监测，并进行记录。

市疾病预防控制中心于每年随机选取两个区（县）及若干接种单位将疫苗储存温度记录、疫苗运输动态温度记录与疫苗效力测定工作相结合，进行主动监测。

（2）监测记录内容：疫苗名称、生产企业、数量、批号及有效期、启运和到达时间、启运和到达时的疫苗储存温度和环境温度、运输过程中的温度变化、运输工具名称和接送疫苗人员签名。

### 5.3 监测用温度计和其他仪器设备

（1）温度计：酒精温度计、水银温度计、指针温度计可用于测定冰箱温度；液晶温度计仅适用于测定冷藏箱温度，不适于冰箱。

（2）温度监测记录仪：各级疾病预防控制中心和接种单位应使用多日温度记录仪、电子温度监测器、多路温度监测记录仪等仪器设备进行冷链设备的监测工作，具体操作方法参见有关使用说明书。

### 5.4 监测注意事项

（1）温度记录表：冷链设备的管理人员每天应至少 2 次（上午和下午各 1 次）查看并填写温度记录表。每台冰箱/冰柜都必须设有温度记录表。冷藏设施、设备温度超出疫苗储存要求时，应采取相应措施并记录。

（2）温度计应分别放置在低温冰箱、冰柜的中间位置，普通冰箱冷藏室及冷冻室的中间位置，冰衬冰箱的底部及接近顶盖处。

（3）普通冷库和低温冷库：应采用自动温度监测记录系统进行温度记录。但应注意温度探测感应端的敏感器部分不要放在蒸发器的通风处。

（4）冰箱或冰柜的温控器：多数冰箱和冰柜都装有温控器。调节温控器，以使温度达到正常。某些温控器在控制旋钮上带有刻度或数字，这不是所显示的真正温度，而是制冷的等级，数字越大越冷。如果温度过低，必须通过逆时针调节旋钮减少制冷量。

（5）所有温度测量、记录设备均应通过计量检定部门的检定校准并定期复检。

## 5.5　冷链系统评价

（1）市卫生局对本市免疫规划用冷链系统实施监督管理，将冷链管理纳入免疫规划常规督导、考核内容，定期组织疾病预防控制中心对所管辖区的冷链管理进行督导、考核。

（2）督导考核内容包括，设备装备是否符合冷链装备基本模式，管理制度是否健全，设备使用是否正确，以及设备专人管理和保养情况、设备损坏及维修情况和记录情况、设备温度记录情况。

（3）评价指标包括设备完好率、使用率、故障设备修复率等，并根据冷链系统的工作状态分析和提出改进措施报告。

**表 15-1　北京市冷链设备档案**

<table>
<tr><td colspan="6">设备档案编号：</td></tr>
<tr><td colspan="3">设备名称：</td><td colspan="3">设备牌、型号：</td></tr>
<tr><td colspan="3">生产企业：</td><td colspan="3">设备来源：</td></tr>
<tr><td colspan="3">使用单位：</td><td colspan="3">设备保管人：</td></tr>
<tr><td colspan="3">到货日期：　　年　　月　　日</td><td colspan="3">开始运转日期：</td></tr>
<tr><td colspan="6">设备性能：①常规使用温度：　　℃　②容积：　　③功率：<br>④冷冻容积：　　⑤冷藏容积：</td></tr>
<tr><td colspan="6">数量：</td></tr>
<tr><td colspan="2">使用年限：</td><td colspan="2">报废日期：　　年　　月　　日</td><td colspan="2">报废原因：</td></tr>
<tr><td colspan="3">报废鉴定单位（盖章）：</td><td colspan="3">报废批准单位（盖章）：</td></tr>
<tr><td colspan="3">建档日期：　　年　　月　　日</td><td colspan="3">建档人：</td></tr>
</table>

**表 15-2　北京市冷链设备维修记录**

| 损坏日期 | 维修日期 | 故障原因 | 是否修复 | 修复日期 | 维修费用 | 维修单位 | 维修人 |
|---|---|---|---|---|---|---|---|
| | | | | | | | |
| | | | | | | | |
| | | | | | | | |
| | | | | | | | |
| | | | | | | | |
| | | | | | | | |
| | | | | | | | |
| | | | | | | | |
| | | | | | | | |
| | | | | | | | |
| | | | | | | | |
| | | | | | | | |
| | | | | | | | |
| | | | | | | | |
| | | | | | | | |

## 表 15-3　北京市冷链设备现况年报表

报表年份：________年　报告单位(盖章)：________________　报告日期：________年______月______日　填报人：________

| 设备档案编号 | 设备名称 | 设备牌、型号 | 生产厂家 | 使用单位 | 到货日期 | 设备开始运转时间 | 设备性能 | | 使用年限 | 设备运转状况 | 报废日期 | 设备保管人 | 建档人 |
|---|---|---|---|---|---|---|---|---|---|---|---|---|---|
| | | | | | | | 常规温度/℃ | 容积 | | | | | |
| | | | | | | | | | | | | | |
| | | | | | | | | | | | | | |
| | | | | | | | | | | | | | |
| | | | | | | | | | | | | | |
| | | | | | | | | | | | | | |
| | | | | | | | | | | | | | |
| | | | | | | | | | | | | | |
| | | | | | | | | | | | | | |
| | | | | | | | | | | | | | |
| | | | | | | | | | | | | | |
| | | | | | | | | | | | | | |
| | | | | | | | | | | | | | |
| | | | | | | | | | | | | | |
| | | | | | | | | | | | | | |
| | | | | | | | | | | | | | |

填表说明：1. 设备编号：前 6 位数为区县国标编码；第 7 位数代表设备种类(X-冰箱，G-冰柜，K-冷库，C-冷藏车)；第 8 位数代表设备来源{S-市级下发[包括市及区(县)共同出资所购买的设备]，Q-区(县)下发[包括区(县)及使用单位共同出资所购买的设备]，Z-使用单位自购设备}；后 4 位数为设备编号，从 0001 开始。

2. 普通冰箱常规温度为 2～8℃，低温冰柜常规温度为－20～－15℃，普通冷库常规温度为 2～8℃。

3.“使用年限”指设备从开始运转到现在的时间

**表 15-4 ________年______月疫苗储存温度记录表**

设备名称：__________　设备档案编号：__________　设备使用单位：__________

| 日期 | 环境温度/℃ | | 冷藏温度/℃ | | 冷冻温度/℃ | | 运转是否正常 | | 停电时间 | 记录人 | 备注 |
|---|---|---|---|---|---|---|---|---|---|---|---|
| | 上午 | 下午 | 上午 | 下午 | 上午 | 下午 | 上午 | 下午 | | | |
| 1 | | | | | | | | | | | |
| 2 | | | | | | | | | | | |
| 3 | | | | | | | | | | | |
| 4 | | | | | | | | | | | |
| 5 | | | | | | | | | | | |
| 6 | | | | | | | | | | | |
| 7 | | | | | | | | | | | |
| 8 | | | | | | | | | | | |
| 9 | | | | | | | | | | | |
| 10 | | | | | | | | | | | |
| 11 | | | | | | | | | | | |
| 12 | | | | | | | | | | | |
| 13 | | | | | | | | | | | |
| 14 | | | | | | | | | | | |
| 15 | | | | | | | | | | | |
| 16 | | | | | | | | | | | |
| 17 | | | | | | | | | | | |
| 18 | | | | | | | | | | | |
| 19 | | | | | | | | | | | |
| 20 | | | | | | | | | | | |
| 21 | | | | | | | | | | | |
| 22 | | | | | | | | | | | |
| 23 | | | | | | | | | | | |
| 24 | | | | | | | | | | | |
| 25 | | | | | | | | | | | |
| 26 | | | | | | | | | | | |
| 27 | | | | | | | | | | | |
| 28 | | | | | | | | | | | |
| 29 | | | | | | | | | | | |
| 30 | | | | | | | | | | | |
| 31 | | | | | | | | | | | |

## 表 15-5 疫苗运输记录表（各级通用）

<table>
<tr><td rowspan="2">运输设备名称</td><td rowspan="2">冷藏方式</td><td colspan="3">启运</td><td colspan="3">到达</td><td rowspan="2">途中累计时间</td></tr>
<tr><td>时间</td><td>疫苗储存温度</td><td>环境温度</td><td>时间</td><td>疫苗储存温度</td><td>环境温度</td></tr>
<tr><td></td><td></td><td></td><td></td><td></td><td></td><td></td><td></td><td></td></tr>
<tr><td>发苗单位</td><td>发苗人</td><td colspan="3">到达地点</td><td colspan="3">收苗单位</td><td>收苗人</td></tr>
<tr><td></td><td></td><td colspan="3"></td><td colspan="3"></td><td></td></tr>
</table>

| 疫苗名称 | 生产厂家 | 规格 | 批号 | 有效期 | 数量 |
|---|---|---|---|---|---|
| | | | | | |
| | | | | | |
| | | | | | |
| | | | | | |
| | | | | | |
| | | | | | |
| | | | | | |
| | | | | | |
| | | | | | |
| | | | | | |
| | | | | | |
| | | | | | |
| | | | | | |
| | | | | | |
| | | | | | |
| | | | | | |

| 出车前里程数 | 返回时里程数 | 行驶公里 | 送苗人 | 驾驶员 | 车辆及制冷情况 |
|---|---|---|---|---|---|
| | | | | | |

注：自动温度记录表打印后贴于此表背面

记录日期：________年______月______日

**表 15-6　接种点疫苗温度记录表**

| 疫苗名称 | | | |
|---|---|---|---|
| 疫苗批号 | | | |
| 疫苗储存容器 | | | |
| 接种地点 | | | |
| 开始接种时间 | ______年____月____日____时____分 | | |
| 开始接种时环境温度 | ____________________℃ | | |
| 开始接种时疫苗储存温度 | ____________________℃ | | |
| 完成接种时间 | ______年____月____日____时____分 | | |
| 完成接种时环境温度 | ____________________℃ | | |
| 完成接种时疫苗储存温度 | ____________________℃ | | |
| 累计接种时间 | ________小时________分 | | |
| 记录人签名 | | | |
| 备注 | | | |

# 第 16 章　北京市常规免疫接种率监测方案

常规免疫接种率监测是免疫规划工作的核心内容之一。根据卫生部《预防接种工作规范》（卫疾控发［2005］373 号）和《全国常规免疫接种率监测方案》（卫生部 1998 年）的要求，结合北京市具体情况，制定本方案。

## 1　北京市免疫规划疫苗免疫程序

北京市免疫规划疫苗包括卡介苗（BCG）、重组乙型肝炎疫苗（HepB，乙肝疫苗）、甲型肝炎灭活疫苗（HepA，甲肝疫苗）、口服脊髓灰质炎（脊灰）减毒活疫苗糖丸（OPV，脊灰疫苗）、无细胞百日咳-白喉-破伤风联合疫苗（DTaP，无细胞百白破疫苗）、吸附白喉破伤风联合疫苗（DT，白破疫苗）、麻疹-风疹联合减毒活疫苗（MR，麻风疫苗）、麻疹-流行性腮腺炎-风疹联合减毒活疫苗（MMR，麻腮风疫苗）、麻疹减毒活疫苗（MV，麻疹疫苗）、乙型脑炎减毒活疫苗（JEV，乙脑活疫苗）、A 群脑膜炎球菌多糖疫苗（A-MPV，A 群流脑疫苗）、A+C 群脑膜炎球菌多糖疫苗（A+C 群流脑疫苗）。

**北京市免疫规划疫苗免疫程序（2009 年版）**

| 月(年)龄 | BCG | HepB | HepA | OPV | DTaP | MR | MMR | MV | JEV | MPV |
|---|---|---|---|---|---|---|---|---|---|---|
| 出　生 | ● | ● | | | | | | | | |
| 1 月龄 | | ● | | | | | | | | |
| 2 月龄 | | | | ● | | | | | | |
| 3 月龄 | | | | ● | ● | | | | | |
| 4 月龄 | | | | ● | ● | | | | | |
| 5 月龄 | | | | | ● | | | | | |
| 6 月龄 | | ● | | | | | | | | ●(A) |
| 8 月龄 | | | | | | ● | | | | |
| 9 月龄 | | | | | | | | | | ●(A) |
| 1 岁 | | | | | | | | | ● | |

续表

| 月(年)龄 | BCG | HepB | HepA | OPV | DTaP | MR | MMR | MV | JEV | MPV |
|---|---|---|---|---|---|---|---|---|---|---|
| 1.5 岁 | | | ● | | ● | | ● | | | |
| 2 岁 | | | ● | | | | | | ● | |
| 3 岁 | | | | | | | | | | ●(A+C) |
| 4 岁 | | | | ● | | | | | | |
| 6 岁 | | | | | ●<br>(DT) | | ● | | | |
| 小学四年级 | | | | | | | | | | ●(A+C) |
| 初中一年级 | | ● | | | | | | | | |
| 初中三年级 | | | | | ●<br>(DT) | | | | | |
| 大一进京新生 | | | | | ●<br>(DT) | | | ● | | |

# 2　预防接种合格/及时判定标准

## 2.1　OPV

### 2.1.1　基础免疫合格接种标准

(1) 第 1 剂次疫苗接种的日期不早于免疫程序规定的起始月龄。

(2) 剂次间隔时间不少于 28 天。

(3) 12 月龄内完成全程免疫。

### 2.1.2　基础免疫及时接种标准

(1) 第 1 剂次疫苗接种的日期不早于免疫程序规定的起始月龄，不晚于免疫程序规定的起始月龄后 1 个月。

(2) 剂次间隔时间最短 28 天，最长 60 天。

(3) 12 月龄内完成全程免疫。

### 2.1.3　加强免疫合格接种标准

OPV 4 岁加强免疫合格接种：在 4～5 岁完成，与基础免疫间隔 1 年以上。

## 2.2 DTaP

### 2.2.1 基础免疫合格接种标准

（1）第1剂次疫苗接种的日期不早于免疫程序规定的起始月龄。

（2）剂次间隔时间不少于28天。

（3）12月龄内完成全程免疫。

### 2.2.2 基础免疫及时接种标准

（1）第1剂次疫苗接种的日期不早于免疫程序规定的起始月龄，不晚于免疫程序规定的起始月龄后1个月。

（2）剂次间隔时间最短28天，最长60天。

（3）12月龄内完成全程免疫。

### 2.2.3 加强免疫合格接种标准

（1）1.5岁DTaP：在1.5～2岁完成，与基础免疫间隔半年以上。

（2）6岁DT：在6～7岁完成。

（3）初中三年级DT：在初中三年级完成。

## 2.3 MR

### 2.3.1 基础免疫合格接种标准

（1）第1剂次疫苗接种的日期不早于免疫程序规定的起始月龄。

（2）12月龄内完成。

### 2.3.2 基础免疫及时接种标准

（1）第1剂次疫苗接种的日期不早于免疫程序规定的起始月龄，不晚于免疫程序规定的起始月龄后1个月。

（2）12月龄内完成。

### 2.3.3 加强免疫合格接种标准

（1）1.5岁MMR：在1.5～2岁完成，与基础免疫间隔半年以上。

（2）6岁MMR：6～7岁完成。

## 2.4　HepB

### 2.4.1　基础免疫合格接种标准

（1）第 1、2 剂次间隔应不少于 28 天。

（2）第 2、3 剂次间隔应不少于 60 天。

（3）12 月龄内完成全程免疫。

### 2.4.2　基础免疫及时接种标准

第 1 剂次及时接种：第 1 剂次在出生后 24 小时内接种。

### 2.4.3　加强免疫合格接种标准

初中一年级 HepB：在初中一年级内完成，与前剂间隔 1 年以上。

## 2.5　JEV

### 2.5.1　基础免疫合格接种标准

1 岁 JEV 基础免疫在 1～2 岁完成。

### 2.5.2　基础免疫及时接种标准

不早于免疫程序规定的起始年龄，不晚于免疫程序规定的起始年龄后 1 个月（7～9 月不计算在内）。

### 2.5.3　加强免疫合格接种标准

2 岁 JEV：在 2～3 岁完成，且与基础免疫间隔 1 年以上。

## 2.6　MPV

### 2.6.1　基础免疫合格接种标准

第 1、2 剂次 A 群 MPV 为基础免疫，在 6～18 月龄完成，2 剂次间隔时间不少于 3 个月。

### 2.6.2　基础免疫及时接种标准

（1）第 1 剂次 A 群 MPV 及时接种：不早于免疫程序规定的起始月龄，不晚于免疫程序规定的起始月龄后 1 个月。

（2）第 2 剂次 A 群 MPV 及时接种：与第 1 剂次间隔时间不少于 3 个月。

#### 2.6.3　加强免疫合格接种标准

（1）3岁A+C群MPV：在3～4岁完成，与第2剂次A群MPV接种间隔时间不少于1年。若之前只接种过1剂次A群MPV，间隔不少于3个月。

（2）小学四年级A+C群MPV：在小学四年级完成，与第3剂次接种间隔时间不少于3年。

### 2.7　HepA

#### 2.7.1　基础免疫合格接种标准

1.5岁HepA：为基础免疫，在18～24月龄完成。

#### 2.7.2　基础免疫及时接种标准

不早于免疫程序规定的起始年龄，不晚于免疫程序规定的起始年龄后1个月。

#### 2.7.3　加强免疫合格接种标准

2岁HepA：与基础免疫间隔6个月以上，2～3岁完成。

## 3　接种率指标

每年根据工作进展与要求，对指标进行适度调整或修订，并随年度免疫规划工作计划下达。以下指标以区（县）为单位。

### 3.1　预防接种报告质量控制指标

接种数据月报及时率≥90%。
接种数据项目完整率≥90%。

### 3.2　常规免疫接种指标

#### 3.2.1　常住儿童以区（县）为单位（接种率调查）

（1）12月龄建卡率≥98%；建证率≥98%；卡证符合率≥95%。
（2）12月龄脊灰基础免疫合格接种率≥98%；及时接种率≥90%。
（3）12月龄乙肝基础免疫合格接种率≥95%；首剂及时接种率≥90%。
（4）12月龄百白破疫苗基础免疫合格接种率≥95%；及时接种率≥90%。
（5）12月龄含麻疹成分疫苗基础免疫合格接种率≥98%；及时接种

率≥90%。

(6) 1.5 岁 A 群流脑疫苗基础合格接种率≥90%；及时接种率≥90%。

(7) 1 岁乙脑疫苗基础免疫合格接种率≥90%。

(8) 1.5 岁含麻疹成分加强免疫疫苗合格接种率≥98%。

(9) 1.5 岁含风疹、腮腺炎成分疫苗合格接种率≥90%。

(10) 1.5 岁百白破疫苗合格接种率≥90%。

(11) 2 岁乙脑疫苗加强合格接种率≥90%。

(12) 3 岁 A+C 群流脑疫苗加强合格接种率≥90%。

(13) 4 岁脊灰疫苗合格接种率≥90%。

(14) 6 岁麻风腮疫苗、白破疫苗合格接种率 ≥90%。

(15) 1.5 岁甲肝基础免疫合格接种率≥90%。

(16) 五苗基础免疫全程合格率≥90%；四苗基础免疫全程及时率≥85%。

### 3.2.2　流动儿童以区（县）为单位（报告接种率）

(1) 12 月龄脊灰基础免疫接种率≥90%。

(2) 12 月龄百白破疫苗基础免疫接种率≥80%。

(3) 12 月龄含麻疹成分疫苗基础免疫接种率≥95%。

(4) 12 月龄 A 群流脑疫苗基础接种率≥80%。

(5) 12 月龄乙肝基础免疫接种率≥85%。

(6) 1 岁乙脑疫苗基础免疫接种率≥80%。

(7) 1.5 岁含麻疹成分疫苗接种率≥95%。

(8) 1.5 岁含风疹、腮腺炎成分疫苗接种率≥80%。

(9) 1.5 岁百白破疫苗接种率≥80%。

(10) 1.5 岁甲肝基础免疫接种率≥80%。

(11) 2 岁乙脑疫苗加强接种率≥80%。

(12) 2 岁甲肝加强免疫接种率≥80%。

(13) 3 岁 A+C 群流脑疫苗加强接种率≥80%。

(14) 4 岁脊灰疫苗接种率≥80%。

(15) 6 岁麻风腮疫苗、白破疫苗接种率≥80%。

### 3.2.3　学生以区（县）为单位（报告接种率）

(1) 小学四年级流脑疫苗接种率≥90%。

(2) 初中一年级乙肝疫苗接种率≥90%。

(3) 初中三年级白破疫苗接种率≥90%。

**3.2.4 北京市免疫规划信息管理系统月报表 6-1、表 6-2，以接种门诊为单位上报率为 100%**

# 4 接种率报告

## 4.1 报告程序

预防接种单位于每月 5 日前通过中国免疫规划信息管理系统上报上一月份预防接种报表，区县级、市级分别在每月 15 日前、20 日前完成审核。

## 4.2 报表形式

预防接种报表以“表 16-1 免疫规划疫苗常规免疫接种情况报表”和“表 16-2 第二类疫苗接种情况统计表”为准。表 16-1 按户籍分为两类，即本市人口统计和流动人口统计。

## 4.3 疫苗种类

预防接种报表中列出了要求上报的疫苗，包括以下几种。

第一类疫苗（表 16-1）：HepB、BCG、OPV、DTaP、DT、MR、MMR、MV、MPV、JEV、HepA。其中，HepB、MMR、HepA 仅统计第一类疫苗接种数。

第二类疫苗（表 16-2）：b 型流感嗜血杆菌（Hib）疫苗、水痘疫苗、肺炎疫苗、流感疫苗、肾综合征出血热疫苗、轮状病毒疫苗、MMR、HepA、HepB、甲型和乙型肝炎联合疫苗（HepA＋B)、狂犬病疫苗、抗狂犬病血清、狂犬病人免疫球蛋白等。其中，HepB、MMR、HepA 仅统计第二类疫苗接种数。

## 4.4 接种率统计方法

### 4.4.1 国家免疫规划疫苗常规免疫接种情况报表

计算方法：全部疫苗剂次均按靴形统计法统计。

4.4.1.1 接种率统计

（1）应种人数：到本次接种时，在接种单位辖区内，常住户口和流动人口中达到免疫程序规定应接种某疫苗（某剂次）的适龄儿童人数，加上一次接种时该疫苗（该剂次）应种儿童中的漏种者，包括有短期禁忌的人数、长期禁忌的人数和已患相应疾病的人数。

（2）受种人数：指本次接种中，某疫苗（某剂次）应接种人数中的实际接种人数。

（3）接种率计算：

某疫苗（某剂次）接种率＝某疫苗（某剂次）实际接种人数/该疫苗（该剂次）应接种人数×100％。

4.4.1.2　累计接种率统计

（1）累计应种人数：将统计日期范围内末次接种的应种人数加上其上次接种后累计实种人数（累计实种人数采用累加统计法统计），得到该统计日期范围的累计应种人数。

（2）累计受种人数：指某疫苗（某剂次）的各次实种人数之和。

（3）累计接种率计算：

某疫苗（某剂次）累计接种率＝某疫苗某剂（次）累计实种人数/该疫苗（该剂次）累计应种人数×100％。

4.4.1.3　统计与报告的要求

接种单位于每次接种前 3～5 天，对责任区内适龄儿童进行清理核实，在查阅接种卡（包括电子信息卡，下同）、册的基础上，按不同剂次统计每种疫苗各剂次应接种人数，并在每次接种结束后，根据儿童迁入和迁出情况进行修正。

每次接种结束后 5 天内，根据实际接种人数，按各种疫苗不同剂次分别统计受种人数，计算接种率；同时统计累计应种人数、累计受种人数和累计接种率，按要求向上级疾病预防控制中心和同级卫生行政部门报告。

上级单位负责审核报告数据，评价报告质量，确保报告数据的及时性、正确性和完整性，发现问题并及时纠正。

### 4.4.2　第二类疫苗接种情况统计表

仅统计第二类疫苗受种人次数，不统计应种人次数，用累加统计法统计。每月与“国家免疫规划疫苗常规免疫接种情况报表”（表 16-1）同时上报。

## 5　接种率监测与评价

### 5.1　工作程序

接种率监测与评价工作程序如图 16-1 所示。

### 5.2　监测方法

要求对 6 种疫苗（OPV、DTaP、MR、MMR、JEV、MPV）的基础免疫（初种）情况进行监测和评价。其监测方法有图表监测法、差值（$D$）评价和比值（$R$）评价，这些方法都是评价预防接种报表可靠性的方法。

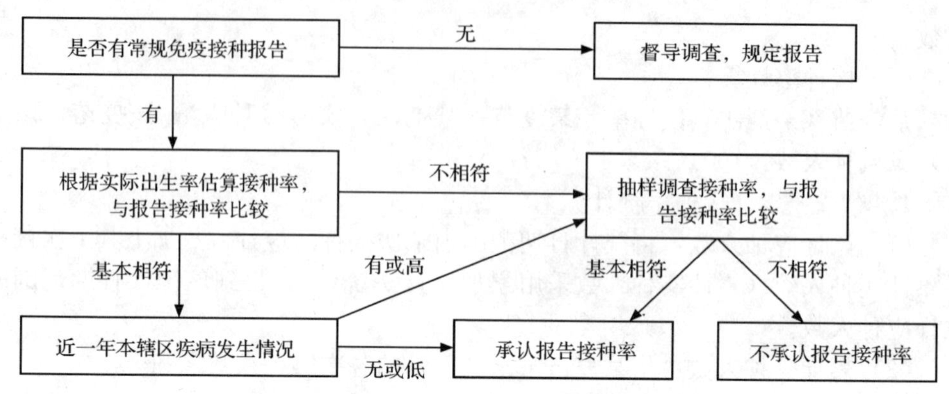


图 16-1　接种率监测与评价工作程序

### 5.2.1　累计接种百分比监测

累计接种百分比监测适用于乡级和乡级以上单位。

各级要根据所使用疫苗的种类绘制监测曲线图（图 16-2）：图 16-2 中左侧纵轴表示累计应接种人次数，其估算的最大值可按辖区内年出生数估算；右侧纵轴表示累计接种百分比，最大值为 100%；横轴表示每次接种的月份；斜线为理论接种曲线。

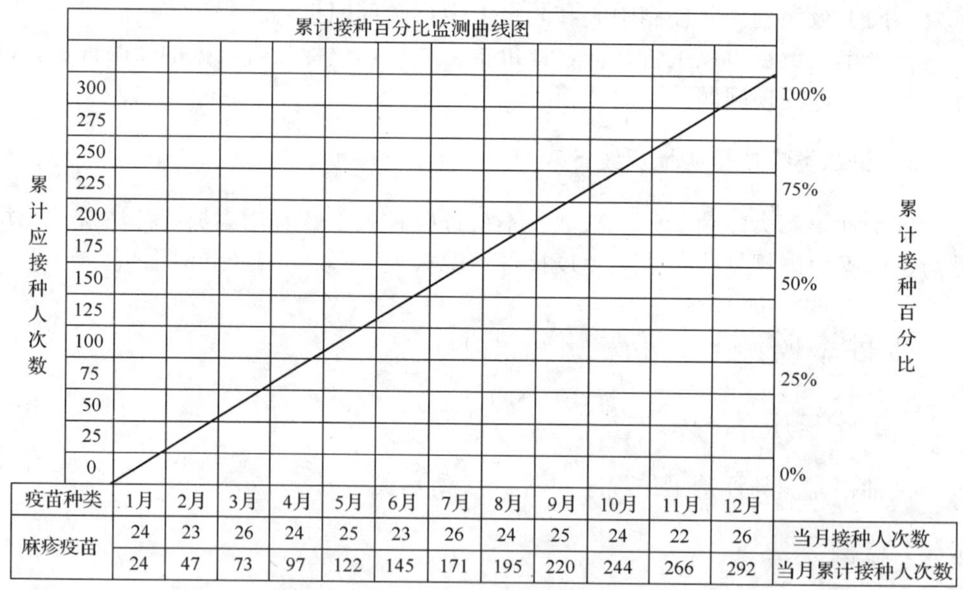


| 疫苗种类 | 1月 | 2月 | 3月 | 4月 | 5月 | 6月 | 7月 | 8月 | 9月 | 10月 | 11月 | 12月 | |
|---|---|---|---|---|---|---|---|---|---|---|---|---|---|
| 麻疹疫苗 | 24 | 23 | 26 | 24 | 25 | 23 | 26 | 24 | 25 | 24 | 22 | 26 | 当月接种人次数 |
| | 24 | 47 | 73 | 97 | 122 | 145 | 171 | 195 | 220 | 244 | 266 | 292 | 当月累计接种人次数 |

图 16-2　累计接种百分比监测曲线图

估算年累计应接种人数＝年中人口数×出生率

$$累计接种百分比=\frac{累计实际接种人次数}{估算年累计应接种人次数}\times 100\%$$

每月用累计实际接种人次数或累计接种百分比在坐标图中描点，与理论接种曲线比较，若实际接种率曲线偏离理论接种曲线较远，提示可能是某次冷链运转时的接种率偏低，应采取查漏补种等措施提高接种率。

县级以上疾病预防控制中心在估算接种率时，应以统计部门正式公布的资料为准；或根据本地实际人口情况计算。

#### 5.2.2 累计接种率监测

累计接种率监测适用于区（县）级及以上单位进行接种率监测，用于监测每月接种情况（图 16-3）。若监测当月接种情况，则纵坐标为当月接种率。若监测累计接种情况，则纵坐标为累计接种率。

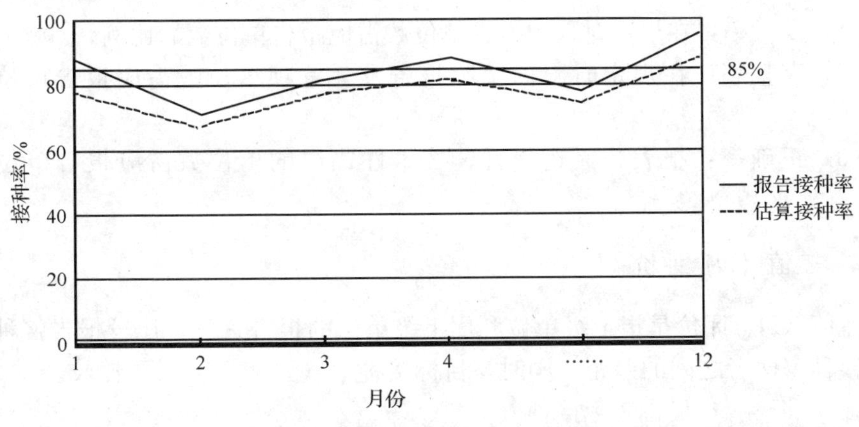


图 16-3　累计接种率监测图

#### 5.2.3 对下级单位的监测

区（县）每季度绘制报告接种率与估算接种率比较图（图 16-4），若报告接种率明显偏离估算接种率或低于目标接种率（如 85%），则应引起重视，及时发现问题，采取相应措施。

### 5.3 评价方法

#### 5.3.1 及时性、完整性、正确性评价

通过计算预防接种报表的及时率、完整率、正确率，可以评价预防接种报表的及时性、完整性、正确性。区（县）疾病预防控制中心应当每月评价下级单位报表的及时性、完整性、止确性。

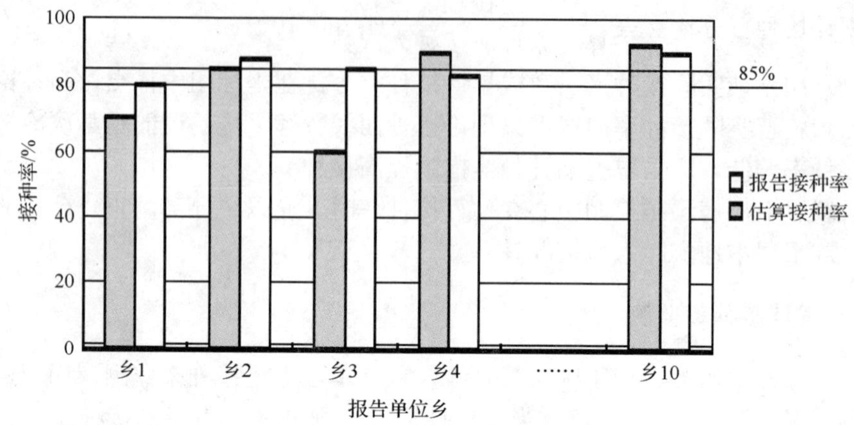


图 16-4 报告接种率与估算接种率比较图

(1) 及时率：在规定时限内报告单位数占应报告单位数的比例。

(2) 完整率：在规定时限内实际报告及无漏项单位数占应报告单位数的比例。

(3) 正确率：报表中无逻辑性、技术性错误的单位数占应报告单位数的比例。

### 5.3.2 差值（*D*）评价

差值（*D*）评价是指上级单位利用下级单位的报告资料，比较报告接种率与估算接种率两者之间的差距，同时与目标接种率（如 95%）进行比较。

$$估算接种率=\frac{报告实际接种人次数}{估算应接种人次数}\times 100\%$$

估算应接种人数可参考制订疫苗计划中各种疫苗应接种年龄人口数、调查出生率等方法获得。

差值计算：$D=|报告接种率-估算接种率|$

当 $D<0.05$ 时 定为可信

当 $D=0.05\sim 0.15$ 时 定为可疑

当 $D>0.15$ 时 定为不可信

### 5.3.3 比值（*R*）评价

比值（*R*）评价是指通过计算和比较各种疫苗应种人次数的比值，判断报告接种率有无逻辑上的错误。具体统计时，OPV 和 DPT 均为 3 次接种人数之和（即 $OPV_{1+2+3}$、$DPT_{1+2+3}$），故 OPV 和 DPT 的应种人次数应近似于 BCG 和 MR 的 3 倍。

$R$ 值计算：$R \approx 3MR$（或 BCG）/ OPV（或 DPT）

当　$0.95 \leqslant R \leqslant 1.05$ 时　　定为可信

当　$0.85 \leqslant R < 0.95$ 或 $1.05 < R \leqslant 1.15$ 时　　定为可疑

当　$R < 0.85$ 或 $R > 1.15$ 时　　定为不可信

以上监测结果应及时反馈，发现可疑或不可信情况时要开展调查，找出原因，提出解决问题的方法。

# 6　常规查漏补种

## 6.1　学龄前儿童查漏补种

### 6.1.1　部门职责与调查人员

在街道（乡、镇）政府领导和组织下，村（居）委会人员，基层接种单位预防保健人员（包括保健科医生、乡防保大夫、村医）、流动人口管理办公室、计划生育办公室、集贸市场管理办公室等人员共同配合，开展调查。

### 6.1.2　调查对象

出生 1 个月以上的本市婴幼儿、学龄前儿童和在管辖地段连续居住 2 个月以上的学龄前流动儿童。

### 6.1.3　调查方法

通过各种途径（村居委会、流动人口管理办公室、计划生育办公室、集贸市场管理办公室等）获得信息，挨门逐户开展调查。遇到适龄儿童查看预防接种证，核对预防接种卡片，发现无卡、无证、漏种者进行登记，调查原因（表 16-3、表 16-4），并告之接种时间、地点、需要补种疫苗，督促其监护人及时补卡、补证、补种，同时宣传免疫规划知识。

疫苗漏种检查是检查各种免疫规划疫苗的漏种情况，包括 BCG、HepB、OPV、DTaP、MR、MMR、JEV、MPV、HepA 等疫苗。

### 6.1.4　判断标准

6.1.4.1　无卡、无证

本市儿童出生 1 个月或以上、流动儿童在辖区内连续居住 2 个月或以上未建立预防接种卡或预防接种证。

6.1.4.2　疫苗漏种

除按原居住地免疫程序接种外，任何疫苗的提前接种均视为无效接种，应按照免疫程序进行接种。

任何疫苗超过了合格接种标准规定的接种时间未接种，视为漏种。

6.1.4.3 疫苗补种标准（下表）

6.1.4.4 疫苗间隔要求

2种灭活疫苗或1种灭活疫苗与1种减毒活疫苗同时接种，可以在同一天不同部位接种，也可以在不同时间不同部位接种。如果2种疫苗需在同侧同部位接种，必须间隔28天接种。

1种注射减毒活疫苗与1种口服减毒活疫苗可以在同一天或不同时间不同部位接种；2种注射用减毒活疫苗必须间隔28天接种。

在遇到免疫规划疫苗针对传染病突发疫情时，可不考虑疫苗间隔进行应急接种。

### 6.1.5 工作重点

重点地区：流动人口聚居地、集贸市场、新建住宅楼、建筑工地和矿区家属区等，尤其是辖区界定不清楚的“三不管”地区。

**北京市免疫规划疫苗补种标准（2009年版）**

| 疫苗 | 漏种剂次 | 补种标准 |
| --- | --- | --- |
| 乙肝疫苗 | 基础1～3 | 补满基础剂次。第1剂次和第2剂次间隔应≥28天。第2剂次和第3剂次间隔应≥60天。若已满14岁，不再补种。<br>（1）已接种过1剂次，且该剂次距补种时间<60天，补种第2剂次和第3剂次，第2剂次和第1剂次间隔应≥28天，第3剂次和第2剂次间隔应≥60天；<br>（2）已接种过1剂次，且该剂次距补种时间≥60天，需重新全程接种。<br>（3）已接种过2剂次，若第1剂次距补种时间<12个月，且第1剂次与第2剂次间隔为28～60天，补种第3剂次，第3剂次和第2剂次间隔应≥60天；<br>（4）已接种过2剂次，若第1剂次距补种时间<12个月，且第1剂次与第2剂次间隔不为28～60天，第1剂次视为无效接种，按照（1）或（2）补种第2、3剂次；<br>（5）已接种过2剂次，若第1剂次距补种时间≥12个月，第1剂次视为无效接种，按照（1）或（2）补种第2、3剂次 |
|  | 初一加强 | 初二及以上年级不再补种 |

续表

| 疫苗 | 漏种剂次 | 补种标准 |
|---|---|---|
| 脊灰减毒活疫苗 | 基础 1～3 | 补满基础，剂次间隔≥28 天补种。已满 14 岁不再补种 |
| | 4 岁加强 | 与前剂次间隔≥28 天补种。已满 14 岁不再补种 |
| 无细胞百白破疫苗 | 基础 1～3 | 补满基础，剂次间隔≥28 天补种。若已满 6 岁，未完成的基础剂次用白破疫苗补，第 1 剂次和第 2 剂次间隔≥28 天，第 2 剂次和第 3 剂次间隔≥半年。已满 14 岁不再补种 |
| | 1.5 岁加强 | 与基础间隔≥半年补种，若已满 6 岁，用白破疫苗补，已满 14 岁不再补种 |
| | 6 岁白破 | 与前剂次间隔≥半年补种，满 7 岁不再补种 |
| | 初三白破 | 与前剂次间隔≥半年补种，初中毕业后不再补种 |
| 麻风疫苗 | 基础 | 若未接种过含麻疹成分的疫苗，用麻风疫苗补，与含风疹-流腮成分的疫苗间隔≥28 天补种。若已满 1.5 岁，不再补种 |
| 麻腮风疫苗 | 1.5 岁 | 与含麻疹-风疹-流腮成分疫苗间隔≥28 天补种。已满 14 岁不再补种 |
| | 6 岁 | 与前剂次间隔≥1 年补种。已满 14 岁不再补种 |
| 流脑多糖疫苗 | 基础 1、2 | A 群流脑疫苗补基础，2 剂次间隔≥3 个月。若已满 3 岁，不再补种 |
| | 3 岁 A+C | 若之前接种过 2 剂次 A 群流脑疫苗，与前剂次间隔≥1 年补种。若之前接种过 1 剂次 A 群流脑疫苗，需间隔≥3 个月补种。已满 14 岁不再补种 |
| | 小四 A+C | 与前剂次间隔≥3 年补种。已满 14 岁不再补种 |
| 乙脑减毒活疫苗 | 基础 | 补基础。若之前接种过 1 剂次灭活乙脑疫苗，视为无效接种，补 1 剂次乙脑减毒活疫苗。若之前已按国家免疫程序完成基础免疫（2 剂次灭活或 1 剂次乙脑减毒活疫苗），不再补种。已满 14 岁不再补种 |
| | 2 岁 | 与基础间隔≥1 年补种。已满 14 岁不再补种 |

### 6.1.6　工作周期

基层保健人员应根据工作量合理安排调查时间，每 6 个月为一个周期完成辖区内的查漏补种。

所属辖区内的流动人口聚居地，每 3 个月为一个周期完成查漏补种。

流动人口聚居地是指以乡（街道）为单位，辖区内学龄前流动儿童数不少于 500 名。

#### 6.1.7 数据上报

（1）对学龄前儿童的无卡、无证、漏种及原因，以及所辖地段调查覆盖情况，通过录入北京市免疫规划信息系统上报原始表（表 16-3、表 16-4），市疾病预防控制中心、区（县）疾病预防控制中心登录信息系统实现审核和数据汇总功能。

（2）数据报告程序与日期。

预防接种单位分别于 1 月 16 日和 7 月 16 日前将查漏补种数据录入并上报北京市免疫规划信息系统。

流动人口聚居地每季度录入并上报一次查漏补种数据，报告日期为下一季度第 1 个月 20 日前，如第一季度数据上报时间为 4 月 20 日前。

（3）市疾病预防控制中心、区（县）疾病预防控制中心每半年撰发一份简报，内容应有统计数据、质量评价、问题分析、改进措施及改进效果。

（4）针对各级免疫规划人员无法解决的问题，可及时将详细情况报上级卫生行政部门解决。

#### 6.1.8 评价指标

评价指标以区（县）为单位。

（1）乡街调查覆盖率 100％。

（2）村居调查覆盖率≥95％。

（3）户调查覆盖率≥90％。

（4）以乡（镇、街道）为单位补卡率≥95％；脊灰疫苗补种率≥97％；麻风疫苗（或麻腮风疫苗）第 1 剂次、第 2 剂次接（补）种率均≥95％；流脑疫苗（A 或 A+C）、百白破疫苗零剂次补种率≥90％；其他疫苗零剂次预约或补种率≥95％。

#### 6.1.9 工作督导

各区（县）疾病预防控制中心每半年抽查一次基层查漏补种工作，每次抽查 1 个或 2 个村或居委会，对被抽查单位的查漏补种质量和存在的问题进行全面调查，调查由区（县）疾病预防控制中心人员进行，市疾病预防控制中心派人督导，主要针对工作薄弱地区和流动人口聚集地，对调查结果进行统计和分析，并随每半年的简报上报。

## 6.2　入托、入学和转学儿童预防接种证查验及疫苗补种

### 6.2.1　工作指标

（1）区（县）卫生局和教委指标：以区（县）为单位，各级各类托幼园所和学校接种证查验覆盖率达 100%；以托幼园所或学校为单位，入学儿童查验率达 100%；托幼园所、学校培训率达 100%。

（2）区（县）疾病预防控制中心指标：接种单位培训率达 100%。

（3）学校和接种单位指标：以托幼园所或学校为单位，补卡、补证率达 100%；各疫苗补种率≥95%。

### 6.2.2　查验与补种对象

预防接种证查验对象：各类托幼园所、中小学校（包括打工子弟幼儿园和学校）本学年新入托儿童、小学一年级入学新生、初中一年级入学新生和新转入儿童。

疫苗补种对象：查验中发现未按《北京市免疫规划疫苗免疫程序》（2009 年版）完成疫苗接种的入托、入学及转学儿童。

### 6.2.3　查验及补种时间

入托、入学儿童：从报名之日至当年 9 月 30 日前完成查验，10 月 31 日前至少完成漏种疫苗的首次补种、漏种儿童复验；转学儿童：转入后一个月内完成查验和补种。

### 6.2.4　查验内容

查验内容主要包括 OPV、DTaP、MV/MR、MMR、JEV、A 群 MPV、A+C群 MPV、HepB、2002 年 1 月 1 日后出生儿童的 HepA 等 11 种疫苗的接种情况。

### 6.2.5　工作流程

（1）区（县）教委将本辖区所属“托幼园所和中小学校名单（教委用）”（表 16-5）提供给区（县）卫生行政部门。各区（县）疾病预防控制中心或接种单位组织开展托幼园所和中小学校查验人员的培训。

（2）托幼园所、中小学校在儿童入托入学报名或转学儿童转入时，必须收取其预防接种证，查验接种情况并将疫苗接种记录填写在“儿童免疫规划疫苗接种情况登记表”（表 16-6）中。

（3）在查验中发现漏种儿童，将“儿童疫苗补种通知单”（表 16-7）交予儿童监护人，督促监护人带儿童到预防接种单位补种疫苗，无接种证者需补证。

（4）托幼园所、学校查验人员应在查验后 1 个月内复验漏种儿童预防接种证，并将补种情况如实补充填写在“儿童免疫规划疫苗接种情况登记表”（表 16-6）中。

（5）托幼园所、学校在补种、复验结束后，填写“儿童免疫规划疫苗补种情况汇总表（托幼园所、学校用）”（表 16-8）并报至辖区预防接种单位。接种单位根据表 16-8 汇总“儿童免疫规划疫苗补种情况汇总表［接种单位和区（县）通用］”（表 16-9）并上报区（县）疾病预防控制中心。

（6）市卫生局和市教委查验接种证与补种工作评估结束后，可将预防接种证交还儿童监护人或由托幼园所、学校保存。儿童离开时，应将预防接种证交还给儿童监护人。预防接种卡由托幼园所、学校所在地预防接种单位保管，保管期限应到儿童满 22 周岁为止。

### 6.2.6　判断标准

（1）无卡、无证：儿童接种记录以预防接种证为准，无接种证以电子/纸质接种卡为准，无卡无证视为未种。

（2）疫苗漏种：疫苗漏种情况判定使用入托、入学及转学儿童接种证查验参考用表（表 16-10）。

（3）疫苗补种标准：未完成《北京市免疫规划疫苗免疫程序》（2009 年版）规定剂次的儿童，只需补种未完成的剂次。补种按《北京市免疫规划疫苗补种标准》执行。对于无卡且无证的初一入学新生，在每年 10 月 31 日前必须至少完成 MMR 和 A＋ C 群 MPV 的补种。

（4）补种优先顺序：入托（转入）儿童，脊灰疫苗、麻风腮疫苗、A 群流脑疫苗（或 A＋C 群流脑疫苗）、百白破疫苗、乙肝疫苗、乙脑疫苗、甲肝疫苗；入学（转学）儿童：麻风腮疫苗、A＋C 群流脑疫苗、白破疫苗、脊灰疫苗、乙肝疫苗、乙脑疫苗。

（5）补种方式

托幼园所或学校所在地的预防接种单位负责为漏种儿童进行补种，也可在托幼园所、学校中符合要求的临时接种场所（表 16-11）进行。

### 6.2.7　各部门职责

（1）区（县）卫生局：负责会同教委制订适合本区（县）实施计划，落实预防接种证查验培训、疫苗补种工作和人员经费，密切配合教委做好学校传染病的危害、预防和控制的宣传，组织开展辖区各级各类托幼园所和学校预防接种证查验的培训、督导工作。

（2）区（县）教委：负责会同卫生行政部门制订实施计划，及时向卫生部门提供本辖区托幼园所和中小学校名单，开展有关组织、培训和宣传教育工作，定期组织检查，确保该项工作有序进行。

（3）疾病预防控制中心：负责辖区托幼园所、学校及预防接种单位接种证查验与疫苗补种的技术指导、培训和督导。组织接种人员业务培训，做好疫苗供应、疑似预防接种异常反应监测以及接种数据的收集、汇总、统计和上报。

（4）卫生监督所：负责对本辖区托幼园所、学校的预防接种证查验工作情况的督导检查，并向卫生行政部门反馈检查结果。

（5）托幼园所、学校：要指定专人负责预防接种证查验工作，并将该项工作纳入儿童入托、入学（转学）报名程序，记录查验结果，督促漏种儿童补种、复验和登记补种情况，做好数据的统计、汇总和上报。充分利用多种形式向学生及家长宣传预防接种的意义和有关知识。

（6）托幼园所、学校所在地预防接种单位：为托幼园所和学校开展预防接种证查验工作提供技术支持，做好托幼园所、学校查验人员的培训。在托幼园所、学校配合下，及时开展疫苗补种、疑似预防接种异常反应报告与调查处理，记录儿童接种信息，按时上报补种数据。

### 6.2.8　工作督导

各区（县）卫生监督所每年对托幼园所或学校查验预防接种证工作情况进行执法检查。托幼园所或学校未依照规定查验预防接种证，或者发现未依照规定受种的儿童后未向疾病预防控制中心或者接种单位报告的，要按照《疫苗流通与预防接种管理条例》第 67 条规定，由县级以上地方人民政府教育主管部门责令改正，给予警告；拒不改正的，对主要负责人、直接负责的主管人员和其他直接责任人员依法给予处分。

### 6.2.9　信息反馈

每年 7 月 31 日前，区（县）教委向区（县）卫生行政部门提供辖区所属“托幼园所和中小学校名单”。

11 月 10 日前，各托幼园所、学校将“儿童免疫规划疫苗补种情况汇总表（托幼园所、学校用）”（表 16-8）报所在地预防接种单位；同时，中小学校还应将上表报本区县中小学保健所。

11 月 20 日前，各接种单位将“儿童免疫规划疫苗补种情况汇总表［接种单位和区（县）通用］”（表 16-9）上报区（县）疾病预防控制中心。

11 月 30 日前，各区（县）疾病预防控制中心将汇总表和区（县）教委提供的“托幼园所和中小学校名单”（表 16-5）以及本系统掌握的其他托幼园所、中小学名单合并后上报市疾病预防控制中心。

11 月 30 日前，区（县）卫生局和区（县）教委将数据分析和工作总结分别上报市卫生局、市疾病预防控制中心和市教委。

6 月 30 日前，将上一学年转学儿童查验情况报所在地预防接种单位，接种单位汇总后逐级上报区（县）和市疾病预防控制中心。

# 7 接种率调查

区（县）级以上疾病预防控制中心应当定期或根据实际工作情况不定期对本行政区域内儿童完成免疫规划疫苗的接种率进行抽样调查。

## 7.1 调查内容

（1）适龄儿童建卡率，建证率，卡证符合率，BCG、HepB、OPV、DTaP、MR、MMR、DT、MPV、JEV 合格接种率和“五苗”基础免疫及时接种率，HepB 首剂及时接种率，卡介苗疤痕率等。

（2）不合格接种原因。

（3）未接种原因。

## 7.2 调查方法

### 7.2.1 评价县级以上单位接种率：组群抽样法

组群抽样法是世界卫生组织（WHO）推荐的用于估计接种率的抽样方法，又称为按容量比例概率抽样法（PPS），属于两阶段整群抽样法。根据精确度水平、预期接种率水平和调查的组群数量查表法确定每个组群内的适龄儿童样本量。第一阶段，在确定的区域范围内，随机抽取抽样单位；第二阶段，在每个选中的抽样单位随机确定一户，并由该户开始按规定的路线调查询访适龄儿童的接种情况，计算接种率。

该方法适用于对区（县）及以上范围的接种率调查。要求调查地区的人口总数在 10 万以上，每个基本抽样单位（行政村）的人口总数应大于 1000。如果人口总数小于 10 万，则与邻近地区合并，使之大于 10 万；基本抽样单位人口总数小于 1000 的也应与邻近单位合并使之大于 1000 人。

用组群抽样法调查能够对整个抽样地区的接种率进行点值和区间估计，但不能用于对单个组群所在区域作点值估计或对几个组群所在地区之间进行比较。

组群抽样法所需样本量大，方法比较复杂，耗时多，多适用于常规接种率调查，难以连续地对每次接种活动及时进行评价。

### 7.2.2　评价乡级接种率：批质量保证抽样法

批质量保证抽样法（LQAS）源于工业生产中对产品质量的快速检验。通过抽取少量样本来检验每批产品的质量，以此收集工业管理信息，是一项成本低、效益高的抽样方法。可用于对较小规模的区域（如乡）免疫规划疫苗接种率是否达到某一标准作出判断。根据 LQAS 的抽样原则，其抽样方法分两个阶段：第一个阶段为乡的抽取；第二个阶段为确定调查户及适龄儿童。每个乡内，若指定的目标接种率为 85%，则样本量均确定为 $n=29$，即在每个乡级单位内调查 29 名适龄儿童。若假阳性率为 5%，则在 29 名儿童中最多允许出现 1 名未接种者或不合格接种者，若大于 1 名，则该乡未达到 85%的目标。

与 PPS 相比，该方法适用于评价较小的群体，如对乡接种率抽样调查。调查结果仅能对接种率是否达到某个标准作出判断。

**表 16-1 ________年______月免疫规划疫苗常规免疫接种情况报表**

报告年月　　　　　　　　单位名称　　　　　　　　单位编码

| 疫苗 | | 本地 | | 流动 | |
|---|---|---|---|---|---|
| | | 应种剂次数 | 实种剂次数 | 应种剂次数 | 实种剂次数 |
| 乙肝疫苗 | 1 | | | | |
| | 1（及时） | — | | — | |
| | 2 | | | | |
| | 3 | | | | |
| 卡介苗 | | | | | |
| 脊灰疫苗 | 1 | | | | |
| | 2 | | | | |
| | 3 | | | | |
| | 4 | | | | |
| 百白破疫苗 | 1 | | | | |
| | 2 | | | | |
| | 3 | | | | |
| | 4 | | | | |
| 白破疫苗 | | | | | |
| 麻风疫苗 | 1 | | | | |
| | 2 | — | | — | |
| 麻腮风疫苗 | 1 | — | | — | |
| | 2 | — | | — | |
| 麻腮疫苗 | 1 | — | | — | |
| | 2 | — | | — | |
| 麻疹疫苗 | 1 | — | | — | |
| | 2 | — | | — | |
| A 群流脑疫苗 | 1 | | | | |
| | 2 | | | | |
| A+C 群流脑疫苗 | 1 | | | | |
| | 2 | | | | |

续表

| 疫苗 | | 本地 | | 流动 | |
|---|---|---|---|---|---|
| | | 应种剂次数 | 实种剂次数 | 应种剂次数 | 实种剂次数 |
| 乙脑减毒活疫苗 | 1 | | | | |
| | 2 | | | | |
| 乙脑灭活疫苗 | 1 | | | | |
| | 2 | | | | |
| | 3 | | | | |
| | 4 | | | | |
| 甲肝减毒活疫苗 | | | | | |
| 甲肝灭活疫苗 | 1 | — | | — | |
| | 2 | | | | |
| 白破疫苗替代百白破疫苗 | 1 | | | | |
| | 2 | | | | |
| | 3 | | | | |
| 初三白破疫苗 | | | | | |
| 大一白破疫苗 | | | | | |
| 6 岁麻风腮疫苗 | | | | | |
| 大一麻疹疫苗 | | | | | |
| 初一乙肝疫苗 | | | | | |

**表 16-2 ________年______月第二类疫苗接种情况统计表**

填报年月：______年______月 单位名称：__________________ 单位编码：____________

| 疫苗 | 接种剂次数 | 疫苗 | 接种剂次数 |
|---|---|---|---|
| 乙肝疫苗 | | 23 价肺炎疫苗 | |
| 白破疫苗 | | 7 价肺炎疫苗 | |
| 麻风疫苗 | | 出血热疫苗 | |
| 麻腮疫苗 | | 钩体疫苗 | |
| 麻腮风疫苗 | | 炭疽疫苗 | |
| 风疹疫苗 | | 狂犬病疫苗 | |
| 腮腺炎疫苗 | | 狂犬病人免疫球蛋白 | |
| 乙脑减毒活疫苗 | | 抗狂犬病血清 | |
| 乙脑灭活疫苗 | | 伤寒疫苗 | |
| 流脑 A+C 结合 | | 菌痢疫苗 | |
| 流脑 A+C+Y+W135 | | 布氏菌疫苗 | |
| 甲肝减毒活疫苗 | | 鼠疫疫苗 | |
| 甲肝灭活疫苗 | | 霍乱疫苗 | |
| 甲乙肝联合疫苗 | | 森林脑炎疫苗 | |
| B 型流感嗜血杆菌疫苗 | | 登革热疫苗 | |
| 水痘疫苗 | | 气管炎疫苗 | |
| 轮状病毒疫苗 | | 脊灰（灭活）疫苗 | |
| 流感疫苗 | | 百白破疫苗 | |

## 表 16-3　常规查漏补种调查覆盖范围情况表

调查周期：______年______～______月　调查地区：北京市______区（县）______乡（街道）

调查单位：北京市________区（县）　　预防接种单位：__________

| 编码 | 村（居委会）名称 | 总户数 | 调查户数 | 学龄前儿童数 | | 调查日期 | 调查人 |
|---|---|---|---|---|---|---|---|
| | | | | 本市 | 流动 | | |
| | | | | | | | |
| | | | | | | | |
| | | | | | | | |
| | | | | | | | |
| | | | | | | | |
| | | | | | | | |
| | | | | | | | |
| | | | | | | | |
| | | | | | | | |
| | | | | | | | |
| | | | | | | | |
| | | | | | | | |
| | | | | | | | |
| | | | | | | | |
| | | | | | | | |
| | | | | | | | |
| | | | | | | | |
| | | | | | | | |
| | | | | | | | |
| | | | | | | | |
| | | | | | | | |
| | | | | | | | |
| | | | | | | | |
| 合计 | | | | | | | |

## 表 16-4 查漏补种无卡、无证和漏种儿童登记表

儿童编号：____________________ 儿童姓名：____________________ 性别：①男 ②女

出生日期：_____年_____月_____日 户籍：①本市：_____区（县） ②外省：_____省（市）

现住址：______区（县）______乡（街道）____________村（居委会） 门牌号：__________

家长姓名：____________ 联系电话：______________ 调查日期：_____年_____月_____日

| 调查项目 | 调查结果 | | 原因 | 预约补种日期 | 实际补种日期 |
|---|---|---|---|---|---|
| 接种卡 | 无卡：①是 ②否 | | | | |
| 接种证 | 无证：①是 ②否 | | | | |
| 卡介苗 | 漏种：①是 ②否 | | | | |
| 乙肝疫苗 | 漏种：①第 1 剂 ②第 2 剂 ③第 3 剂 ④否 | | | | |
| 脊灰疫苗 | 漏种：①第 1 剂 ②第 2 剂 ③第 3 剂 ④第4 剂 ⑤否 | | | | |
| 百白破疫苗 | 漏种：①第 1 剂 ②第 2 剂 ③第 3 剂 ④第4 剂 ⑤否 | | | | |
| 麻疹/麻风疫苗 | 漏种：①第 1 剂 ②第 2 剂 ③否 | | | | |
| 麻腮风疫苗 | 漏种：①第 1 剂 ②否 | | | | |
| 流脑疫苗 | 漏种：①第 1 剂 ②第 2 剂 ③第 3 剂 ④否 | | | | |
| 乙脑疫苗 | 漏种：①第 1 剂 ②第 2 剂 ③第 3 剂 ④否 | | | | |

填表说明：1. 儿童编号＝2 位区（县）编码＋2 位乡编码＋2 位村编码＋3 位儿童编号。2. 调查结果项只能选择一个代号填入，多剂漏种时以最早漏种剂次为准。3. 原因项填写下列代号（只选主要原因）：

无卡、无证原因

（1）不知道要建卡或证
（2）不知道建立时间、地点
（3）建立地点太远
（4）建立时间不合适
（5）家中无人带孩子去建
（6）儿童患病未去建
（7）建立时无卡或证
（8）带孩子去时无人建
（9）等待时间太长未建
（10）孩子无户口不让建
（11）孩子户口在外地不让建
（12）卡或证丢失
（13）卡或证不在现住址
（14）其他__________
（15）说不清楚

漏种原因

（1）不知道要接种
（2）不知道接种时间、地点
（3）怕接种有不良反应
（4）有人说接种不好
（5）接种地点太远
（6）接种时间不合适
（7）家中无人带孩子去接种
（8）孩子患病未去接种
（9）孩子患病医生不予接种
（10）接种时无疫苗
（11）带孩子去时无人接种
（12）等待时间太长未接种
（13）孩子无户口不让接种
（14）孩子户口在外地不让接种
（15）接种情况不详，无法接种
（16）其他________
（17）说不清楚

**表 16-5 ____________区(县)托幼园所和中小学校名单(教委用)**

1 托幼园所　　2 小学　　3 初中

| 序号 | 机构名称 | 是否在教委注册<br>1. 在册<br>2. 不在册 | 机构性质:<br>1. 教育部门和集体办<br>2. 民办<br>3. 其他部门办 | 是否为打工子弟学校<br>1. 是<br>2. 否 | 机构地址 | 机构联系人 | 联系电话 | 预计招生人数 |
|---|---|---|---|---|---|---|---|---|
| | | | | | | | | |
| | | | | | | | | |
| | | | | | | | | |
| | | | | | | | | |
| | | | | | | | | |
| | | | | | | | | |
| | | | | | | | | |
| | | | | | | | | |

说明:1. 学校类别按托幼园所、小学、初中分别统计。2. 可将此表转换为 Excel 表上报

## 表 16-6 儿童免疫规划疫苗接种情况登记表(托幼园所、学校用)

区(县):________ 学校名称:________ 班级:________ 填表人:________ 填表日期:________

| 是否需要补种 | 姓名 | 建证省份①北京②外地 | 出生日期 | 户籍 | 性别 | 是否有证 | 卡介苗 | 乙肝疫苗 | | | | 脊灰疫苗 | | | | 百白破疫苗 | | | | 白破疫苗 | 麻疹/麻风疫苗 | 麻风腮疫苗 | | A群流脑疫苗 | | A+C群流脑疫苗 | | 乙脑疫苗 | | 甲肝疫苗 | | 水痘疫苗 |
|---|---|---|---|---|---|---|---|---|---|---|---|---|---|---|---|---|---|---|---|---|---|---|---|---|---|---|---|---|---|---|---|---|
| | | | | | | | | 1 | 2 | 3 | 4 | 1 | 2 | 3 | 4 | 1 | 2 | 3 | 4 | | | 1 | 2 | 1 | 2 | 1 | 2 | 1 | 2 | 1 | 2 | |
| | | | | | | | | | | | | | | | | | | | | | | | | | | | | | | | | |
| | | | | | | | | | | | | | | | | | | | | | | | | | | | | | | | | |
| | | | | | | | | | | | | | | | | | | | | | | | | | | | | | | | | |
| | | | | | | | | | | | | | | | | | | | | | | | | | | | | | | | | |
| | | | | | | | | | | | | | | | | | | | | | | | | | | | | | | | | |
| | | | | | | | | | | | | | | | | | | | | | | | | | | | | | | | | |
| | | | | | | | | | | | | | | | | | | | | | | | | | | | | | | | | |
| | | | | | | | | | | | | | | | | | | | | | | | | | | | | | | | | |

填表说明:根据预防接种证记录如实在疫苗每剂次处空格中填写接种日期。本次活动补种的疫苗应用红色笔写入接种日期。是否统计水痘全市不作统一要求,由区(县)疾病预防控制中心统一规定

## 表 16-7　儿童疫苗补种通知单

儿童疫苗补种通知单存根　　　　编号

姓名：______________　性别：______________　班级：______________

补种疫苗名称：______________

家长签字：______________　　　　　　　　日期：______________

------------------------------托幼园所/学校骑缝章------------------------------

儿童疫苗补种通知单　　　　编号______________

__________家长：

经查验预防接种记录，发现您的孩子漏种以下疫苗，请您在______年______月______日之前带孩子及预防接种证到________________进行补种。补种后将接种证交回幼儿园/学校，进行复验。

| 卡介苗 | 乙肝疫苗 | 脊灰疫苗 | 百白破疫苗 | 白破疫苗 |
| --- | --- | --- | --- | --- |
|  |  |  |  |  |
| 麻风腮疫苗 | A 群流脑疫苗 | A+C 流脑疫苗 | 乙脑疫苗 | 甲肝疫苗 |
|  |  |  |  |  |

空格中请填写需补种剂次数

托幼园所/学校盖章：

年　月　日

（注：此通知单由预防接种单位留存）

**表 16-8　儿童免疫规划疫苗补种情况汇总表(托幼园所、学校用)**

区(县):__________　学校名称:__________　学校分类:__________

接种单位:__________　填表人:__________　填表日期:__________

| | 入学人数 | 实查验人数 | 接种证 | | 乙肝疫苗 | | 脊灰疫苗 | | 百白破疫苗 | | 白破疫苗 | | 麻风腮疫苗 | | A群流脑疫苗 | | A+C流脑疫苗 | | 乙脑疫苗 | | 甲肝疫苗 | | 水痘疫苗 | |
|---|---|---|---|---|---|---|---|---|---|---|---|---|---|---|---|---|---|---|---|---|---|---|---|---|
| | | | 应补 | 实补 | 应补 | 实补 | 应补 | 实补 | 应补 | 实补 | 应补 | 实补 | 应补 | 实补 | 应补 | 实补 | 应补 | 实补 | 应补 | 实补/预约 | 应补 | 实补 | 应补 | 实补 |
| 本市户籍 | | | | | | | | | | | | | | | | | | | | | | | | |
| 外省户籍 | | | | | | | | | | | | | | | | | | | | | | | | |

填表说明:填写本校数据,托幼园所、小学、初中三种情况分别统计。疫苗应补、实补数据为剂次数

**表 16-9　儿童免疫规划疫苗补种情况汇总表[接种单位和区(县)通用]**

1 托幼园所　　2 小学　　3 初中

区(县):________　填表人:________　户籍类别:________　填表日期:________

| 学校名称 | 入学人数 | 实查验人数 | 接种证 | | 乙肝疫苗 | | 脊灰疫苗 | | 百白破疫苗 | | 白破疫苗 | | 麻风腮疫苗 | | A 群流脑疫苗 | | A+C 流脑疫苗 | | 乙脑疫苗 | | 甲肝疫苗 | | 水痘疫苗 | |
|---|---|---|---|---|---|---|---|---|---|---|---|---|---|---|---|---|---|---|---|---|---|---|---|---|
| | | | 应补 | 实补 | 应补 | 实补 | 应补 | 实补 | 应补 | 实补 | 应补 | 实补 | 应补 | 实补 | 应补 | 实补 | 应补 | 实补 | 应补 | 实补/预约 | 应补 | 实补 | 应补 | 实补 |
| | | | | | | | | | | | | | | | | | | | | | | | | |
| | | | | | | | | | | | | | | | | | | | | | | | | |
| | | | | | | | | | | | | | | | | | | | | | | | | |
| | | | | | | | | | | | | | | | | | | | | | | | | |
| | | | | | | | | | | | | | | | | | | | | | | | | |
| | | | | | | | | | | | | | | | | | | | | | | | | |
| | | | | | | | | | | | | | | | | | | | | | | | | |
| | | | | | | | | | | | | | | | | | | | | | | | | |
| | | | | | | | | | | | | | | | | | | | | | | | | |
| 合计 | | | | | | | | | | | | | | | | | | | | | | | | |

说明:1. 户籍类别按本市、外省户籍分别统计;学校类别按托幼园所、小学、初中分别统计。2. 接种单位将此表以电子形式上报。3. 疫苗应补、实补数据为剂次数

## 表 16-10　入托、入学或转学儿童接种证查验参考用表

新入托或转入儿童接种证查验参考用表
（托幼园所查验人员用）

| | 卡介苗 | 乙肝疫苗 | 脊灰疫苗 | 百白破疫苗 | 麻风腮疫苗 | A 群流脑疫苗 | A+C 群流脑疫苗 | 乙脑疫苗 | 白破疫苗 | 甲肝疫苗 |
|---|---|---|---|---|---|---|---|---|---|---|
| 1.5～2 岁 | 1 | 3 | 3 | 3 | — | 2 | — | 1 | — | — |
| 2 岁～ | 1 | 3 | 3 | 4 | 1 | 2 | — | 1 | — | 1 |
| 3 岁～ | 1 | 3 | 3 | 4 | 1 | — | — | 2 | — | 2 |
| 4 岁～ | 1 | 3 | 3 | 4 | 1 | — | 1 | 2 | — | 2 |
| 5 岁～、6 岁～ | 1 | 3 | 4 | 4 | 1 | — | 1 | 2 | — | 2 |
| 7 岁～ | 1 | 3 | 4 | 4 | 2 | — | 1 | 2 | 1 | 2 |

注：a. 接种证显示少于表中所示接种次数的，视为漏种，是否需要补种由接种医生判断。

b. 依据为《北京市免疫规划疫苗程序》（2009 年版）

c. 甲肝疫苗查验对象为 2002 年 1 月 1 日以后出生的儿童

小一、初一入学或转学生接种证查验参考用表
（中、小学校查验人员用）

| | 乙肝疫苗 | 脊灰疫苗 | 百白破疫苗 | 麻风腮疫苗 | A+C 群流脑疫苗 | 乙脑疫苗 | 白破疫苗 |
|---|---|---|---|---|---|---|---|
| 5 岁～、6 岁～ | 3 | 4 | 4 | 1 | 1 | 2 | — |
| 7 岁至小学四年级 | 3 | 4 | 4 | 2 | 1 | 2 | 1 |
| 小学五年级、小学六年级、初一 | 3 | 4 | 4 | 2 | 2 | 2 | 1 |
| 初二 | 4 | 4 | 4 | 2 | 2 | 2 | 1 |
| 初三 | 4 | 4 | 4 | 2 | 2 | 2 | 1 |

注：a. 接种证显示少于表中所示接种次数的，视为漏种，是否需要补种由接种医生判断。

b. 依据为《北京市免疫规划疫苗程序》（2009 年版）

## 表 16-11　托幼园所、学校临时接种场所要求

1. 接种单位必须具有医疗机构执业许可证。
2. 承担接种的医务人员必须是接受过区（县）卫生行政部门组织的预防接种专业考核合格的执业医师、执业助理医师、护士。
3. 接种单位接种前均需下发疫苗接种知情同意书，收到同意回执后方可接种。回执保存 2 年。
4. 疫苗储存、运输管理、接种现场必须符合生物制品管理要求和冷链管理要求。
5. 每个接种场所必须配备 2 名以上具有免疫预防专业知识的医务人员。
6. 接种场所人均不低于 2 平方米（含工作人员）。室内宽敞清洁、光线明亮、通风保暖；接种前使用紫外线对接种室消毒 60 分钟，消毒情况应及时记录。
7. 接种单位要根据接种对象数量合理安排工作，每个医务人员日均接种数控制在 75 剂次以下，接种后观察 30 分钟。接种现场应有必要的急救用品。
8. 如果出现疑似预防接种异常反应，及时到医院就诊，并及时通知区（县）疾病预防控制中心，按《北京市疑似预防接种异常反应监测方案（试行）》调查处理。
9. 免疫接种服务按照《北京市预防接种工作技术规范》相关内容执行。

# 第 17 章　北京市学龄前流动儿童强化查漏补种实施方案

流动人口一直是北京市疫苗可预防疾病的重点防控人群。流动儿童由于疫苗接种率相对较低，其疫苗可预防疾病的发病率高于本市儿童。自 2000 年以来，北京市每年均于 3～4 月开展学龄前流动儿童的疫苗强化查漏补种工作，为掌握流动儿童的分布、提升流动儿童的疫苗接种率、降低疫苗可预防疾病的发病水平发挥了重要作用。

## 1　部门机构职责

### 1.1　卫生部门

市、区（县）卫生局负责组织、协调、动员、人员培训和评估督导。市、区（县）疾病预防控制中心负责技术指导、接种人员培训、数据收集与分析。地段医院预防保健科负责“北京市免疫规划信息管理系统”数据的下载、核对及更新，检查儿童接种情况、补卡、补证、补种，为免疫预防宣传活动提供技术支持。

### 1.2　街道（乡、镇）政府、村居委员会

街道（乡、镇）政府、村居委员会负责提供辖区内学龄前流动儿童摸底登记资料、组织社区宣传，通知目标儿童家长到指定地点查验疫苗接种情况和补种疫苗，并负责维护现场接种秩序。

### 1.3　托幼园所和学校

托幼园所和学校负责提供本单位内学龄前流动儿童摸底登记资料、提供儿童预防接种记录或接种证，通知儿童家长到指定地点补种疫苗，并参与现场接种的组织工作。

### 1.4　宣传部门

宣传部门负责开展免疫预防知识宣传活动，充分利用电视、报纸、广播、宣传单、标语和流动宣传车等形式，广泛开展宣传。

## 2　活动对象

活动对象为在本市行政区域内无北京市户籍的学龄前中国籍儿童。

## 3　工作流程

### 3.1　学龄前流动儿童摸底调查

由街道（乡、镇）政府、村居委员会负责组织调查小组，挨门逐户地对辖区内所有适龄流动儿童进行前期摸底登记，现场发放“预防接种通知单”（表 17-1），通知家长携带儿童的预防接种证按指定日期带儿童到指定地点查验接种情况，并填写“北京市学龄前流动儿童登记表”（表 17-2），开展社区宣传。

### 3.2　学龄前流动儿童摸底调查核对

地段医院预防保健人员登录“北京市免疫规划信息管理系统”，以村居为单位与摸底登记情况核对。

（1）对于未摸底登记到的儿童，须及时反馈至调查小组，核实其当前在辖区内的居住和入学情况。仍在辖区内居住的未入学儿童，如果不属于疫苗补种对象，则直接将儿童基本情况补登入“北京市学龄前流动儿童登记表”，如为疫苗补种对象，则调查小组应负责通知儿童家长，直至其携儿童到保健科补种为止，并将儿童基本情况补登入“北京市学龄前流动儿童登记表”；确已迁出本辖区的儿童，由地段医院预防保健人员登录“北京市免疫规划信息管理系统”，将儿童的在册情况改为“迁出”；已入学的儿童，地段医院预防保健人员应登录“北京市免疫规划信息管理系统”，填写其入学信息。

（2）对于摸底登记到的未在册儿童，地段医院预防保健人员须登录“北京市免疫规划信息管理系统”，查询其既往接种记录。若无卡且未在北京的其他门诊接种，应新建儿童的接种记录；若在北京的其他门诊接种，应自“北京市学龄前流动儿童登记表”中删除儿童的摸底信息。

（3）地段医院预防保健人员还应登录“北京市免疫规划信息管理系统”，对在本门诊跨地段接种的儿童进行摸底，并将儿童基本情况补登入“北京市学龄前流动儿童登记表”。

### 3.3　查验接种证和疫苗补种

对于“北京市学龄前流动儿童登记表”中的所有摸底登记到的流动儿童，预防保健人员均应查验疫苗接种情况。

（1）对于按时来预防接种门诊的儿童，若有接种证，则应核查接种证，判定接种情况并填写“北京市学龄前流动儿童强化查漏补种免疫登记表”；若无接种证，应登录“北京市免疫规划信息管理系统”，查询儿童接种情况并补证。若未查到接种记录，应重新补证或补种，并录入“北京市免疫规划信息管理系统”。

（2）对于未按时来预防接种门诊的儿童，登录“北京市免疫规划信息管理系统”，查询其既往接种情况，若属无卡或漏种儿童，须及时反馈至调查小组，由其负责再次通知儿童家长，直至儿童补卡或补种为止。

## 3.4 补卡、补证、补种标准

### 3.4.1 补卡、补证对象

无论在当地居住多长时间，调查时未在“北京市免疫规划信息管理系统”录入信息且未在北京的其他门诊接种者，视为无卡儿童，需要补录预防接种信息个案；调查时未提供预防接种证者，视为无证儿童，需要补证。

### 3.4.2 OPV 补种对象

（1）已满 3 月龄第 1 剂次尚未接种者（即零剂次）。

（2）与上一剂次服苗时间间隔超过 60 天仍未接种第 2 剂次或第 3 剂次者。

（3）已满 5 岁第 4 剂次尚未接种者。

### 3.4.3 麻风疫苗接种/补种对象

（1）接种对象：满 8 月龄不足 9 月龄未接种过含麻疹成分的疫苗。

（2）补种对象：满 9 月龄不足 1.5 岁未接种过含麻疹成分的疫苗。

### 3.4.4 麻风腮疫苗接/补种对象

（1）接种对象

①满 1.5 岁不足 2 岁未接种过第 2 剂次含麻疹成分的疫苗且距上剂次麻疹（麻风二联、麻腮二联）疫苗接种间隔超过 28 天。

②满 1.5 岁不足 2 岁未接种过第 1 剂次含风疹或腮腺炎成分的疫苗，且距上剂次麻疹（麻风二联、麻腮二联）疫苗接种间隔超过 28 天。

③满 6 岁不足 7 岁未接种过第 2 剂次含风疹或腮腺炎成分的疫苗且距上剂次麻疹（麻风二联、麻腮二联）疫苗接种间隔超过 28 天。

（2）补种对象

①满 1.5 岁未接种过含麻疹成分的疫苗。

②满 2 岁未接种过第 2 剂次含麻疹成分的疫苗且距上剂麻疹（麻风二联、麻

腮二联）疫苗接种间隔超过 28 天。

③满 2 岁未接种过含风疹或腮腺炎成分的疫苗且距上剂次麻疹（麻风二联、麻腮二联）疫苗接种间隔超过 28 天。

④满 7 岁未接种过第 2 剂次含风疹或腮腺炎成分的疫苗且距上剂次麻疹（麻风二联、麻腮二联）疫苗接种间隔超过 28 天。

### 3.4.5　其他疫苗零剂次补种对象

（1）乙肝：未接种乙肝疫苗。

（2）百白破：满 4 月龄未接种百白破疫苗。

（3）乙脑：满 2 岁未接种乙脑疫苗。

（4）流脑：满 7 月龄未接种流脑疫苗。

### 3.4.6　疫苗补种注意事项

（1）不足 1.5 岁的儿童补种麻风疫苗，满 1.5 岁的儿童补种麻风腮疫苗。

（2）不满 3 岁的流脑零剂次儿童补种 A 群流脑疫苗，满 3 岁的流脑零剂次儿童补种 A+C 群流脑疫苗。

（3）如果儿童须补种的疫苗超过一种，应在不同部位接种。

（4）两种灭活疫苗或一种灭活疫苗与一种减毒活疫苗可在同一天不同部位接种；一种注射减毒活疫苗与一种口服减毒活疫苗可以在同一天或不同时间接种；两种注射用减毒活疫苗需间隔 28 天；如果两种疫苗需在同侧同部位接种，需间隔 28 天。

（5）疫苗补种顺序：脊灰疫苗、麻风疫苗或麻风腮疫苗、A 群或 A+C 群流脑疫苗、百白破疫苗、乙脑疫苗、乙肝疫苗。

## 4　信息反馈

“北京市学龄前流动儿童登记表”（表 17-2）由村居委会、托幼园所或学校调查小组填写，并及时反馈至地段预防保健科。“北京市学龄前流动儿童强化查漏补种免疫登记表”（表 17-3）由接种人员现场填写并保存。地段医院预防保健科汇总“北京市学龄前流动儿童强化查漏补种免疫登记表”，形成“北京市学龄前流动儿童强化查漏补种人数汇总表”（表 17-4）后上报至区（县）疾病预防控制中心。区（县）疾病预防控制中心以乡（街、镇）为单位，上报“北京市学龄前流动儿童强化查漏补种人数汇总表”至市疾病预防控制中心，同时上报全区（县）汇总表。

各区（县）卫生局将活动进展情况及时以简报形式反馈，同时上报市疾病预防控制中心和区（县）政府。

## 5 工作经费

活动中使用的接种证、知情同意书等印刷经费和疫苗经费全部由市财政承担。其他工作经费由区（县）财政承担。

## 6 工作指标

以乡（镇、街道）为单位，目标儿童的入户摸底调查率≥95%；补证（卡）率≥97%；脊灰疫苗补种率≥97%；麻风疫苗（或麻风腮疫苗）接（补）种率≥97%；流脑疫苗零剂次补种率≥90%；百白破疫苗零剂次补种率≥90%；其他疫苗零剂次预约/补种率≥95%；在当地累计居住≥2 月的儿童免疫接种信息录入率、录入信息与接种证符合率均≥90%。

## 表 17-1　预防接种通知单

__________乡（街）__________村（居）儿童预防接种通知单（编号：　　）

门牌号：

家长姓名：　　　　　　　家长电话：

儿童姓名：　　　　　　　性别：　　　　　　　年龄：

儿童姓名：　　　　　　　性别：　　　　　　　年龄：

儿童姓名：　　　　　　　性别：　　　　　　　年龄：

儿童家长：您好！

请您于　　月　　日，携带孩子、预防接种证和此通知单到________________接种门诊进行免疫接种查验，如果您的孩子漏种了疫苗，我们将免费补种。

门诊联系电话：

年　　月　　日

**表 17-2　北京市学龄前流动儿童登记表[村(居)委会填写]**

北京市＿＿＿＿＿＿区(县)＿＿＿＿＿＿乡(街)＿＿＿＿＿＿＿＿村

填表人＿＿＿＿＿＿　　　　　　填表日期:＿＿＿＿年＿＿＿＿月＿＿＿＿日

| 编号 | 儿童姓名 | 性别 | 年龄 | 监护人姓名 | 家庭住址 | 联系电话 | 出租房主姓名 | 是否发通知单 |
|---|---|---|---|---|---|---|---|---|
| | | | | | | | | |
| | | | | | | | | |
| | | | | | | | | |
| | | | | | | | | |
| | | | | | | | | |
| | | | | | | | | |
| | | | | | | | | |
| | | | | | | | | |
| | | | | | | | | |
| | | | | | | | | |
| | | | | | | | | |
| | | | | | | | | |
| | | | | | | | | |

注:1. 表中各项内容应与“预防接种通知单”相应项填写一致；　2. 此表中的流动儿童汇总数应与表 17-3、表 17-4 一致

**表 17-3　北京市学龄前流动儿童强化查漏补种免疫登记表**

北京市______区(县)______乡(镇、街道)______村(居)委会　　　填表人________________　　　填表日期________________

| 编号 | 儿童姓名 | 出生日期 | 家长姓名 | 住址 | 联系电话 | 在本村居住的累计时间≥2个月 | 接种卡 | | 接种证 | | 脊灰疫苗 | | | 麻风疫苗 | | | | 麻风腮疫苗 | | | | 流脑疫苗零剂次 | | 百白破疫苗零剂次 | | 乙脑疫苗零剂次 | | 乙肝疫苗零剂次 | |
|---|---|---|---|---|---|---|---|---|---|---|---|---|---|---|---|---|---|---|---|---|---|---|---|---|---|---|---|---|---|
| | | | | | | | | | | | 漏种 | | | | | | | | | | | | | | | | | | |
| | | | | | | | 有卡 | 补卡 | 有证 | 补证 | 零剂次 | 非零剂次 | 实补种 | 应接种 | 实接种 | 应补种 | 实补种 | 应接种 | 实接种 | 应补种 | 实补种 | 应补种 | 实补种 | 应补种 | 实补种 | 应补种 | 补种/预约 | 应补种 | 补种/预约 |
| | | | | | | | | | | | | | | | | | | | | | | | | | | | | | |
| | | | | | | | | | | | | | | | | | | | | | | | | | | | | | |
| | | | | | | | | | | | | | | | | | | | | | | | | | | | | | |
| | | | | | | | | | | | | | | | | | | | | | | | | | | | | | |
| | | | | | | | | | | | | | | | | | | | | | | | | | | | | | |
| | | | | | | | | | | | | | | | | | | | | | | | | | | | | | |
| | | | | | | | | | | | | | | | | | | | | | | | | | | | | | |
| | | | | | | | | | | | | | | | | | | | | | | | | | | | | | |
| | | | | | | | | | | | | | | | | | | | | | | | | | | | | | |
| | | | | | | | | | | | | | | | | | | | | | | | | | | | | | |
| | | | | | | | | | | | | | | | | | | | | | | | | | | | | | |
| | | | | | | | | | | | | | | | | | | | | | | | | | | | | | |
| | | | | | | | | | | | | | | | | | | | | | | | | | | | | | |
| | | | | | | | | | | | | | | | | | | | | | | | | | | | | | |
| | | | | | | | | | | | | | | | | | | | | | | | | | | | | | |

注:满足此项填“√”,不满足此项填“×”,补种填“1”,预约填“2”

**表 17-4　北京市学龄前流动儿童强化查漏补种人数汇总表**

北京市______区(县)______乡(镇、街道)______村(居)委会　　　填表人______________　　　填表日期______________

| 统计分类 | 儿童在本村居住的累计时间 | 调查人数 | 接种卡 有卡 | 接种卡 补卡 | 接种证 有证 | 接种证 补证 | 脊灰疫苗 漏种 零剂次 | 脊灰疫苗 漏种 非零剂次 | 脊灰疫苗 实补种 | 麻风疫苗 应接种 | 麻风疫苗 实接种 | 麻风疫苗 应补种 | 麻风疫苗 实补种 | 麻风腮疫苗 应接种 | 麻风腮疫苗 实接种 | 麻风腮疫苗 应补种 | 麻风腮疫苗 实补种 | 流脑疫苗零剂次 应补种 | 流脑疫苗零剂次 实补种 | 百白破疫苗零剂次 应补种 | 百白破疫苗零剂次 实补种 | 乙脑疫苗零剂次 应补种 | 乙脑疫苗零剂次 预约/补种 | 乙肝疫苗零剂次 应补种 | 乙肝疫苗零剂次 预约/补种 |
|---|---|---|---|---|---|---|---|---|---|---|---|---|---|---|---|---|---|---|---|---|---|---|---|---|---|
| 出生年份 | <2月 | | | | | | | — | | — | — | — | — | — | — | — | — | — | — | — | — | — | — | | |
| | ≥2月 | | | | | | | — | | — | — | — | — | — | — | — | — | — | — | — | — | — | — | | |
| | <2月 | | | | | | | | | | | | | | | | | | | | | | | | |
| | ≥2月 | | | | | | | | | | | | | | | | | | | | | | | | |
| | <2月 | | | | | | | | | | | | | | | | | | | | | | | | |
| | ≥2月 | | | | | | | | | | | | | | | | | | | | | | | | |
| | <2月 | | | | | | | | | | | | | | | | | | | | | | | | |
| | ≥2月 | | | | | | | | | | | | | | | | | | | | | | | | |
| | <2月 | | | | | | | | | | | | | | | | | | | | | | | | |
| | ≥2月 | | | | | | | | | | | | | | | | | | | | | | | | |
| | <2月 | | | | | | | | | | | | | | | | | | | | | | | | |
| | ≥2月 | | | | | | | | | | | | | | | | | | | | | | | | |
| | <2月 | | | | | | | | | | | | | | | | | | | | | | | | |
| | ≥2月 | | | | | | | | | | | | | | | | | | | | | | | | |
| | <2月 | | | | | | | | | | | | | | | | | | | | | | | | |
| | ≥2月 | | | | | | | | | | | | | | | | | | | | | | | | |
| 合计 | <2月 | | | | | | | | | | | | | | | | | | | | | | | | |
| | ≥2月 | | | | | | | | | | | | | | | | | | | | | | | | |

注：本表根据表 17-3 汇总

# 第 18 章　北京市免疫规划信息报告工作方案

为了加强免疫规划信息报告管理，提高信息报告质量，为免疫规划工作管理和决策提供及时、准确的信息，依据卫生部《免疫规划信息报告管理工作规范(试行)》(卫疾控发［2006］512 号文件) 制定本方案，2014 年重新修订。

## 1　组织机构与职责

遵循分级负责、属地管理的原则，各级卫生行政部门、疾病预防控制中心、预防接种单位在免疫规划信息报告管理工作中履行以下职责。

### 1.1　卫生行政部门

(1) 负责辖区免疫规划信息报告工作的管理，建设和完善免疫规划信息管理系统，为系统正常运行提供保障条件。

(2) 结合辖区具体情况，组织制定免疫规划信息报告工作方案，落实免疫规划信息报告工作。

(3) 定期组织开展对预防接种单位免疫规划信息报告管理工作的监督检查。

### 1.2　市疾病预防控制中心

(1) 建立健全信息管理制度，承担系统用户和权限管理工作，提供相关技术支持。

(2) 负责全市免疫规划信息报告业务管理、技术培训和督导，开展考核和评估工作。

(3) 负责部分免疫规划信息的收集、登记、录入和网络报告。

(4) 负责全市免疫规划信息的收集、分析、评价、报告和反馈。

(5) 督导全市免疫规划信息报告的数据备份，确保报告数据安全。

### 1.3　区 (县) 疾病预防控制中心

(1) 制订辖区免疫规划信息报告管理实施计划，指导预防接种单位实施计划，并提供相关技术支持。

（2）负责辖区免疫规划信息报告业务管理、技术培训、督导和预防接种单位免疫规划信息报告的质量控制，并进行考核和评估。

（3）负责部分免疫规划信息的收集、登记、录入和网络报告。

（4）负责辖区免疫规划信息的收集、分析、评价、报告和反馈。

（5）督导辖区免疫规划信息报告的数据备份，确保报告数据安全。

### 1.4 预防接种单位

（1）建立健全预防接种证（卡）登记管理制度和免疫规划信息报告制度。

（2）负责对本单位免疫规划工作人员进行免疫规划信息报告培训。

（3）负责信息管理系统的使用管理。

（4）负责免疫规划信息的收集、登记、录入和网络报告。

（5）负责本单位信息管理系统的日常维护和数据备份，确保系统和数据安全。

## 2 信息登记与报告

市疾病预防控制中心、区（县）疾病预防控制中心、预防接种单位负责免疫规划工作的相关人员为免疫规划信息登记报告的责任人。按照《北京市免疫规划技术规范》和北京市免疫规划信息管理系统的要求录入和上报相关报表。

### 2.1 预防接种信息

#### 2.1.1 工作程序与方式

预防接种单位通过预防接种单位客户端软件建立预防接种信息档案，及时录入和更新每次接种的相关信息，及时将预防接种个案信息上传北京市信息管理平台，北京市信息管理平台将预防接种个案信息上传至国家信息管理平台。预防接种单位在每次预防接种过程中，利用预防接种单位客户端软件从北京市信息管理平台和国家信息管理平台数据库中获得流动儿童接种信息，实现流动儿童的接种与信息共享。

#### 2.1.2 登记与录入

基本信息档案建立：本市儿童出生后 1 个月内、外地迁入儿童在迁入后 2 个月内，由预防接种单位通过客户端软件录入预防接种基本信息，建立儿童的预防接种基本信息电子档案。

疫苗接种信息的录入：接种后，有客户端的预防接种单位须即时将疫苗接种信息录入客户端；无客户端的预防接种单位须在每次接种后 5 天内将疫苗接种信息录入归属的上级接种单位的客户端。

#### 2.1.3　上报

上报时限：预防接种单位在每次接种信息录入完成后，24 小时内通过客户端软件将预防接种个案信息上传至北京市信息管理平台，北京市信息管理平台自动上传至国家信息管理平台。

### 2.2　基本资料、疾病监测等信息报告

按照相关工作时限要求，通过客户端软件或北京市信息管理平台录入和报告基本资料、疾病监测等信息。

## 3　数据管理

### 3.1　数据审核

#### 3.1.1　预防接种单位

在每次接种前应审核接种儿童的既往接种信息，每周应审核所有管理儿童接种信息和其他免疫规划信息，检查数据有无错项、漏项和逻辑错误，对有疑问的信息及时向相关人员核实，确保录入数据的完整性和准确性。

#### 3.1.2　区（县）疾病预防控制中心

每周通过北京市信息管理平台，审核免疫规划信息管理系统内的预防接种单位上传的免疫规划信息，检查数据有无错项、漏项和逻辑错误。

#### 3.1.3　市疾病预防控制中心

每月审核免疫规划数据的完整性、及时性和准确性。

### 3.2　数据订正

预防接种单位和县、市疾病预防控制中心，在数据审核过程中如果发现有错项、漏项和逻辑错误的数据，须告知责任填报人及时订正和上传数据。

### 3.3　数据补报

预防接种单位，发现未录入或未报告的免疫规划信息，应当及时补充上传到

北京市信息管理平台。

## 3.4 数据查重

### 3.4.1 预防接种单位

预防接种单位应在每次上传数据之前通过预防接种单位客户端软件对免疫规划个案信息进行查重，并及时向相关人员核实，删除错误的重复记录。

### 3.4.2 区（县）疾病预防控制中心

区（县）疾病预防控制中心每月通过北京市信息管理平台，对预防接种单位上传的免疫规划个案信息进行查重，督促预防接种单位对数据进一步核实，删除错误的重复记录。

# 4 质量控制

## 4.1 数据质量控制

各级疾病预防控制中心每月通过北京市信息管理平台，分析上报的数据质量，评价指标见“附录：统计指标”。督促下级疾病预防控制中心、预防接种单位提高免疫规划信息录入和上报质量。

## 4.2 管理质量控制

市、区（县）疾病预防控制中心应经常开展数据的检查复核工作，检查辖区预防接种证记录或免疫规划报表与北京市信息管理平台相应数据是否一致。

# 5 分析利用

（1）各级疾病预防控制中心每月应利用国家信息管理平台对辖区的免疫规划数据进行统计分析；每年1月对上一年度的免疫规划信息进行总结，并撰写免疫规划信息分析报告，向同级卫生行政部门和上级疾病预防控制中心报告；同时向下级疾病预防控制中心、预防接种单位进行反馈。

（2）预防接种单位每月应利用客户端软件对辖区免疫规划数据进行统计分析；每年1月对上一年度免疫规划信息进行总结。

# 6　系统安全与管理

## 6.1　系统管理

（1）各级疾病预防控制中心负责辖区免疫规划信息管理系统用户权限的维护，制定相应的制度，加强对信息管理系统账户的安全管理。

（2）计算机应专人管理，信息管理系统的使用人员未经许可，不得转让或泄露系统操作账号和密码。发现账号、密码已泄露或被盗用时，应立即采取措施，更改密码，同时向上级疾病预防控制中心报告。

（3）各地应建立健全免疫规划信息查询、使用制度。其他政府部门和机构查询免疫规划信息资料，应经同级卫生行政部门批准。

（4）预防接种单位实施免疫规划信息管理系统后，应对安装预防接种单位客户端软件的计算机同时安装能及时网络升级的正版杀毒软件。

## 6.2　数据安全

（1）预防接种单位的免疫规划电子档案由预防接种单位长期保管，全市免疫规划电子档案由市疾病预防控制中心长期保管。

（2）预防接种单位应在完成每次接种信息录入和上报后的当天，对预防接种电子档案进行备份，并妥善保存。

（3）免疫规划个案的基本信息未经成人本人或儿童监护人同意，不得向其他人员提供。

（4）各级疾病预防控制中心、预防接种单位应将免疫规划信息资料按照有关规定纳入档案管理。

# 7　考核评价

（1）各级卫生行政部门定期组织对辖区免疫规划信息报告工作进行督导检查，对发现的问题予以通报批评并责令限期改正。

（2）各级疾病预防控制中心制定免疫规划信息报告工作考核方案，并定期对辖区预防接种单位进行指导与考核。

（3）预防接种单位应将免疫规划信息报告管理工作纳入工作考核范围，定期进行自查。

# 8 附录：统计指标

## 8.1 信息系统覆盖率

实施免疫规划信息系统的乡（镇、街道）数/辖区乡（镇、街道）数×100%。

## 8.2 上传地区完整率

在一定时间内信息平台收到上传预防接种数据的乡（镇、街道）数/辖区乡（镇、街道）数×100%。

## 8.3 上传接种信息数据完整率

在一定时间内上传预防接种个案信息完整的儿童数/上传的儿童数×100%。

## 8.4 上传接种信息及时率

预防接种个案信息在接种后5天内上传的儿童数/实际上传的儿童数×100%。

## 8.5 上传接种信息准确率

上传预防接种个案信息与预防接种接种证信息相符的儿童数/调查儿童数×100%。

## 8.6 接种证打印开展率

开展接种证打印的预防接种单位数/预防接种单位总数×100%。

# 第 19 章　北京市免疫预防血清学与疫苗滴度监测规范

血清学监测与疫苗滴度监测是免疫预防工作的重要内容之一，目的是评价免疫规划疫苗的基础免疫效果、人群抗体水平与疫苗效价，为预测疾病流行、制定疾病控制策略、调整免疫程序和评价免疫预防工作质量提供科学依据。

## 1　基础免疫成功率或阳性率监测

基础免疫成功率或阳性率每 2～3 年监测 1 次。随机选择 2 个区（县）为监测点，每区（县）随机选择监测对象 35 名，共采集 70 份血清标本，应保证质量和数量，不能溶血。标本采集及运送注意事项：

（1）血标本在 2～8℃条件下保存，24 小时内自动沉降或离心分离血清；

（2）血清标本封装于冻存管内，−20℃以下保存、8℃以下运送，避免反复冻融；

（3）血清标本容器上的标签应注明区（县）、编号和姓名，且字迹清楚；

（4）送检标本须附相应疫苗“基础免疫成功率监测登记表”，且项目齐全，表内编号与血清标本编号一致。

### 1.1　脊髓灰质炎疫苗基础免疫阳性率监测

（1）监测对象：完成脊髓灰质炎疫苗基础免疫后 4～6 周的 1 岁内儿童。

（2）标本采集：各监测对象需采集静脉血 1.0ml，血清量＞200μl/份。

（3）检测方法与判断标准：采用微量细胞中和试验测定脊髓灰质炎Ⅰ型、Ⅱ型和Ⅲ型中和抗体，抗体滴度≥1∶4 为阳性。

（4）时间进度：5～6 月采集血清标本，6 月底前送市疾病预防控制中心，7～8 月实验室检验，8 月底反馈检验结果，9 月前完成监测总结。

### 1.2　百白破疫苗基础免疫阳性率监测

（1）监测对象：完成百白破三联疫苗基础免疫后 4～6 周的 1 岁内儿童。

（2）标本采集：各监测对象需采集静脉血 1.0ml，血清量≥200μl/份。

（3）检测方法与判断标准：

a. 采用 ELISA 方法检测百日咳抗体，抗体浓度≥28IU/ml 为阳性；

b. 采用 ELISA 方法检测白喉毒素抗体，抗体浓度≥0.1IU/ml 为阳性，即为保护水平；

c. 采用ELISA法检测破伤风毒素抗体，抗体浓度≥0.1IU/ml为阳性，即为保护水平。

(4) 时间进度：5～6月采集血清标本，6月底前送市疾病预防控制中心，7～8月实验室检验，8月底反馈检验结果，9月前完成监测总结。

### 1.3 麻风疫苗基础免疫成功率监测

(1) 监测对象：8～9月龄需要进行麻风疫苗基础免疫的儿童。

(2) 标本采集：采集每名监测对象免疫前(S1)和免疫后4～6周的血清标本(S2)，采集末梢血≥0.2ml或静脉血1.0ml，血清量≥100μl/份。

(3) 检测方法与判断标准：

a. 采用ELISA法测定麻疹IgG抗体，抗体阳性判断标准参照试剂盒使用说明书；

b. 采用ELISA法测定风疹IgG抗体，抗体阳性判断标准参照试剂盒使用说明书。

(4) 时间进度：6～8月采集血清标本，8月底前送市疾病预防控制中心，9～11月进行检验，11月底反馈检验结果，12月底完成监测总结。

### 1.4 流行性腮腺炎疫苗基础免疫成功率监测

(1) 监测对象：18～24月龄需要进行流行性腮腺炎疫苗基础免疫的儿童。

(2) 标本采集：每名监测对象采集免疫前(S1)和免疫后1个月以上的血清标本(S2)，采集末梢血≥0.2ml或静脉血1.0ml，血清量≥100μl/份。

(3) 检测方法与判断标准：采用ELISA法测定流行性腮腺炎IgG抗体，抗体阳性判断标准参照试剂盒使用说明书。

(4) 时间进度：6～8月采集血清标本，8月底前送市疾病预防控制中心，9～11月进行检验，11月底反馈检验结果，12月底完成监测总结。

### 1.5 流行性乙型脑炎疫苗基础免疫成功率监测

(1) 监测对象：12～24月龄完成流行性乙型脑炎疫苗基础免疫后4～6周的儿童。

(2) 标本采集：每名监测对象采集免疫前(S1)和免疫后1～6个月的血清标本(S2)，采集静脉血≥1.0ml，血清量≥300μl/份。

(3) 检测方法与判断标准：采用蚀斑减少中和实验法，抗体滴度≥1∶10为阳性。

(4) 时间进度：6～8月采集血清标本，8月底前送市疾病预防控制中心，9

月前完成检验，10 月底反馈检验结果，12 月底完成监测总结。

### 1.6　流行性脑脊髓膜炎疫苗基础免疫成功率监测

（1）监测对象：完成流行性脑脊髓膜炎疫苗基础免疫后 1～2 个月的 1.5 岁内儿童。

（2）标本采集：各监测对象需采集末梢血不少于 0.2ml 或静脉血 1.0ml，常规血清量需≥50μl/份。

（3）检测方法与判断标准：采用杀菌力实验测定流行性脑脊髓膜炎的杀菌抗体水平，抗体保护水平判断标准为≥1∶8。

（4）时间进度：5～6 月采集血清标本，6 月 31 日前送市疾病预防控制中心，7～8 月进行检验，8 月底反馈检验结果，9 月前完成监测总结。

## 2　人群抗体水平监测

（1）监测频率：每 5 年监测 1 次。

（2）监测范围：全市范围内随机选择 9 个区（县）。

（3）监测病种：脊灰、麻疹、乙脑、风疹、百日咳、白喉、水痘、流腮（由于人狂犬病不具备人群抗体监测意义、流脑实验方法不能实现监测目标，因此均不开展此项监测工作）。

（4）监测对象：在居住地连续居住 6 个月以上的健康人群。

（5）样本量确定：以疫苗针对疾病人群抗体水平阳性率为确定样本量的计算标识，由于不同疾病在年龄组间抗体阳性率不同，所需样本量也不同。按照抗体阳性率 50%，允许误差为 10%，Ⅰ型错误概率水准 5%（$\alpha=0.05$）进行推算。

样本计算公式：$n=\left[\dfrac{u_\alpha^2\times\pi\times(1-\pi)}{\delta^2}\right]$,其中允许误差：$\delta=p-\pi$

（6）抽样方法：按照地理位置、人口构成、典型抽样的方法选择区（县）级监测点；按照随机方法在每个参与调查的区（县）选择 10 个行政村（居委会）作为调查点，9 个区（县）共选择 90 个调查点。

（7）样本量分配：每个区（县）采样 220 人，共分 10 个年龄组，即 0 岁、1～4 岁、5～9 岁、10～14 岁、15～19 岁、20～24 岁、25～29 岁、30～34 岁、35～39 岁、40 岁及以上，每个年龄组采样 22 人。区（县）级调查点男、女抽样比例控制在 0.8～1.2；每个年龄组本市人口和流动人口抽样比例控制在 1∶1；0 岁组至 15 岁年龄组组内年龄级别构成均衡；若样本不足，则从邻村（居）委会补充。

（8）检测方法及判断标准

**北京市人群疫苗针对疾病抗体水平监测检测项目一览表**

| 疾病 | 检测方法 | 阳性标准 |
|---|---|---|
| 脊灰 | 微量中和试验 | 中和抗体≥1：4 |
| 乙脑 | 蚀斑减少中和试验 | 中和抗体≥1：10 |
| 麻疹 | 酶联免疫吸附实验 | IgG 抗体浓度＞200mIU/ml |
| 风疹 | 酶联免疫吸附实验 | IgG 抗体浓度＞20IU/ml |
| 流腮 | 酶联免疫吸附实验 | IgG 抗体浓度＞100U/ml |
| 百日咳 | 酶联免疫吸附实验 | IgG 抗体浓度≥28IU/ml |
| 白喉 | 酶联免疫吸附实验 | IgG 抗体浓度≥0.1IU/ml |
| 水痘 | 酶联免疫吸附实验 | IgG 抗体浓度≥110IU/ml |

（9）标本采集及送检：采集监测对象静脉血 5～6ml，血标本在 2～8℃条件下保存，血清量每份≥0.5ml。

## 3　疫苗滴度监测

（1）监测对象：脊髓灰质炎疫苗、麻疹疫苗、麻腮风联合疫苗。

（2）监测点：随机选择 2 个区（县）疾病预防控制中心及每区（县）3 个接种单位为监测点。

（3）疫苗采集、保存与送检：每区（县）分别于 6 月抽取 3 个接种单位同批号监测疫苗，同时抽取该区（县）疾病预防控制中心各同一批号相同疫苗送检。各疫苗按储存要求温度保存，8℃以下运送。

（4）疫苗采样量：各监测单位每次采集一个批号脊髓灰质炎疫苗 3 袋、麻疹疫苗 6 支、麻腮风联合疫苗 6 支。

（5）检测方法及判断标准：脊髓灰质炎疫苗滴度检测采用“微量细胞培养病变法”，出厂滴度≥5.95LgCCID50 为合格；麻疹、麻腮风联合疫苗滴度检测采用“微量细胞培养板法”，麻疹和风疹疫苗出厂滴度≥2.5LgCCID50 为合格；流行性腮腺炎疫苗出厂滴度≥4.0LgCCID50 为合格。

（6）监测频率与时间：每 2 年监测 1 次。各区（县）分别于 6 月底前将采自区（县）疾病预防控制中心和接种单位的疫苗样本送市疾病预防控制中心检测，10 月底将检验结果反馈给区（县）疾病预防控制中心。

（7）注意事项：送检疫苗应贴上标签，注明区（县）、监测点、疫苗名称和批号；送检时附“疫苗滴度监测登记表”。

## 表 19-1　基础免疫成功率或阳性率监测登记表

区（县）：__________　年份：__________　疫苗名称：__________　填表人：__________

| 编号 | 姓名 | 性别 | 出生日期 | 疫苗接种日期 | | | 采血日期（S1） | 采血日期（S2） |
|---|---|---|---|---|---|---|---|---|
| | | | | 1 | 2 | 3 | | |
| | | | | | | | | |
| | | | | | | | | |
| | | | | | | | | |
| | | | | | | | | |
| | | | | | | | | |
| | | | | | | | | |
| | | | | | | | | |
| | | | | | | | | |
| | | | | | | | | |
| | | | | | | | | |

注：脊髓灰质炎、百白破基础免疫为 3 次，流行性脑脊髓膜炎基础免疫为 2 次，只采 S2 血；麻疹、风疹、流行性腮腺炎、流行性乙型脑炎为 1 次，需采 S1 和 S2 血

## 表 19-2　脊髓灰质炎、百白破疫苗基础免疫阳性率联合监测登记表

区（县）：__________　户籍：__________　年份：__________　填表人：__________

| 编号 | 姓名 | 性别 | 出生日期 | OPV 接种日期 | | | DPT 接种日期 | | | 采血日期（S2） |
|---|---|---|---|---|---|---|---|---|---|---|
| | | | | 1 | 2 | 3 | 1 | 2 | 3 | |
| | | | | | | | | | | |
| | | | | | | | | | | |
| | | | | | | | | | | |
| | | | | | | | | | | |
| | | | | | | | | | | |
| | | | | | | | | | | |
| | | | | | | | | | | |
| | | | | | | | | | | |
| | | | | | | | | | | |
| | | | | | | | | | | |

## 表 19-3　北京市人群疫苗针对疾病抗体水平监测村（居）委会调查点随机抽样方法

1. 编号

区（县）疾病预防控制中心按距离区（县）政府的远近，由里向外顺时针排序，将每个行政村依次编号，列出各点的人口数和累计人口数，填写“北京市______区（县）村（居）委会一览表”，上报市疾病预防控制中心。

2. 随机抽样

市疾病预防控制中心负责确定各区（县）村（居）委会级调查点，随机抽样方法如下所述。

确定组距：组距（$K$）＝ 全区（县）人口总数/10（取整数）。例如，宣武区总人口619 116人，则组距（$K$）为 61 912。

确定随机数：使用 Excel 表格产生随机数，点击“插入”→“函数”→“RAND”，即可返回介于 0～1 的小数，小数点后有 15 位数字（通常只显示 9 位），取其与组距位数相同的后几位数作为随机数（$R$）。如果 $R>K$，则用 $R$ 除以 $K$，取其余数作为随机数。以宣武区为例，假如随机数为 0.315 364 331 699 827，取与组距位数相同的后 5 位数，得到随机数（$R$）为 99 827，由于 99 827（$R$）＞61 912（$K$），用 $R$ 除以 $K$ 的余数为 39 715，即为最后确定的随机数（$R$）。

3. 确定抽样单位

$R$ 接近并小于累计人口数的被抽样单位为第 1 个抽样单位，然后用随机数（$R$）＋抽样组距（$K$）×（$i-1$），可依次确定第 2～10 个抽样单位，$i$ 分别等于 2～10。

市疾病预防控制中心确定抽样单位后，应填写“北京市______区（县）健康人群疫苗针对疾病抗体水平监测抽样村（居）委会一览表”，将抽样结果及时反馈相关区（县）疾病预防控制中心。

## 表 19-4　北京市人群疫苗针对疾病抗体水平监测调查登记表

区（县）：__________　村（居）委会名称：__________　村（居）委会序号：__________

一、一般情况

1. 姓名：______________

2. 性别：①男　②女　□

3. 详细住址：____________________________________

4. 联系电话：__________________

5. 出生日期：__________ 年______月______日　□□□□ □□ □□

或年龄：______岁　□□

6. 采血日期：__________ 年______月______日　□□□□ □□ □□

7. 职业：①学龄前儿童　②学生　③教师　④保育员及保姆　⑤餐饮食品业　□
⑥公共场所服务员　⑦医务人员　⑧工人　⑨民工　⑩农民　⑪干部职员
⑫家务及待业　⑬其他

8. 户籍：①本市　②流动　□

二、患病史及疫苗接种情况

| 疾病种类 | 患病史（①是 ②否） | 诊断单位（①医疗机构 ②主观判断） | 免疫次数（0 未接种 99 不详） | 免疫来源（①接种证 ②接种卡 ③回忆） | 末次接种日期 | 备注 |
|---|---|---|---|---|---|---|
| 1. 脊灰 | | | | | | |
| 2. 麻疹 | | | | | | |
| 3. 风疹 | | | | | | |
| 4. 流腮 | | | | | | |
| 5. 百日咳 | | | | | | |
| 6. 白喉 | | | | | | |
| 7. 流脑 | | | | | | |
| 8. 乙脑 | | | | | | |
| 9. 水痘 | | | | | | |

注：所有日期填写公历日期。

填表人：______________　填写日期：__________年____月____日

审核人：______________　审核日期：__________年____月____日

**表 19-5　北京市＿＿＿＿＿区（县）村（居）委会一览表**

| 顺序号 | 村（居）委会 | 人口数 | 累计人口数 |
|---|---|---|---|
| 1 | | | |
| 2 | | | |
| 3 | | | |
| 4 | | | |
| 5 | | | |
| 6 | | | |
| 7 | | | |
| 8 | | | |
| 9 | | | |
| 10 | | | |
| 11 | | | |
| 12 | | | |
| 13 | | | |
| 14 | | | |
| 15 | | | |
| 16 | | | |
| 17 | | | |
| 18 | | | |
| 19 | | | |
| 20 | | | |
| 21 | | | |
| 22 | | | |
| 23 | | | |
| 24 | | | |
| 25 | | | |
| 26 | | | |
| 27 | | | |
| 28 | | | |
| 29 | | | |
| 30 | | | |
| 31 | | | |
| 32 | | | |
| 33 | | | |
| 34 | | | |
| 35 | | | |
| 36 | | | |
| 37 | | | |
| 38 | | | |
| 39 | | | |
| 40 | | | |

**表 19-6　北京市__________区（县）健康人群疫苗针对疾病抗体水平监测村（居）委会抽样一览表**

| 序号 | 村（居）委会名称 |
|---|---|
| 1 | |
| 2 | |
| 3 | |
| 4 | |
| 5 | |
| 6 | |
| 7 | |
| 8 | |
| 9 | |
| 10 | |

**表 19-7　北京市疫苗滴度监测登记表**

区（县）：__________　年份：__________　监测单位：__________　填表人：__________

| 疫苗名称 | 脊髓灰质炎疫苗 | 麻疹疫苗 | 风疹疫苗 | 流腮疫苗 |
|---|---|---|---|---|
| 疫苗批号 | | | | |
| 失效日期 | | | | |
| 生产日期 | | | | |
| 领苗时间 | | | | |
| 运输方式 | | | | |
| 存放何处 | | | | |
| 采样时间 | | | | |
| 采样时环境温度 | | | | |
| 存放天数 | | | | |
| 有温度记录天数 | | | | |
| 最高记录温度 | | | | |
| 最低记录温度 | | | | |
| 平均记录温度 | | | | |

# 第 20 章　北京市疑似预防接种异常反应监测方案

北京市现行疑似预防接种异常反应监测系统于 2005 年启用，2008 年实现了网络直报，多年来监测系统不断完善。为进一步加强疫苗使用的安全性监测，规范接种后疑似预防接种异常反应处置，依据国家有关法律、法规，参照卫生部《预防接种工作规范》（卫疾控发［2005］373 号）、《全国疑似预防接种异常反应监测方案》（卫办疾控发［2010］94 号）、《北京市预防接种异常反应鉴定实施细则（试行）》（京卫疾控字［2010］65 号）等，特制定本方案。

## 1　目的

规范北京市疑似预防接种异常反应监测工作，调查核实疑似预防接种异常反应发生情况和原因，为改进疫苗质量和提高预防接种服务质量提供依据。

## 2　监测病例定义

### 2.1　疑似预防接种异常反应（adverse event following immunization，AEFI）

预防接种后发生的怀疑与预防接种有关的反应或事件。

### 2.2　严重疑似预防接种异常反应（serious AEFI）

疑似预防接种异常反应中有下列情形之一者：导致死亡；危及生命；导致永久或显著的伤残或器官功能损伤。严重疑似预防接种异常反应包括过敏性休克、过敏性喉头水肿、过敏性紫癜、血小板减少性紫癜、局部过敏坏死反应（Arthus 反应）、热性惊厥、癫痫、臂丛神经炎、多发性神经炎、格林巴利综合征、脑病、脑炎和脑膜炎、疫苗相关麻痹型脊髓灰质炎、卡介苗骨髓炎、全身播散性卡介苗感染、晕厥、中毒性休克综合征、全身化脓性感染等。

### 2.3　群体性疑似预防接种异常反应（AEFI cluster）

短时间内同一接种单位的受种者中，发生 2 例及以上相同或类似临床症状的严重疑似预防接种异常反应；或短时间内同一接种单位的同种疫苗受种者中，发生相同或类似临床症状的非严重疑似预防接种异常反应明显增多。

# 3　报告

## 3.1　报告单位和报告人

医疗机构、接种单位、疾病预防控制机构、药品不良反应监测机构、疫苗生产企业、疫苗批发企业及其执行职务的人员为疑似预防接种异常反应的责任报告单位和报告人。

责任报告单位应设专人负责疑似预防接种异常反应的报告。

## 3.2　报告范围

疑似预防接种异常反应报告范围按照发生时限分为以下情形：

（1）24小时内：如过敏性休克、不伴休克的过敏反应（荨麻疹、斑丘疹、喉头水肿等）、中毒性休克综合征、晕厥、癔症等。

（2）5天内：如发热（腋温≥38.6℃）、血管性水肿、全身化脓性感染（毒血症、败血症、脓毒血症）、接种部位发生的红肿（直径＞2.5cm）、硬结（直径＞2.5cm）、局部化脓性感染（局部脓肿、淋巴管炎和淋巴结炎、蜂窝组织炎）等。

（3）15天内：如麻疹样或猩红热样皮疹、过敏性紫癜、局部过敏坏死反应（Arthus反应）、热性惊厥、癫痫、多发性神经炎、脑病、脑炎和脑膜炎等。

（4）6周内：如血小板减少性紫癜、格林巴利综合征、疫苗相关麻痹型脊髓灰质炎等。

（5）3个月内：如臂丛神经炎、接种部位发生的无菌性脓肿等。

（6）接种卡介苗后1～12个月：如淋巴结炎或淋巴管炎、骨髓炎、全身播散性卡介苗感染等。

（7）其他：怀疑与预防接种有关的其他严重疑似预防接种异常反应。

## 3.3　报告程序

（1）疑似预防接种异常反应报告实行属地化管理。

（2）责任报告单位和报告人应当在发现疑似预防接种异常反应后24小时内填写“疑似预防接种异常反应个案报告卡”（表20-1），并向所在地的区（县）疾病预防控制中心电话并传真的方式报告。如果与疑似预防接种异常反应相关的接种单位不属于本区（县）管辖，接报的区（县）疾病预防中心应立即向相关区（县）疾病预防控制中心转报相关信息。

接种单位所在区（县）疾病预防控制中心经核实后立即通过“疑似预防接种异常反应信息管理系统”，向卫生局、食品药品监督局、药品不良反应监测中心进行网络直报。

（3）责任报告单位和报告人发现怀疑与预防接种有关的死亡、严重残疾、群体性疑似预防接种异常反应、对社会有重大影响的疑似预防接种异常反应时，在2小时内填写“疑似预防接种异常反应个案报告卡”或“群体性疑似预防接种异常反应登记表”（表20-2），以电话并传真的方式向接种单位所在地的区（县）卫生局、食品药品监督管理局、疾病预防控制中心报告；相关部门在2小时内逐级向上一级卫生局、食品药品监督管理局及疾病预防控制中心报告。区（县）疾病预防控制中心经核实后立即通过“疑似预防接种异常反应信息管理系统”进行网络直报。

（4）对于怀疑与预防接种有关的死亡或群体性疑似预防接种异常反应，还应当按照《突发公共卫生事件应急条例》的有关规定进行报告。

（5）疾病预防控制中心和药品不良反应监测中心通过“疑似预防接种异常反应信息管理系统”实时监测疑似预防接种异常反应报告信息。

# 4 调查与诊断

## 4.1 核实报告

区（县）疾病预防控制中心接到疑似预防接种异常反应报告后，应当核实疑似预防接种异常反应的基本情况、发生时间和人数、主要临床表现、初步临床诊断、疫苗接种等，完善相关资料。

## 4.2 调查

区（县）疾病预防控制中心对核实后的疑似预防接种异常反应48小时内组织开展调查，收集相关资料，并在调查开始后3天内初步完成“疑似预防接种异常反应个案调查表”（表20-3）的填写，并录入“疑似预防接种异常反应信息管理系统”。

怀疑与预防接种有关的死亡、严重残疾、群体性疑似预防接种异常反应、对社会有重大影响的疑似预防接种异常反应，区（县）疾病预防控制中心在接到报告后应当立即组织预防接种异常反应调查诊断专家组进行调查；市疾病预防控制中心应予以指导并参与调查。

对于怀疑与预防接种有关的死亡或群体性疑似预防接种异常反应，同时还应当按照《突发公共卫生事件应急条例》的有关规定进行调查。

## 4.3　资料收集

### 4.3.1　临床资料

了解患者的基本情况，收集既往预防接种异常反应史、既往健康状况（如有无基础疾病等）、家族史、过敏史；掌握患者的主要症状和体征及有关的实验室检查结果、已采取的治疗措施和效果等资料。必要时对患者进行访视和相关临床检查。对于死因不明需要进行尸体解剖检查的病例，应当按照有关规定进行尸检。

### 4.3.2　预防接种资料

疫苗进货渠道、供货单位的资质证明、疫苗购销记录；疫苗运输条件和过程、疫苗储存条件和冰箱温度记录、疫苗送达基层接种单位前的储存情况；疫苗的种类、生产企业、批号、出厂日期、有效期、来源（包括分发、供应或销售单位）、领取日期、同批次疫苗的感官性状等。

接种服务组织形式、接种现场情况、接种时间和地点、接种单位和接种人员的资质；接种实施情况、接种部位、途径、剂次和剂量、打开的疫苗何时用完；安全注射情况、注射器材的来源、注射操作是否规范；接种同批次疫苗其他人员的反应情况、当地相关疾病发病情况。

## 4.4　诊断

区（县）疾病预防控制中心组织相关专业人员对辖区内疑似预防接种异常反应病例进行讨论和分类。需要进行调查诊断的，在申请方提交调查诊断书面申请后，区（县）疾病预防控制中心组织专家进行调查诊断。调查诊断专家组应当依据法律、行政法规、部门规章和技术规范，结合临床表现、医学检查结果和疫苗质量检验结果等，进行综合分析，做出调查诊断结论。原则上，疑似预防接种异常反应的调查诊断结论应当在调查结束后 30 天内做出。

怀疑与预防接种有关的死亡、严重残疾、群体性疑似预防接种异常反应、对社会有重大影响的疑似预防接种异常反应，由市疾病预防控制中心组织预防接种异常反应调查诊断专家组进行调查诊断。

做出调查诊断结论后 10 天内，区（县）疾病预防控制中心应将结论报同级卫生局和食品药品监督管理局并反馈申请方。

调查诊断怀疑引起疑似预防接种异常反应的疫苗有质量问题的，药品监督管理部门负责组织对相关疫苗质量进行检验，出具检验结果报告。药品监督管理部门或药品检验机构应当及时将疫苗质量检测结果向相关区（县）卫生局、疾病预防控制中心反馈。

## 4.5 调查报告

对严重疑似预防接种异常反应、群体性疑似预防接种异常反应及对社会有重大影响的疑似预防接种异常反应，疾病预防控制中心应当在调查开始后 24 小时内完成初步调查报告。

死亡、严重残疾、群体性疑似预防接种异常反应、对社会有重大影响的疑似预防接种异常反应的初步调查报告，还应及时向同级卫生局、食品药品监督管理局、上一级疾病预防控制中心报告（或通报）。同时，区（县）疾病预防控制中心应当及时通过“疑似预防接异常反应种信息管理系统”上报初步调查报告。

调查报告应包括以下内容：对疑似预防接种异常反应的描述，疑似预防接种异常反应的诊断、治疗及实验室检查，疫苗和预防接种组织实施情况，疑似预防接种异常反应发生后所采取的措施，疑似预防接种异常反应的原因分析，对疑似预防接种异常反应的初步判定及依据，撰写调查报告的人员、时间等。

## 4.6 分类

疑似预防接种异常反应经过调查分析或诊断，按照发生原因分成以下 5 种类型：

（1）不良反应：合格的疫苗在实施规范接种后，发生的与预防接种目的无关或意外的有害反应，包括一般反应和异常反应。

a. 一般反应：在预防接种后发生的，由疫苗本身所固有的特性引起的，对机体只会造成一过性生理功能障碍的反应，主要有发热和局部红肿，同时可能伴有全身不适、倦怠、食欲不振、乏力等综合症状。

b. 异常反应：合格的疫苗在实施规范接种过程中或者实施规范接种后造成受种者机体组织器官、功能损害，相关各方均无过错的药品不良反应。

（2）疫苗质量事故：由于疫苗质量不合格，接种后造成受种者机体组织器官、功能损害。

（3）接种事故：由于在预防接种实施过程中违反预防接种工作规范、免疫程序、疫苗使用指导原则、接种方案，造成受种者机体组织器官、功能损害。

（4）偶合症：受种者在接种时正处于某种疾病的潜伏期或者前驱期，接种后巧合发病。

（5）心因性反应：在预防接种实施过程中或接种后因受种者心理因素发生的个体或者群体的反应。

# 5　处置原则

（1）因预防接种异常反应造成受种者死亡、严重残疾或者器官组织损伤的，依照《疫苗流通和预防接种管理条例》及《北京市预防接种异常反应补偿办法（试行）》有关规定给予受种者一次性补偿。

（2）当受种方、接种单位、疫苗生产企业对疑似预防接种异常反应调查诊断结论有争议时，按照《北京市预防接种异常反应鉴定实施细则（试行）》的有关规定处理。

（3）因疫苗质量不合格给受种者造成损害的，以及因接种单位违反预防接种工作规范、免疫程序、疫苗使用指导原则、接种方案给受种者造成损害的，依照《中华人民共和国药品管理法》及《医疗事故处理条例》的有关规定处理。

（4）建立媒体沟通机制，引导媒体对疑似预防接种异常反应作出客观报道，澄清事实真相。开展与受种者或其监护人的沟通，对疑似预防接种异常反应发生原因、事件处置的相关政策等问题进行解释和说明。

# 6　分析评价与信息交流

## 6.1　监测指标

以区（县）为单位，疑似预防接种异常反应监测每年达到以下指标要求：

（1）疑似预防接种异常反应在发现后 24 小时内报告率≥90%。

（2）疑似预防接种异常反应在报告后 48 小时内调查率≥90%。

（3）死亡、严重残疾、群体性疑似预防接种异常反应、对社会有重大影响的疑似预防接种异常反应在调查后 24 小时内完成初步调查报告率≥100%。

（4）疑似预防接种异常反应个案调查表在调查后 3 天内系统录入率≥100%。

（5）疑似预防接种异常反应个案调查表关键项目填写完整率达到 100%。

（6）疑似预防接种异常反应分类率≥90%。

（7）疑似预防接种异常反应报告的接种单位报告覆盖率达到 100%。

## 6.2　数据的审核与分析利用

### 6.2.1　数据的审核与维护

“疑似预防接种异常反应信息管理系统”的数据由各级疾病预防控制中心维护管理，药品不良反应监测中心共享疑似预防接种异常反应监测信息。区（县）

疾病预防控制中心应当根据疑似预防接种异常反应讨论分类和调查诊断的进展及结果，随时对疑似预防接种异常反应个案报告信息和调查报告内容进行订正和补充。

#### 6.2.2 数据的分析与利用

各级疾病预防控制中心和药品不良反应监测中心对疑似预防接种异常反应报告信息实行日审核、定期分析报告制度。市级疾病预防控制中心和药品不良反应监测中心至少每月进行一次分析，区（县）疾病预防控制中心至少每季度进行一次分析。

各级疾病预防控制中心和药品不良反应监测中心对于全国范围内开展的群体性预防接种活动、全市范围内或局部地区开展的群体性预防接种或应急接种活动，及时进行疑似预防接种异常反应监测信息的分析。

疾病预防控制中心和药品不良反应监测中心应当实时跟踪疑似预防接种异常反应监测信息，如果发现重大不良事件、疫苗安全性相关问题等情况，应当及时分析评价并按上述要求处理。

#### 6.2.3 信息交流

市卫生局、食品药品监督管理局组织相关部门定期以例会、座谈会等形式，针对疑似预防接种异常反应监测情况、疫苗安全性相关问题等内容进行信息交流。如果发现重大不良事件或安全性问题，部门间及时进行信息交流，食品药品监督管理局及时向疫苗生产企业通报。

## 7 职责

### 7.1 卫生行政部门和药品监督管理部门

市、区卫生局和药品监督管理局负责对疑似预防接种异常反应监测的监督管理工作；联合发布全市或辖区内疑似预防接种异常反应监测和重大不良事件处理的信息；负责组织开展本辖区内疑似预防接种异常反应监测、调查诊断和处置；负责组织本辖区内医务人员、接种人员、药品不良反应监测人员的培训工作；定期组织与相关部门进行信息交流。

食品药品监督管理局对涉及疫苗质量问题的疑似预防接种异常反应进行调查处理，并向卫生局等相关部门通报疫苗检定结果。

### 7.2 疾病预防控制中心

区（县）级疾病预防控制中心负责疑似预防接种异常反应报告、组织调查诊断、参与处理等工作；开展疑似预防接种异常反应知识宣传；对医务人员和接种人员进行培训；开展辖区医疗机构和接种单位监测工作的检查指导和信息反馈；负责辖区疑似预防接种异常反应监测数据的审核；对疑似预防接种异常反应监测数据进行分析与评价。

市级疾病预防控制中心负责对各区（县）疑似预防接种异常反应调查诊断与处理、疑似预防接种异常反应监测培训等提供技术支持；对全市疑似预防接种异常反应监测数据进行审核、分析与评价。

## 7.3　药品不良反应监测中心

药品不良反应监测中心参与疑似预防接种异常反应报告、调查诊断和处理等工作；开展药品不良反应相关知识宣传；开展对药品不良反应监测人员、疫苗生产企业和疫苗批发企业相关人员的培训；开展对疫苗生产企业和疫苗批发企业的检查指导和信息反馈；对疑似预防接种异常反应监测数据进行分析与评价；定期与相关部门进行信息交流。

## 7.4　药品检验中心

药品检验中心对导致疑似预防接种异常反应的可疑疫苗、稀释液或注射器材等进行采样和相关实验室检查，并向药品监督管理部门及相关部门报告结果。

## 7.5　疫苗生产企业、批发企业

疫苗生产企业、批发企业向受种者所在地的县级疾病预防控制中心报告所发现的疑似预防接种异常反应；向调查人员提供所需要的疫苗相关信息。

## 7.6　医疗机构

医疗机构向所在地区（县）疾病预防控制中心报告所发现的疑似预防接种异常反应；对疑似预防接种异常反应病例进行临床诊治；向调查人员提供所需要的疑似预防接种异常反应临床资料；保障相关临床专家和参与病例诊治人员参加调查诊断工作。

## 7.7　接种单位

接种单位向所在地区（县）疾病预防控制中心报告所发现的疑似预防接种异常反应；向调查人员提供所需要的疑似预防接种异常反应临床资料和疫苗接种等情况；配合疾病预防控制中心开展疑似预防接种异常反应调查、处理。

## 表 20-1 疑似预防接种异常反应个案报告卡

1. 编码 ________________ □□□□□□□□□□□□□□□□
2. 姓名* ________________
3. 性别* ①男 ②女 □
4. 出生日期* ______年____月____日 □□□□/□□/□□
5. 职业 ________________ □□
6. 现住址 ________________
7. 联系电话 ________________
8. 监护人 ________________
9. 可疑疫苗接种情况（按最可疑的疫苗顺序填写）

| | 疫苗名称* | 规格(剂/支或粒) | 生产企业* | 疫苗批号* | 接种日期* | 接种组织形式* | 接种剂次* | 接种剂量*/ml 或粒 | 接种途径* | 接种部位* |
|---|---|---|---|---|---|---|---|---|---|---|
| 1 | | | | | | | | | | |
| 2 | | | | | | | | | | |
| 3 | | | | | | | | | | |

10. 反应发生日期* ______年____月____日 □□□□/□□/□□
11. 发现/就诊日期* ______年____月____日 □□□□/□□/□□
12. 就诊单位 ________________
13. 主要临床经过* ________________
    发热（腋温/℃）* ①37.1～37.5 ②37.6～38.5 ③≥38.6 ④无 □
    局部红肿（直径/cm）* ①≤2.5 ②2.6～5.0 ③>5.0 ④无 □
    局部硬结（直径/cm）* ①≤2.5 ②2.6～5.0 ③>5.0 ④无 □
14. 初步临床诊断 ________________ □□
15. 是否住院* ①是 ②否 □
16. 患者转归* ①痊愈 ②好转 ③后遗症 ④死亡 ⑤不详 □
17. 初步分类* ①一般反应 ②待定 □
18. 反应获得方式 ①被动监测 ②主动监测 □
19. 报告日期* ______年____月____日 □□□□/□□/□□
20. 报告单位* ________________
21. 报告人 ________________
22. 联系电话 ________________

说明：* 为关键项目

## 表 20-2　群体性疑似预防接种异常反应登记表

群体性疑似预防接种异常反应编码：县国标码□□□□□□－首例发生年份□□□□－编号□□　　发生地区：________

疫苗名称*：________　生产企业*：________　规格（剂/支或粒）：________　有无批签发合格证：________　接种单位：________

接种人数*：________　反应发生人数*：________　报告单位*：________　报告人：________　联系电话：________

| 编码 | 姓名* | 性别* | 出生日期* | 疫苗批号* | 接种日期* | 接种组织形式* | 接种剂次* | 接种剂量* | 接种途径* | 接种部位* | 反应发生日期* | 发现/就诊日期* | 是否住院* | 患者转归* | 反应获得方式 | 报告日期* | 调查日期* | 发热(腋温/℃)* | 局部红肿（直径/cm）* | 局部硬结（直径/cm）* | 作出结论的组织* | 组织级别* | 反应分类* | 最终临床诊断* |
|---|---|---|---|---|---|---|---|---|---|---|---|---|---|---|---|---|---|---|---|---|---|---|---|---|
| | | | | | | | | | | | | | | | | | | | | | | | | |
| | | | | | | | | | | | | | | | | | | | | | | | | |
| | | | | | | | | | | | | | | | | | | | | | | | | |
| | | | | | | | | | | | | | | | | | | | | | | | | |
| | | | | | | | | | | | | | | | | | | | | | | | | |
| | | | | | | | | | | | | | | | | | | | | | | | | |
| | | | | | | | | | | | | | | | | | | | | | | | | |
| | | | | | | | | | | | | | | | | | | | | | | | | |
| | | | | | | | | | | | | | | | | | | | | | | | | |

说明：* 为关键项目

## 表 20-3 疑似预防接种异常反应个案调查表

**一、基本情况**

1. 编码* ________________ □□□□□□□□□□□□□□
2. 姓名* ________________
3. 性别* ①男 ②女 □
4. 出生日期* ____年____月____日 □□□□/□□/□□
5. 职业 ________________ □□
6. 现住址 ________________
7. 联系电话 ________________
8. 监护人 ________________

**二、既往史**

1. 接种前患病史 ①有 ②无 ③不详 □
   如有，疾病名称 ________________
2. 接种前过敏史 ①有 ②无 ③不详 □
   如有，过敏物名称 ________________
3. 家族患病史 ①有 ②无 ③不详 □
   如有，疾病名称 ________________
4. 既往异常反应史 ①有 ②无 ③不详 □
   如有，反应发生日期 ____年____月____日 □□□□/□□/□□
   接种疫苗名称 ________________
   临床诊断 ________________

**三、可疑疫苗情况**（按最可疑的疫苗顺序填写）

| | 疫苗 1 | 疫苗 2 | 疫苗 3 |
|---|---|---|---|
| 1. 疫苗名称* | ______ | ______ | ______ |
| 2. 规格（剂/支或粒） | ______ | ______ | ______ |
| 3. 生产企业* | ______ | ______ | ______ |
| 4. 疫苗批号* | ______ | ______ | ______ |
| 5. 有效日期 | ______ | ______ | ______ |
| 6. 有无批签发合格证书 | ______ | ______ | ______ |
| 7. 疫苗外观是否正常 | ______ | ______ | ______ |
| 8. 保存容器 | ______ | ______ | ______ |
| 9. 保存温度/℃ | ______ | ______ | ______ |
| 10. 送检日期 | ______ | ______ | ______ |
| 11. 检定结果是否合格 | ______ | ______ | ______ |

| **四、稀释液情况** | 疫苗 1 | 疫苗 2 | 疫苗 3 |
|---|---|---|---|
| 1. 稀释液名称 | ______ | ______ | ______ |
| 2. 规格/(ml/支) | ______ | ______ | ______ |
| 3. 生产企业 | ______ | ______ | ______ |

| | | | |
|---|---|---|---|
| 4. 稀释液批号 | ________ | ________ | ________ |
| 5. 有效日期 | ________ | ________ | ________ |
| 6. 稀释液外观是否正常 | ________ | ________ | ________ |
| 7. 保存容器 | ________ | ________ | ________ |
| 8. 保存温度/℃ | ________ | ________ | ________ |
| 9. 送检日期 | ________ | ________ | ________ |
| 10. 检定结果是否合格 | ________ | ________ | ________ |
| **五、注射器情况** | 疫苗 1 | 疫苗 2 | 疫苗 3 |
| 1. 注射器名称 | ________ | ________ | ________ |
| 2. 注射器类型 | ________ | ________ | ________ |
| 3. 规格/(ml/支) | ________ | ________ | ________ |
| 4. 生产企业 | ________ | ________ | ________ |
| 5. 注射器批号 | ________ | ________ | ________ |
| 6. 有效日期 | ________ | ________ | ________ |
| 7. 送检日期 | ________ | ________ | ________ |
| 8. 检定结果是否合格 | ________ | ________ | ________ |
| **六、接种实施情况** | 疫苗 1 | 疫苗 2 | 疫苗 3 |
| 1. 接种日期* | ________ | ________ | ________ |
| 2. 接种组织形式* | ________ | ________ | ________ |
| 3. 接种剂次* | ________ | ________ | ________ |
| 4. 接种剂量*/(ml 或粒) | ________ | ________ | ________ |
| 5. 接种途径* | ________ | ________ | ________ |
| 6. 接种部位* | ________ | ________ | ________ |
| 7. 接种单位 | ________ | ________ | ________ |
| 8. 接种地点 | ________ | ________ | ________ |
| 9. 接种人员 | ________ | ________ | ________ |
| 10. 有无预防接种培训合格证 | ________ | ________ | ________ |
| 11. 接种实施是否正确 | ________ | ________ | ________ |

**七、临床情况**

1. 反应发生日期*　______年____月____日　□□□□/□□/□□
2. 发现/就诊日期*　______年____月____日　□□□□/□□/□□
3. 就诊单位　________________
4. 主要临床经过*　________________
   - 发热（腋温/℃）*　①37.1～37.5　②37.6～38.5　③≥38.6　④无　□
   - 局部红肿（直径/cm）*　①≤2.5　②2.6～5.0　③>5.0　④无　□
   - 局部硬结（直径/cm）*　①≤2.5　②2.6～5.0　③>5.0　④无　□
5. 初步临床诊断　________________　□□
6. 是否住院*　①是　②否　□

| | | |
|---|---|---|
| 如是，医院名称 | ____________ | |
| 病历号 | ____________ | |
| 住院日期 | ____年___月___日 | □□□□/□□/□□ |
| 出院日期 | ____年___月___日 | □□□□/□□/□□ |
| 7. 患者转归* | ①痊愈 ②好转 ③后遗症 ④死亡 ⑤不详 | □ |
| 如死亡，死亡日期 | ____年___月___日 | □□□□/□□/□□ |
| 是否进行尸体解剖 | ①是 ②否 | □ |
| 尸体解剖结论 | ____________ | |
| **八、其他有关情况** | | |
| 1. 疫苗流通情况及接种组织实施过程 | ____________ | |
| 2. 同品种同批次疫苗接种剂次数及反应发生情况 | ____________ | |
| 3. 当地类似疾病发生情况 | ____________ | |
| **九、报告及调查情况** | | |
| 1. 反应获得方式 | ①被动监测 ②主动监测 | □ |
| 2. 报告日期* | ____年___月___日 | □□□□/□□/□□ |
| 3. 报告单位* | ____________ | |
| 4. 报告人 | ____________ | |
| 5. 联系电话 | ____________ | |
| 6. 调查日期* | ____年___月___日 | □□□□/□□/□□ |
| 7. 调查单位 | ____________ | |
| 8. 调查人 | ____________ | |
| **十、结论** | | |
| 1. 做出结论的组织* | ①医学会 ②调查诊断专家组 ③疾病预防控制中心 ④医疗中心 ⑤接种单位 | □ |
| 组织级别* | ①省级 ②市级 ③县级 ④乡级 ⑤村级 | □ |
| 2. 反应分类* | ①一般反应 ②异常反应 ③疫苗质量事故 ④接种事故 ⑤偶合症 ⑥心因性反应 ⑦待定 | □ |
| 如为异常反应，机体损害程度 | ________（参照《医疗事故分级标准》） | □ |
| 3. 最终临床诊断* | ____________ | □□ |
| 4. 是否严重疑似预防接种异常反应 | ①是 ②否 | □ |
| 是否群体性疑似预防接种异常反应 | ①是 ②否 | □ |
| 如是，群体性疑似预防接种异常反应编码 | ____________ | □□□□□□□□□□□□□□ |

说明：* 为关键项目

**表 20-4　名词解释**

| 名称 | 英文名称 | 定义 |
| --- | --- | --- |
| 疫苗 | Vaccine | 为了预防、控制传染病的发生、流行，用于人体预防接种、使机体产生对某种疾病的特异免疫力的生物制品 |
| 预防接种 | Immunization 或 Vaccination | 利用人工制备的抗原或抗体通过适宜的途径对机体进行接种，使机体获得对某种传染病的特异免疫力，以提高个体或群体的免疫水平，预防和控制针对传染病的发生和流行 |
| 预防接种安全性 | Immunization Safety 或 Vaccination Safety | 通过制定正确使用疫苗的公共卫生规范和策略，最大限度减小因注射传播疾病的风险和保证疫苗效果，即从疫苗规范生产到正确使用的一系列过程，通常包括注射安全性与疫苗安全性 |
| 疑似预防接种异常反应 | Adverse Event Following Immunization | 在预防接种后发生的怀疑与预防接种有关的反应或事件，包括不良反应、疫苗质量事故、接种事故、偶合症、心因性反应 |
| 严重疑似预防接种异常反应 | Serious Adverse Event Following Immunization | 疑似预防接种异常反应中有下列情形之一者：导致死亡；危及生命；导致永久或显著的伤残或器官功能损伤。严重疑似预防接种异常反应包括过敏性休克、过敏性喉头水肿、过敏性紫癜、血小板减少性紫癜、局部过敏坏死反应（Arthus 反应）、热性惊厥、癫痫、臂丛神经炎、多发性神经炎、格林巴利综合征、脑病、脑炎和脑膜炎、疫苗相关麻痹型脊髓灰质炎、卡介苗骨髓炎、全身播散性卡介苗感染、晕厥、中毒性休克综合征、全身化脓性感染等 |
| 群体性疑似预防接种异常反应 | Adverse Event Following Immunization Cluster | 短时间内同一接种单位的受种者中，发生的 2 例及以上相同或类似临床症状的严重疑似预防接种异常反应；或短时间内同一接种单位的同种疫苗受种者中，发生相同或类似临床症状的非严重疑似预防接种异常反应明显增多 |
| 预防接种不良反应 | Adverse Reaction Following Immunization 或 Vaccine Reaction Following Immunization | 合格的疫苗在实施规范接种后，发生的与预防接种目的无关或意外的有害反应，包括一般反应和异常反应 |

续表

| 名称 | 英文名称 | 定义 |
| --- | --- | --- |
| 一般反应 | Common Adverse Reaction 或 Common Vaccine Reaction | 在预防接种后发生的，由疫苗本身所固有的特性引起的，对机体只会造成一过性生理功能障碍的反应，主要有发热和局部红肿，同时可能伴有全身不适、倦怠、食欲不振、乏力等综合症状 |
| 异常反应 | Rare Adverse Reaction 或 Rare Vaccine Reaction | 合格的疫苗在实施规范接种过程中或者实施规范接种后造成受种者机体组织器官、功能损害，相关各方均无过错的药品不良反应。异常反应是由疫苗本身所固有的特性引起的相对罕见、严重的不良反应，与疫苗的毒株、纯度、生产工艺、疫苗中的附加物（如防腐剂、稳定剂、佐剂等）等因素有关 |
| 严重异常反应 | Serious Rare Adverse Reaction 或 Serious Rare Vaccine Reaction | 严重疑似预防接种异常反应中诊断为异常反应者。可能的严重异常反应包括过敏性休克、过敏性喉头水肿、过敏性紫癜、血小板减少性紫癜、局部过敏坏死反应（Arthus 反应）、热性惊厥、癫痫、臂丛神经炎、多发性神经炎、格林巴利综合征、脑病、脑炎和脑膜炎、疫苗相关麻痹型脊髓灰质炎、卡介苗骨髓炎、全身播散性卡介苗感染等 |
| 疫苗质量事故 | Vaccine Quality Event | 由于疫苗质量不合格，接种后造成受种者机体组织器官、功能损害。疫苗质量不合格是指疫苗毒株、纯度、生产工艺、疫苗中的附加物、外源性因子、疫苗出厂前检定等不符合国家规定的疫苗生产规范或标准 |
| 接种事故 | Program Error | 由于在预防接种实施过程中违反预防接种工作规范、免疫程序、疫苗使用指导原则、接种方案，造成受种者机体组织器官、功能损害 |
| 偶合症 | Coincidental Event | 受种者在接种时正处于某种疾病的潜伏期或者前驱期，接种后巧合发病。偶合症不是由疫苗的固有性质引起的 |
| 心因性反应 | Psychogenic Reaction 或 Injection Reaction | 在预防接种实施过程中或接种后因受种者心理因素发生的个体或者群体的反应。心因性反应不是由疫苗的固有性质引起的 |

续表

| 名称 | 英文名称 | 定义 |
|---|---|---|
| 疑似预防接种异常反应监测 | Surveillance of Adverse Event Following Immunization | 有计划、连续、系统地收集、整理、分析和解释疑似预防接种异常反应发生及其影响因素的相关数据，并将所获得的信息及时发送、反馈给相关中心和人员，用于疑似预防接种异常反应控制策略和措施的制定、调整和评价 |
| 药品不良反应 | Adverse Drug Reaction | 合格药品在正常用法、用量下出现的与用药目的无关的或意外的有害反应 |
| 突发公共卫生事件 | Public Health Emergency Event | 突然发生，造成或者可能造成社会公众健康严重损害的重大传染病疫情、群体性不明原因疾病、重大食物和职业中毒以及其他严重影响公众健康的事件 |

# 第 21 章　北京市预防接种门诊规范化标准

## 1　房屋配置

### 1.1　A 级门诊

（1）门诊位置必须设在地上一层或二层，并需设于所属医院内部，医院内外设立门诊道路指引牌。

（2）门诊必须远离所属医院传染病门诊、肠道门诊、发热门诊等感染性门诊，避免疫苗受种者与其他就诊患者共用同一通道进入接种门诊。

（3）门诊正门墙壁必须挂有醒目标志标明门诊日服务时间，张贴或设立接种流程指导图或指导牌。

（4）门诊总使用面积不得低于 $80m^2$。

（5）门诊必须设有候种观察室、预诊登记室、接种与冷链室、门诊办公室；其中，接种与冷链室总使用面积不得低于 $30m^2$。

（6）接种室数量根据需要设置，每个接种室内按疫苗种类数设立接种台，每个接种台不得超过 2 种疫苗。

（7）门诊各室和各接种台必须有醒目标志标明各室、各接种台名称。

（8）各室必须地面平整、墙壁光洁、环境整洁、光线明亮、空气流通。

（9）各室必须配有垃圾桶等卫生设施、冷暖设备和足够的桌椅，接种室内配有脚踏式或感应式洗手池。

（10）各室相应张贴全市统一的计划免疫宣传画、相关计划免疫制度和疫苗接种技术操作规范等材料。

（11）门诊必须配有计算机实行计算机管理。

### 1.2　AA 级门诊

（1）门诊位置必须设在地上一层，并需设于所属医院内部，医院内外设立门诊道路指引牌。

（2）门诊必须远离所属医院传染病门诊、肠道门诊、发热门诊等感染性门诊，避免疫苗受种者与其他就诊患者共用同一通道进入接种门诊。

（3）门诊正门墙壁必须挂有醒目标志标明门诊日服务时间，张贴或设立接种流程指导图或指导牌。

（4）门诊总使用面积不得低于 100$m^2$。

（5）门诊必须设有候种观察室、预诊登记室、接种与冷链室、门诊办公室。其中，接种与冷链室总使用面积不得低于 40$m^2$。

（6）接种室数量根据需要设置，每个接种室内按疫苗种类数设立接种台，每个接种台不得超过 2 种疫苗。

（7）门诊各室和各接种台必须有醒目标志标明各室、各接种台名称。

（8）各室必须地面平整、墙壁光洁、环境整洁、光线明亮、空气流通。

（9）各室必须配有垃圾桶等卫生设施、冷暖设备和足够的桌椅，接种室内配有脚踏式或感应式洗手池。

（10）各室相应张贴全市统一的计划免疫宣传画、相关计划免疫制度和疫苗接种技术操作规范等材料。

（11）候种观察室必须配备电教设施（如电视和 VCD 等），用于为家长播放计划免疫知识或为儿童播放动娱乐片等。

（12）门诊必须配有计算机实行计算机管理。

### 1.3　AAA 级门诊

（1）门诊位置必须设在地上一层，并需设于所属医院内部，医院内外设立门诊道路指引牌。

（2）门诊必须远离所属医院临床医疗性门诊，避免疫苗受种者与其他就诊患者共用同一通道进入接种门诊。

（3）门诊正门墙壁必须挂有醒目标志标明门诊日服务时间，张贴或设立接种流程指导图或指导牌。

（4）门诊总使用面积不得低于 120$m^2$。

（5）门诊必须设有候种观察室、预诊登记室、接种室、冷链与资料室、门诊办公室。其中，接种室总使用面积不得低于 40$m^2$。

（6）接种室数量根据需要设置，每个接种室内按疫苗种类数设立接种台，每个接种台不得超过 2 种疫苗。

（7）门诊各室和各接种台必须有醒目标志标明各室、各接种台名称。

（8）各室必须地面平整、墙壁光洁、环境整洁、光线明亮、空气流通。

（9）各室必须配有垃圾桶等卫生设施、冷暖设备和足够的桌椅，接种室内配有脚踏式或感应式洗手池。

（10）各室相应张贴全市统一的计划免疫宣传画、相关计划免疫制度和疫苗接种技术操作规范等材料。

（11）候种观察室必须配备电教设施（如电视和 VCD 等），用于为家长播放计划免疫知识或为儿童播放娱乐片等。

（12）门诊必须配有专用计算机实行计算机管理。

（13）适当配备各种人性化设施，如儿童娱乐设施、饮水设备、婴儿哺乳室等。

## 2　人员配置

### 2.1　A 级门诊

（1）门诊免疫服务人员数量不得少于 4 人，并且常规门诊日人均接种数每超过 25 针次，必须增加 1 名免疫服务人员；人员相对固定，不得任意更换，更换人员必须得到区（县）疾病控制机构的认可。

（2）所有免疫服务人员的学历必须达到中专以上，并持有相关行医执业证书，包括医师或助理医师执业证书、护士或助理护士执业证书等。

（3）所有免疫服务人员必须持有北京市卫生局颁发的计划免疫上岗证，并且每 2 年考核 1 次。

（4）所有免疫服务人员每年必须参加区（县）组织的计划免疫业务培训。

（5）新上岗人员在取得计划免疫上岗证之前不得独立从事计划免疫工作。

（6）免疫服务人员必须具有良好的职业道德，而且责任心强。

（7）所有免疫服务人员的工资必须得到保证，不得拖欠或克扣。

### 2.2　AA 级门诊

（1）门诊免疫服务人员数量不得少于 5 人，并且常规门诊日人均接种数每超过 25 针次，必须增加 1 名免疫服务人员；人员相对固定，不得任意更换，更换人员必须得到区（县）疾病控制机构的认可。

（2）所有免疫服务人员的学历必须达到中专以上，其中至少 1 人大学本科以上；并持有相关行医执业证书，包括医师或助理医师执业证书、护士或助理护士执业证书等。

（3）所有免疫服务人员必须持有北京市卫生局颁发的计划免疫上岗证，并且每 2 年考核 1 次。

（4）所有免疫服务人员每年必须参加区（县）组织的计划免疫业务培训。

（5）新上岗人员在取得计划免疫上岗证之前不得独立从事计划免疫工作。

（6）免疫服务人员必须具有良好的职业道德，而且责任心强。

（7）所有免疫服务人员的工资必须得到保证，不得拖欠或克扣。

### 2.3　AAA 级门诊

（1）门诊免疫服务人员数量不得少于 5 人，并按常规门诊日人均接种数每超过 25 针次，必须增加 1 名免疫服务人员；人员相对固定，不得任意更换，更换人员必须得到区（县）疾病控制机构的认可。

（2）所有免疫服务人员的学历必须达到中专以上，其中至少 2 人大学本科以上；并持有相关行医执业证书，包括医师或助理医师执业证书、护士或助理护士执业证书等。

（3）所有免疫服务人员必须持有北京市卫生局颁发的全科医师证防保医师证或全科护士证。

（4）所有免疫服务人员必须持有北京市卫生局颁发的计划免疫上岗证，并且每 2 年考核 1 次。

（5）所有免疫服务人员每年必须参加区（县）组织的计划免疫业务培训。

（6）新上岗人员在取得计划免疫上岗证之前不得独立从事计划免疫工作。

（7）免疫服务人员必须具有良好的职业道德，而且责任心强。

（8）所有免疫服务人员的工资必须得到保证，不得拖欠或克扣。

## 3　疫苗管理

（1）所有疫苗（包括第一类疫苗与第二类疫苗）要有专人管理。

（2）按全市统一要求做好疫苗领发登记，登记项目要齐全，包括疫苗领发单位、疫苗名称、数量、生产单位、批号、失效期、领发时间和经手人签字等。

（3）所有疫苗必须从区（县）疾病预防控制中心领取，严禁从其他任何渠道进疫苗。

（4）每年按全市统一要求及时正确地制订下一年的疫苗需要量计划，主要包括 BCG、HBV、OPV、DPT、MV、MMR、流脑疫苗、乙脑疫苗和白破疫苗等。

（5）每次接种门诊完成当日，按全市统一要求统计各种疫苗的使用数和耗损数。

（6）每月按全市统一要求统计各种疫苗的使用情况，并及时上报至区（县）疾病预防控制中心。

（7）每次领取疫苗时，必须按全市统一要求做好疫苗运输温度记录。

（8）在工作日期间必须做好每日上午、下午各 1 次的疫苗储存温度记录。

（9）每种疫苗要按名称、批号分别存放在正确的冷链设备和位置。

（10）各种疫苗应按有效期长短、进库先后分发或使用。

（11）现场接种疫苗时，疫苗应置于接种台上放有冰排的冷藏包或冰盒中，并有温度记录。

（12）对过期疫苗统一交上级疾病控制机构处理，并做好记录。

## 4 冷链管理

（1）冷链应有专人管理，冷链管理人员应经过专业培训。

（2）按全市统一要求建立冷链设备档案，各种冷链设备做到账物相符。

（3）至少配备1个200L普通冰箱和1个200L冷藏冰箱用于储存疫苗。

（4）至少配备1个100L低温冰柜用于冻制冰排或储存需冷冻保存的疫苗。

（5）根据实际需要，适当配备冷藏箱用于运送疫苗。

（6）至少配备5个四冰排冷藏背包，用于免疫接种服务。若有村接种点，则按2个/村的标准配备冷藏背包。

（7）按每个冷藏背包需要量的2倍配备冰排，用于免疫接种服务。

（8）各种冷链设备的使用、维修、报废和更新严格按北京市卫生局颁布的《北京市冷链管理办法》执行。

（9）普通冰箱和低温冰箱必须放置在干燥通风的房间内，远离热源，底部要有绝缘垫架；冰箱散热壁与周围物品间距不小于10cm，冰箱内的疫苗与冰箱内壁间距不低于3cm，冷冻室要随时除霜，冰霜厚度不得超过3mm，冰箱门内架不能放置疫苗，冰箱内不允许放置其他与免疫服务无关的物品。

## 5 接种器材与药品管理

（1）门诊接种室应配备紫外灯用于接种前后的接种室消毒。

（2）所属医院如无统一的消毒设备，配备至少1个压力蒸汽灭菌器用于接种器材的消毒，不得使用煮沸消毒锅消毒。

（3）要配备足够的含氯消毒药品用于接种器材、免疫服务人员手等的消毒。

（4）预诊登记室必须配备体温计、听诊器、压舌板、血压计和体重计，用于对接种对象的健康体检。

（5）接种室必须配备治疗盘、医用酒精、消毒棉签、口服用杯、匙或勺、污物桶和适当型号的一次性注射器等接种器材；同时备有急救箱（内装1∶1000肾上腺素、地塞米松和呼吸兴奋剂等药品）和氧气袋。

（6）对于消耗性接种器材，如一次性注射器、医用酒精、消毒棉签等应按照预期接种人次数的1.2倍配备。

（7）必须使用合格的一次性注射器，其卫生许可证、生产许可证和销售许可证必须齐全。

（8）对接种室和各种接种器材的消毒必须做好记录，记录内容包括所用消毒设备或药品、被消毒物品或场所、消毒日期与时间、记录人等。

（9）接种器材与药品领取和使用必须做好登记，包括领取单位、领取或使用日期、物品名称、数量、经手人等。

## 6　免疫接种服务

（1）根据辖区接种对象数量，合理安排接种门诊周期。一般情况下，城镇地区可设立日或周接种门诊，农村地区可设立周、旬或半月接种门诊。

（2）每次常规门诊日人均接种数控制在 25 针次以下，群体性门诊接种日人均接种数控制在 75 针次以下。

（3）城市地区和流动人口聚集乡的免疫接种最大服务半径不超过 2km，城镇地区不超过 4km，农村地区不超过 8km。如果超过标准，应由乡（街道）级门诊适当设置免疫服务站。

（4）免疫服务站可以设置在村医务室，或建立新的免疫服务点；其免疫接种与服务工作必须由所属乡（街道）级门诊人员承担。

（5）应通过乡（街道）办事处、村（居）委会、计划生育部门、学校、托幼机构、派出所、外管办、挨门调查等多种渠道掌握接种对象。

（6）对接种对象及时建立接种卡、接种簿与接种证。辖区内出生的儿童（包括本市和外地户籍儿童）在出生后 1 个月内建卡、建证，外地来京学龄前儿童在来北京 2 个月内建卡、建证。

（7）按全市统一要求对接种对象进行统计，包括新生儿按月登记表、0～6 岁儿童统计表、各类学校按年级学生数统计表等。

（8）采用统一的预约通知单，辅以接种证、广播、电话等预约方式，通知接种对象按时接种疫苗。

（9）每月 1 次对所有免疫服务人员进行培训，掌握各种疫苗接种操作技术和接种注意事项等，并做好培训记录。

（10）每次接种门诊日应通过多种方式，如墙报板报、发宣传材料、广播、电视等向儿童家长宣传计划免疫知识。

（11）接种前后各接种室必须进行消毒，用紫外灯照射至少 60 分钟，并做好记录。

（12）所有免疫服务人员接种时必须按医务人员要求统一着装，佩戴经过消毒后的医用帽和口罩。

（13）接种时，必须严格执行三查七对制度，即检查接种卡、接种证、接种禁忌证，核对接种对象姓名、性别、年龄、疫苗名称、接种针次、接种剂量和接种部位。

（14）常规疫苗应与季节性疫苗分日接种、卡介苗专日接种。

(15) 第一类疫苗与第二类疫苗均可接种时，优先接种第一类疫苗，不可与第二类疫苗联合免疫，需保持正确的时间间隔。

(16) 免疫服务人员应严格按照各疫苗接种操作技术规范的要求进行接种，使用合格的一次性注射器、保证一人一杯一勺；疫苗开启后活疫苗在半小时内、死疫苗在 1 小时内用完。

(17) 免疫服务人员必须告诉儿童家长所接种疫苗的必要性、有效性和安全性（包括可能出现的不良反应），儿童接种后必须留观 15～30 分钟。

(18) 对接种后一次性注射器的处理严格按北京市医疗废弃物的管理规定进行，并做好记录。

## 7 接种监测

(1) 按全市统一要求，每月及时将上一月的常规接种月报表统计上报至所属区（县）疾病预防控制中心。

(2) 对每月的第一类疫苗（HBV、OPV、DPT、MV、风疹、腮腺炎）常规接种数据制作接种率监测图以评价每月的接种水平。

(3) 至少半年 1 次开展对第一类疫苗的常规查漏补种活动，按全市统一要求做好常规查漏补种的原始记录与数据汇总，汇总数据及时上报至区（县）疾病预防控制中心。

(4) 按全市统一部署做好对外来儿童的强化查漏补种工作，并按要求进行强化查漏补种的登记与数据汇总，汇总数据及时上报至区（县）疾病预防控制中心。

(5) 建立预防接种不良反应管理制度，对疫苗接种后的不良反应要按全市统一要求进行登记，其中的异常反应要立即报告至区（县）疾病预防控制中心，并开展调查，填写异常反应调查表，采取适当措施对患者及时救治。

(6) 严禁各种预防接种差错与事故的发生，如重复接种、错种疫苗、错种部位、剂量错误等；一旦发生预防接种差错与事故，应立即向区（县）疾病预防控制中心报告，并及时调查处理，避免更严重的不良后果发生。

## 8 针对疾病管理

(1) 建立传染病报告登记本，接到计划免疫针对疾病要按全市统一要求进行登记，按各病种的报告时限要求及时报告至区（县）疾病预防控制中心。

(2) 按各计划免疫针对疾病的时限要求及时开展病例调查，填写病例的流行病学调查表，按要求采集标本以核实诊断，采取适当的防疫措施，如疫源地消毒、应急接种等控制疫情的传播和蔓延。

（3）按全市统一要求，及时开展 AFP、麻疹的主动监测旬访工作，做好旬访记录，并及时上报区（县）疾病预防控制中心；每月及时向区（县）疾病预防控制中心报告新生儿破伤风发病数据（包括零报告）。

（4）对每年的计划免疫针对疾病的发病数和死亡数分别按年龄、性别、月份、免疫史进行统计汇总，填写统一的汇总表；本市和外省（自治区、直辖市）的发病死亡数应分别统计汇总。

## 9　宣传培训、检查考核与档案管理

（1）对儿童家长要开展多种形式的计划免疫知识宣传，每季度至少组织 1 次专门的计划免疫宣传活动，并做好宣传记录。

（2）对免疫服务人员要进行多种形式的计划免疫培训，每年参加区（县）组织的全员业务培训与考试，并做好培训记录。

（3）定期对免疫服务人员的工作完成情况进行检查，并接受区（县）组织的年终考核，做好检查考核记录。

（4）计划免疫档案应设专人管理。

（5）按全市统一标准对计划免疫档案按年份装订成册，并有档案编目以方便查阅。

（6）计划免疫档案的项目要齐全，内容要完整。

## 10　工作指标

（1）完成上级疾病控制机构下达的各项免疫接种工作指标。

（2）不发生脊灰野病毒病例；其他计划免疫针对疾病一旦出现疫情，通过采取相应控制措施，不出现相应疾病的续发病例。

（3）按时完成区（县）疾病预防控制中心下达的疫苗免疫成功率和健康人群抗体水平监测等常规血清学监测的标本采集任务。

# 第 22 章　北京市免疫预防工作管理制度

## 1　市级、区（县）级免疫预防工作管理制度

### 1.1　计划免疫人员管理制度

（1）各区（县）疾病预防控制中心有计划免疫主管领导，并须单独设立计划免疫科。

（2）计划免疫专职人员数量充足，至少 4 人，并按本市人口 20 万∶1 配备人员。

（3）大学本科学历人数城近郊区在 2 人以上，远郊区县在 1 人以上。

（4）所有计划免疫工作人员应持有执业医师资格证书。

### 1.2　生物制品管理制度

（1）遵照《中华人民共和国传染病防治法实施办法》、卫生部《预防用生物制品生产供应管理办法》、《北京市预防用生物制品管理规范》的有关管理规定。

（2）进货渠道遵循“市→区（县）→医院”的原则。

（3）计划免疫用生物制品做到生物制品年有计划、月有安排。

（4）各种生物制品每月结算一次，做到制品出入及库存账物相符，领入、支出有登记。

（5）所有预防用生物制品接种时应向受种者或其监护人进行告知。

（6）推荐制品必须执行自费自愿原则，且应在告知书上签字。

（7）生物制品由专人负责运输、储存和管理。

### 1.3　冷链管理制度

（1）遵照执行《北京市冷链管理办法》及《北京市冷链系统管理规范》相关规定。

（2）掌握本级与基层运转状况（更新、补充、使用情况）。

（3）冷链设备要有专人负责。

（4）所有冷链设备要建立档案卡及设备维修记录。

（5）冷链设备专室摆放，符合要求，做到专物专用。

（6）认真做好每日上班、下班各一次的冷链设备温度记录，并完整填写温度

记录表。

（7）生物制品的运输必须有运输温度记录。

## 1.4　免疫接种管理制度

（1）执行《北京市常规免疫监测方案》的相关规定。

（2）执行《北京市计划免疫疫苗免疫程序》及《北京市推荐疫苗免疫程序》的规定。

（3）做好流动儿童的免疫预防接种管理工作。

（4）掌握辖区内人口情况及接种对象的变化情况，积极与外来人口管理办公室、公安、工商、居委会等部门了解流动人口动态。

（5）做好预防接种卡、证、册的管理。

（6）做好接种率监测分析工作。

## 1.5　针对疾病管理制度

（1）根据《中华人民共和国传染病防治法》、《中华人民共和国传染病防治法实施办法》及北京市有关疫情报告的文件规定，各级各类医疗卫生机构在发现计划免疫针对疾病的疑似病例疫情时，均应按时限要求向疾病预防控制中心报告。

（2）列入被消灭、消除或重点控制的疾病（脊髓灰质炎、新生儿破伤风、麻疹等）除按上述要求进行疫情报告外，还应按卫生部的要求进行专项报告和管理。

（3）接到传染病个案报告，应将患者姓名、性别、年龄、地址、发病时间、报告单位、报告人、报告时间等有关内容进行登记，并及时转达主管人员。

（4）区（县）疾病预防控制中心在接到计划免疫针对疾病的疫情报告后，应在规定时限内进行病例个案调查，核实诊断，采取疫情控制措施。

（5）市、区（县）疾病预防控制中心接到多发、暴发疫情报告后，应立即组织人员到达现场开展调查工作，核实诊断，采取疫情控制措施，撰写暴发疫情调查报告和总结。疫情及其处理情况及时上报区（县）卫生局和市疾病预防控制中心。

（6）对年度内有病例的相关疾病，撰写年度流行病学总结。

## 1.6　例会、考核、宣传、培训制度

（1）市疾病预防控制中心每2个月召开区（县）疾病预防控制中心计划免疫科（组）长专业例会；区（县）疾病预防控制中心每月召开医院保健科计免专业会议。

（2）利用专业例会及时传达上级工作要求，及时总结、布置工作，交流工作

信息。

（3）专业会议应有时间、地点、参加人员、内容等详细记录。

（4）各级疾病预防控制中心每年对下级单位计划免疫工作进行年度考核，同时对日常工作不定期检查、指导，结果以简报形式反馈。

（5）按期深入基层进行业务指导，对薄弱单位或薄弱环节进行重点检查、督导，及时向主管领导及上级卫生行政部门反映重点问题，汇报工作进展，及时发现、分析、解决问题，反馈工作信息。

（6）利用每年“4 月 25 日全国儿童预防接种日”开展预防接种主题的宣传活动。疾病预防控制中心的计免及健教部门要密切配合，做好媒体免疫预防知识的宣传。

（7）每年逐级对辖区内各单位从事免疫预防人员进行全员培训，并组织考试。利用各种形式，开展疫苗应用新知识、新进展介绍，提高专业知识水平。

## 1.7 报表与信息化管理制度

（1）报表要真实、准确、完整、及时。

（2）报表报出前，负责人要对报表进行审核并签字。

（3）手工报表要存档，网络报表要备份。

（4）用于信息化管理的计算机和网络要有专人管理。

（5）计算机应配置不间断电源；配置杀毒软件，及时更新，查杀病毒。

（6）计算机要保持清洁，远离高温、高湿、高污染、强震动的环境。

（7）计算机和网络要保持正常运行，发生故障要及时检修。

（8）定期备份网络信息化管理的数据、文件。

## 1.8 档案管理制度

（1）计划免疫档案应设专人管理，并均需经过档案基本知识培训后方可上岗。

（2）管理人员应具有高度的责任心、严谨的工作态度和一定的业务水平。

（3）管理人员应相对稳定，以利于熟悉业务，保证档案资料的质量。

（4）对各基层档案工作在业务上进行指导、监督和检查。

（5）及时收集计划免疫资料，保证数据资料的准确性、内容的完整性、时间的连续性。

（6）注意维护资料的完整与安全，不得擅自转移、分散和销毁任何资料。

（7）档案可按卷、册或盒等形式存柜存放，做到安全、完整、系统和使用方便。

（8）因工作需要更换管理人员时，应做好交接工作。

# 2　基层免疫预防工作管理制度

## 2.1　门诊硬件管理制度

(1) 按规范化门诊标准将门诊设于医院适当位置，道路指引牌的路线指引清晰易找。

(2) 保持门诊日服务时间标志醒目和接种实施流程指导图简明易懂。

(3) 门诊面积、房间设置、接种台设置等符合规范化门诊标准。

(4) 保持门诊地面平整、墙壁光洁、环境整洁、光线明亮、空气流通。

(5) 保持门诊卫生设施、冷暖设备、电教设施、计算机、桌椅等各种设施运转良好。

(6) 计划免疫宣传画、相关规章制度和操作规范等材料要张贴上墙。

## 2.2　免疫服务人员管理制度

(1) 免疫接种服务人员达到中专及以上学历，并持有行医执业证书、计划免疫上岗证书。

(2) 从事免疫服务工作时随时佩戴上岗证，保持良好的职业道德和工作责任心。

(3) 免疫接种服务人员每年必须参加上级部门组织的业务培训。

(4) 新上岗人员必须接受岗前培训，取得计划免疫上岗证前不可独立从事免疫预防工作。

(5) 无计划免疫上岗证的人员不可从事免疫预防工作。

(6) 调离免疫预防岗位时计划免疫上岗证必须及时上交、注销。

(7) 计划免疫上岗证过期、遗失或损坏的，应立即申请补办。

## 2.3　疫苗管理制度

(1) 所有疫苗有专人管理，做好疫苗领发登记，并从区（县）疾病预防控制中心领取。

(2) 及时正确地制订下一年疫苗需要量计划。

(3) 每次接种完成后清点疫苗使用数和耗损数，按月上报疫苗使用情况。

(4) 疫苗的运输、储存和使用等各个环节按要求做好温度记录。

(5) 保证疫苗存放的冷链设备和位置正确，疫苗按有效期长短、进库先后使用。

(6) 过期疫苗要登记并交上级防疫部门处理。

## 2.4 冷链管理制度

（1）冷链应有专人管理，并经过专业培训。

（2）按要求建立冷链设备档案，做到账物相符、专物专用。

（3）各种冷链设备配备充足并保持良好的运转状况。

（4）冷链设备的使用、维修、报废和更新严格按上级规定执行。

## 2.5 接种器材与药品管理制度

（1）配备足够的消毒设备与药品、体检设备、接种器材、急救设备与药品等。

（2）保持各种设备与器材运转良好，及时更新过期接种器材与药品。

（3）使用合格的一次性注射器，三证要齐全。

（4）做好各种接种器材与药品的领取和使用登记。

## 2.6 免疫接种服务管理制度

（1）合理安排接种门诊周期和门诊日接种工作量。

（2）及时建卡、建证，及时预约接种通知，并宣传计划免疫知识。

（3）接种前进行现场消毒，接种时穿戴工作装、帽和口罩，佩戴上岗证。

（4）掌握各种疫苗接种操作技术和注意事项，严格执行三查七对制度。

（5）常规疫苗与季节性疫苗分日接种，卡介苗专日接种。

（6）优先接种计划免疫疫苗，不与其他疫苗联合免疫，保持正确的时间间隔。

（7）现场疫苗要符合冷链要求，接种后要留观，按相关规定处理一次性注射器。

## 2.7 接种监测制度

（1）及时统计和上报常规接种月报表，每月评价疫苗接种情况。

（2）开展常规查漏补种和外来儿童强化查漏补种活动，做好数据统计与上报。

（3）进行疫苗接种后不良反应登记，及时报告、调查和处理异常反应。

（4）防止各种预防接种差错与事故的发生，一旦发生要及时报告、调查和处理。

## 2.8 针对疾病管理制度

（1）按要求进行病例报告登记，并及时上报疫情。

(2) 开展或协助上级开展病例调查、标本采集和疫源地处理。

(3) 按要求开展重点疾病（AFP、麻疹和新生儿破伤风）的主动监测工作。

(4) 对针对疾病发病数和死亡数按要求进行年统计汇总。

## 2.9　宣传培训、检查考核与档案管理制度

(1) 经常向儿童家长开展多种形式的计划免疫知识宣传。

(2) 经常对免疫服务人员进行多种形式的计划免疫培训。

(3) 定期对免疫服务人员的工作进行检查和考核。

(4) 计划免疫档案设专人管理，按年份装订成册，且项目齐全和内容完整。

# 第 23 章　北京市免疫预防监测检验工作管理规范

针对免疫预防监测检验工作特点，本规范对人体原始样本的采集、运送、检验、处理等免疫预防监测检验工作流程做出规定，以保证检验结果客观、准确、有效。

## 1　适用范围

以诊断、预防、治疗人体疾病，评估个体或群体健康，监测生物制品或鉴定疾病病原为目的，对取自和用于人体或环境的生物材料在微生物领域进行病原学、免疫学、分子生物学等相关监测检验工作均适用于本规范。

## 2　工作职责

（1）各级免疫预防专业人员负责提出监测检验计划或开出检验医嘱，组织落实原始样本的采集、运送、保存，并初步核查原始样本。

（2）样本采集人员正确采集、标记、记录、处理、保存、运送原始样本。

（3）业务接收员负责原始样本受理、核查、登记、编号、标识、传递和检验报告发出。

（4）检验人员负责原始样本检验及检验报告的编制。

（5）技术负责人或授权签字人负责检验报告和评价报告的签发。

（6）质量监督员负责监督检验报告及评价报告核对、盖章及技术资料的归档管理。

## 3　工作程序

### 3.1　检验前过程

#### 3.1.1　监测检验申请与计划

专业技术人员或公共卫生医师根据疫情动态和“疾病预防控制计划”提出检验申请，经检验负责人批准后，依据《北京市各种疾病监测方案或管理规范》、《北京市免疫预防血清学与疫苗滴度监测规范》等相关技术文件制订监测检验计划，提出对原始样本采集、运送、检测、检验等的具体要求。

#### 3.1.2　原始样本的采集与送检

样本采集人员和检验申请者严格执行监测检验计划和采样规范，正确采集、标记、记录（原始样本相关信息）、处理、保存、流转、运送、核查原始样本，同时填写检验申请单（表 23-1）或电子申请表，一式两份。

#### 3.1.3　送检样本的受理

（1）样本检查：业务接收员对照原始样本相关登记表，对来样进行核对，检查样本容器和样本质量、数量、体积及相关信息；若发现有不适于进行所要求检验的样本时（包括从收样到检验的每一环节），应告知检验申请者并弃置。

（2）样本的登记、编号和标识：业务接收员对送检样本按样本编号方法在收样登记表（表 23-2）进行编号、登记；并填写检验受理单（表 23-3），一式两份；同时在每件样本或每批样本上加贴检验状态标识（表 23-4），并在相应栏内划“√”。

（3）样本流转：业务接收员应在 24 小时内将样本及相关“登记表”、“检验申请单”、“检验受理单”转交检验者，并签字确认。

### 3.2　检验工作实施

实验室根据检验申请及受理要求，安排具备相当专业技术水平和能力的人员进行检验，检验人员按相应标准或作业指导书操作和记录，按时完成检验任务。

### 3.3　检验后过程

#### 3.3.1　检验结果报告

（1）检验工作结束后检验者应整理、清点样本登记表、检验申请受理单、原始记录（图谱）等相关技术资料和剩余样本。

（2）同室检验人员校核原始检验数据、计算公式、检验结果，并在原始记录上签字。

（3）检验者编制打印检验报告（原则上一式 3 份，也可根据不同要求确定数量），并签字；报告格式应符合《检验报告管理程序》文件对疾病控制类检验报告的要求，保证有足够的信息。

（4）有 5 年以上专业工作经验、中级以上（含中级）专业技术职务检验人员对原始记录、检验报告进行全面审核，并在报告上签字。

（5）技术、质量负责人或授权签字人对检验依据和结论进行审核，并在报告上签字，全面负责检测检验报告质量。

（6）实验室指定专人对检验报告进行核发、盖章。

（7）检验者最后将检验报告交业务接收员发出，报告交接时应在“检验样本与检验报告交接登记表”上做交接记录（签字）。发给个人的检验报告经本专业中级以上（含中级）专业技术职务检验人员全面审核签字后，报告授权签字人即可发出。

（8）检验报告的更改按《检验报告管理程序》中的有关要求进行。

### 3.3.2　技术资料归档

（1）检验者按要求对涉及样本质量和检验结果的技术资料进行整理、编号。

（2）技术档案管理员按月核查、验收技术资料，在“监测检验技术资料存档登记表”（表 23-5）上登记、归档。

### 3.3.3　样本及阳性物的保存

（1）剩余样本应在保证性状稳定的前提下保留一定时间（根据特点确定保存期），以便结果报告后可以复查或再进行其他检验。

（2）所有需要保存的阳性分离物（细菌、病毒等病原）按要求妥善保管，菌、毒种保藏要严格执行《菌毒种（株）保管制度》。

### 3.3.4　剩余样本及阳性物的处置

（1）对检验中不再需要或超过保存期限的样本，经实验室负责人批准，由检验人员登记后按医疗感染性废物进行妥善、安全处置。

（2）所有阳性物的处置与样本相同，质量监督员应对处置过程进行监督。

## 4　相关规定及伦理规范

（1）从事免疫预防工作各级各类专业技术人员应严格遵循“客户和患者的利益高于一切”这一通则，在预防保健及其他相关活动中要公平对待所有服务对象，不得有歧视行为。

（2）要制定“原始样本采集处理技术规范”，并形成文件。

（3）监测检验计划内容应包括（但不限于）：①检验对象（患者、接触者、健康者等）；②原始样本类型、数量、采集日期、时间、地点；③容器和所需添加物质；④原始样本标记规则；⑤原始样本相关登记表或电子登记表和个案调查表，以记录患者或监测对象姓名或唯一性识别号、性别、出生日期或年龄等个人信息，病史、用药史、接种史等相关临床资料，必要时详细记录提供原始样本的患者阳性体征，采集原始样本的人员情况等；⑥从样本采集到实验室接收期间的特殊处理方式，如运输方式、冷藏、保温、立即送检等；⑦检验项目、预计检验期限；⑧安全处理样本采集中生成的各类医疗废物等。

（4）专业技术人员充分收集资料是实施监测检验计划的前提，但是不得收集与此无关的个人资料。

（5）实施监测检验计划时考虑工作人员以及其他人的职业卫生安全防护是合法的，应最大限度降低已知或未知危险的伤害。

（6）实验室要制定接收或拒收各类原始样本的准则；原则上实验室不得接受或处理缺乏正确识别资料、容器破损或质量的不合格的原始样本，所有送检的原始样本应附有足够的信息资料，必须能追溯其来源；例外情况需特别注明，要签名记录在案，检验报告中需对样本质量作评价，并谨慎解释检验结果。

（7）实验室要规定申请添加新检验项目、检验结果报告留存、医学记录保留等的时限，并形成文件；医学记录的保留期要根据法律、法规考虑专业技术人员对记录的依赖性，某些记录和材料在考虑法律方面的意义时，需要保留更长时间。

（8）必要时实验室要监控样本送达的整个过程（监控应根据检验性质和实验室有关规定，在一定时间内进行；为保证完整性，样本应在规定的温度范围、指定的保存剂中存放；以一种对携带者、公众、接收实验室都安全的方式进行）；定期审查静脉取血或取脑脊液的体积，保证采样量不会过多或不足。

（9）实验室要时适监控和验证实验室设备处于正常的校准状态和性能之下，包括仪器设备、标准材料、耗材、试剂及分析系统等；对无法溯源到 SI 单位制或参比一个自然常数的实验室设备，可通过比对实验和能力验证等核查确认其准确性。常采用但不限于以下方法：参加实验室间比对、用适宜的参考物质验证材料的性状、用其他程序验证或校准、与相似类型的测量比较、与被普遍认可的标准或方法相互验证，或要求供应商、制造厂提供针对实验室设备溯源性的声明文件。

（10）对如何选择检验和进行结果解释提供专业意见是实验室服务的一部分，检验人员要尽可能保证对检验结果准确诠释，并从患者利益出发正确应用。

（11）对患者有重要意义的检验结果，未经实验室负责人同意或提出检验申请的医师充分解释说明，不得直接报告给当事人。

（12）实验室对特定患者的检验结果应严格保密，经授权后方可公开；经当事人同意或按照法律规定可向第三方报告；检验结果要在剔除所有能识别患者身份的信息后，方可用于流行病学、人口统计学或其他统计学分析。

（13）实验室资料存放要确保安全性，防止丢失、未授权使用、篡改或其他形式的误用，通常实验室人员、检验申请人、患者和其他经授权的个人可以查询，但出于维护法律或个人安全的考虑，或当可能违反患者利益、导致泄露他人隐私或不便于检索时，可限制上述个人得到有关资料。

(14) 紧急情况应在检验申请单和原始样本容器上标记绿色“急”字样，样本直接送交实验室检测；检验结果经授权签字人审核同意，可口头报告相关人员，随后补办手续或补发报告。

(15) 患者或当事人对其采取的任何采样操作有知情权，若他们持检验申请并自愿接受常规的采样操作可视为默认同意。出于申请检验之外的目的利用原始样本，必须隐去样本来源者身份；若样本已入库保存，则无需事先征得当事人知情同意。

## 表 23-1　北京市疾病预防控制中心检验申请单

<table>
<tr><td colspan="2">样本名称：血清　粪便　尿液　脑脊液　咽拭子　疫苗　污水　其他</td></tr>
<tr><td>样本数量：　　　　　　份</td><td>送 检 号：</td></tr>
<tr><td colspan="2">送检单位：</td></tr>
<tr><td colspan="2">送检目的：</td></tr>
<tr><td colspan="2">相关资料名称：</td></tr>
<tr><td>检验对象：患者　接触者　健康者</td><td>采样日期：　　　年　月　日</td></tr>
</table>

送样人（签字）：__________

年　月　日

## 表 23-2　收样登记表

<table>
<tr><td rowspan="2">样品受理编号</td><td>样品名称</td><td>送检日期</td><td rowspan="2">检测内容</td><td rowspan="2">收样人</td><td>留样数量</td><td>报告、委托书页数</td><td>取报告人</td><td rowspan="2">备注</td></tr>
<tr><td>委托检测单位</td><td>应出报告日期</td><td>留样人</td><td>收记录人、日期</td><td>日期</td></tr>
<tr><td rowspan="2"></td><td></td><td></td><td rowspan="2"></td><td rowspan="2"></td><td></td><td></td><td></td><td rowspan="2"></td></tr>
<tr><td></td><td></td><td></td><td></td><td></td></tr>
<tr><td rowspan="2"></td><td></td><td></td><td rowspan="2"></td><td rowspan="2"></td><td></td><td></td><td></td><td rowspan="2"></td></tr>
<tr><td></td><td></td><td></td><td></td><td></td></tr>
<tr><td rowspan="2"></td><td></td><td></td><td rowspan="2"></td><td rowspan="2"></td><td></td><td></td><td></td><td rowspan="2"></td></tr>
<tr><td></td><td></td><td></td><td></td><td></td></tr>
<tr><td rowspan="2"></td><td></td><td></td><td rowspan="2"></td><td rowspan="2"></td><td></td><td></td><td></td><td rowspan="2"></td></tr>
<tr><td></td><td></td><td></td><td></td><td></td></tr>
<tr><td rowspan="2"></td><td></td><td></td><td rowspan="2"></td><td rowspan="2"></td><td></td><td></td><td></td><td rowspan="2"></td></tr>
<tr><td></td><td></td><td></td><td></td><td></td></tr>
<tr><td rowspan="2"></td><td></td><td></td><td rowspan="2"></td><td rowspan="2"></td><td></td><td></td><td></td><td rowspan="2"></td></tr>
<tr><td></td><td></td><td></td><td></td><td></td></tr>
<tr><td rowspan="2"></td><td></td><td></td><td rowspan="2"></td><td rowspan="2"></td><td></td><td></td><td></td><td rowspan="2"></td></tr>
<tr><td></td><td></td><td></td><td></td><td></td></tr>
<tr><td rowspan="2"></td><td></td><td></td><td rowspan="2"></td><td rowspan="2"></td><td></td><td></td><td></td><td rowspan="2"></td></tr>
<tr><td></td><td></td><td></td><td></td><td></td></tr>
</table>

第三版　第 1 次修改　　　　实施日期：2013 年 1 月 1 日

**表 23-3 北京市疾病预防控制中心检验受理单**

样品受理编号：

| 检验项目： |
| --- |
| 合格样本数量：　　　　　　　份 |
| 标本感观： |
| 结果报告发送方式：　　□自取　　□邮寄　　□电传　　□其他 |
| 其他要说明的问题： |

收样人（签字）：＿＿＿＿＿＿

年　　月　　日

**表 23-4 样本检验状态标识**

| 样品编号： | | | |
| --- | --- | --- | --- |
| 待检 | 在检 | 检毕 | 留样 |
| □ | □ | □ | □ |

**表 23-5 免疫预防检验技术资料存档登记表**

| 样本受理编号 | 技术资料 | | | | | 存档日期 | 责任人 |
| --- | --- | --- | --- | --- | --- | --- | --- |
| | 单项计划 | 样本登记表 | 检验申请单 | 原始记录 | 检验报告 | | |
| | | | | | | | |
| | | | | | | | |
| | | | | | | | |
| | | | | | | | |
| | | | | | | | |
| | | | | | | | |
| | | | | | | | |
| | | | | | | | |
| | | | | | | | |
| | | | | | | | |
| | | | | | | | |

# 第 24 章　北京市预防接种服务技术规范

根据国家卫生部 2005 年 9 月颁布的《预防接种工作规范》，结合北京市预防接种工作实际情况制定本规范。

## 1　预防接种门诊服务基本要求

（1）免疫服务人员数量与资质参照《北京市规范化接种门诊标准》。

（2）常规门诊每周开诊次数不少于 2 次，农村地区不少于 1 次，流动人口聚集地免疫预防门诊每周开诊次数不少于 3 次。

（3）常规门诊的日人均接种数不超过 25 针次，群体性接种的日人均接种数控制不超过 75 针次。

## 2　接种前的准备工作

### 2.1　确定受种对象

（1）受种对象：包括本次应种者、上次漏种者和流动人口等特殊人群中的未受种者。

（2）掌握受种对象：通过多种途径，如计生办、流管办、村（居）委会等相关部门，同时结合常规查漏补种工作，利用北京市免疫规划信息系统掌握适龄儿童数。

（3）受种对象范围；根据北京市免疫规划疫苗规定的免疫程序确定。

（4）确定受种对象：根据接种记录清理、核实受种对象。

### 2.2　通知儿童家长或其监护人

可以采取预约、通知单和短信等适当方式通知儿童家长或其监护人，同时告知接种疫苗的种类、时间、地点和相关要求。

### 2.3　疫苗的准备

（1）接种前将疫苗从冷藏容器内取出，尽量减少开启冷藏容器的次数。

（2）核对接种疫苗的品种，检查疫苗外观质量。凡过期、变色、污染、发霉、有摇不散凝块或异物，无标签或标签不清，西林瓶或安瓿有裂纹的疫苗一律不得使用。

（3）冻结过的百白破疫苗、乙肝疫苗、甲肝疫苗、白破疫苗一律不得使用。

检查百白破疫苗、乙肝疫苗是否冻结的方法：将疑似冻结过的疫苗和作为对照的正常疫苗同时摇匀后静止竖立，疑似冻结过的疫苗在 10 分钟后与对照疫苗相比出现分层现象，其上层液体较清，即可判断疫苗冻结过。

（4）冰排的使用

注意查看冷藏包内的温度显示，一旦超出规定的温度标准，应及时更换冰排。无包装盒的疫苗和稀释液禁止直接接触冰排，冷藏包（箱）内的空隙应用纱布填充，防止疫苗和稀释瓶破裂、损坏或冻结。群体性接种时，如果需要在桌面上放置冰排的，冰排上方应有消毒治疗盘，盘中应铺放消毒治疗巾，并注意及时更换冰排。门诊结束后应将未开启的疫苗存入冰箱内，下次接种日应优先使用。

### 2.4　准备注射器材

（1）一次性注射器使用前要检查包装是否完好，且在有效期内。

（2）备好喂服脊灰疫苗的消毒小口杯、药匙、凉开水。

### 2.5　准备药品、器械

（1）准备 75％乙醇、95％乙醇、棉签、治疗盘、体温表、听诊器、压舌板、血压计（配有儿童袖带）、1∶1000 肾上腺素、回收一次性注射器的安全盒及污物桶等。

（2）为新生儿提供首剂乙肝疫苗接种的单位，提前准备乙肝疫苗、注射器材及相关记录资料，保证新生儿出生后 24 小时内尽快接种。

## 3　接种时的工作

### 3.1　接诊流程（参考）

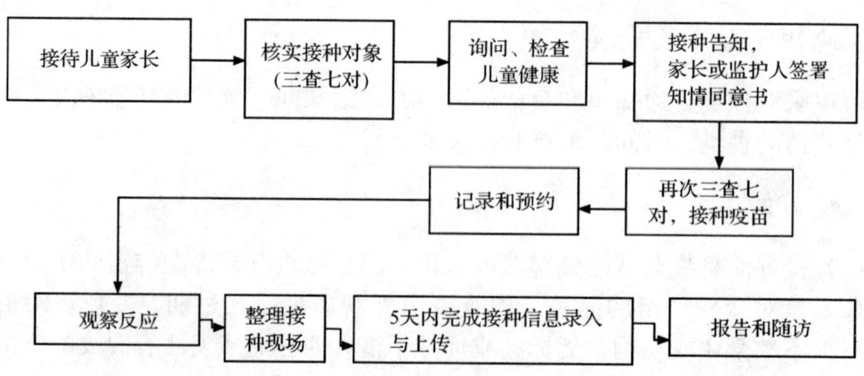

## 3.2　接种场所的要求

接种场所的要求参照《北京市预防接种门诊规范化标准》。

## 3.3　核实受种对象

（1）免疫规划人员应查验儿童预防接种证、接种卡（包括电子接种信息卡，下同）、接种禁忌，核对受种者姓名、性别、出生年月日、疫苗名称、接种针次、接种剂量、接种部位，确认是否为本次受种对象和本次应接种疫苗的品种。

（2）免疫服务人员发现原始记录中受种者姓名，出生年、月、日有误，应及时更正。

（3）对不属于本次接种的受种者，向儿童家长或其监护人做好说服解释工作。

（4）对于因接种禁忌不能接种者，免疫规划人员应当对受种者或者其监护人提出医学建议，并在预防接种证（卡）上记录。

## 3.4　接种前告知和健康状况询问

（1）免疫规划人员在实施接种前，应当告知受种者或者其监护人所接种疫苗的品种、作用、禁忌、不良反应及注意事项。告知可采取口头或文字方式。

（2）免疫规划人员在实施接种前，应询问受种者的健康状况以及是否有接种禁忌等情况。

（3）受种者或者其监护人要求选择接种与第一类疫苗同品种的第二类疫苗时，接种单位应当告知费用承担、异常反应补偿方式以及3.4（1）项的内容。

## 3.5　接种操作

接种时严格执行安全注射。

（1）免疫服务人员穿戴工作衣、帽、口罩。

（2）对每名受种者操作之前均要保证手部清洁，可使用手消毒剂。

（3）接种前方可打开或取出注射器具。

（4）免疫服务人员在接种操作前再次落实“三查七对”制度，无误后予以接种。

（5）注射剂型疫苗的使用如下所述。

含有吸附剂的疫苗，使用前应当充分摇匀。

安瓿：将安瓿尖端疫苗弹至底部，用75％乙醇棉球消毒安瓿颈部后，再用消毒干棉球（纱布）包住颈部掰开。西林瓶：除去西林瓶铝盖或塑料盖，用75％乙醇棉球消毒。

将注射器针头斜面向下插入安瓿或西林瓶的液面下，吸取疫苗或稀释液。吸取疫苗后，将注射器的针头向上，排空注射器内的气泡，直至针头上有一小滴疫苗液出现为止。

冻干疫苗：用注射器抽取稀释液，沿安瓿或西林瓶内壁缓慢注入，轻轻摇荡使疫苗充分溶解，避免出现泡沫。

(6) 皮肤消毒方法如下所述。

确定接种部位。接种部位要避开疤痕、炎症、硬结和皮肤病变处。

用无菌棉签蘸 75%乙醇，由内向外螺旋式对接种部位皮肤进行消毒，涂擦直径≥5cm，待晾干后立即接种。禁用碘酊进行皮肤消毒。

疫苗的接种部位、途径和剂量参见国家药典的规定，对未收入药典的疫苗，参见疫苗使用说明书。

(7) 在注射过程中防止被针头误伤。如果被污染的注射针头刺伤，应按照有关要求处置。

(8) 注射完毕后不得回套针帽，应将注射器具直接投入安全盒或防刺穿的容器内，统一回收销毁。

## 3.6 接种技术要点

(1) 口服疫苗：脊髓灰质炎减毒活疫苗糖丸，每人一粒；月龄稍大的儿童可用消毒小勺将糖丸直接喂入口中，看其服下；月龄较小的儿童呈仰卧位将糖丸用汤匙碾碎，用凉开水调成糊状，慢慢送入口中，看其服下；凡吐出者须补服。

(2) 皮下接种疫苗：接种部位为上臂外侧、三角肌下缘；皮肤常规消毒后，左手紧绷皮肤，右手持注射器，食指固定针柄，针头斜面向上，与皮肤呈 30°～40°角，快速刺入针头的 1/3～2/3；放松皮肤，左手固定针管，回抽无回血，注入疫苗；注入疫苗后快速拔出针头，用消毒棉球稍加按压针眼部位。

(3) 肌内注射疫苗：接种部位为上臂外侧、三角肌中部或臀部外上 1/4 处；皮肤常规消毒后，左手紧绷皮肤，右手呈持毛笔式持注射器，中指固定针管，与皮肤呈 90°角，快速进针，刺入针头的 2/3；回抽无回血，注入疫苗；注入疫苗后快速拔出针头，用消毒干棉球稍加按压针眼部位。

## 3.7 接种记录、观察与预约

(1) 根据接种卡、预防接种证要求的各种信息用信息系统直接打印。签字笔或钢笔记录。接种记录书写工整，不得用其他符号代替。

(2) 告知家长或监护人，受种者在接种后留在接种现场观察 30 分钟。如果出现疑似预防接种异常反应，应及时处理和报告。

(3) 与儿童家长或其监护人预约下次接种疫苗的种类、时间和地点。

（4）负责新生儿接生的单位在接种第 1 剂乙肝疫苗后，应当填写首剂乙肝疫苗接种登记卡，同时告知家长在 1 个月内到居住地的接种单位建立预防接种证、建立接种卡（包括电子接种卡，下同），并按免疫程序完成第 2、3 剂乙肝疫苗接种。

## 4　接种后的工作流程

### 4.1　清理器材

（1）清洁冷藏容器和操作台。

（2）注射用一次性废弃物应按照卫生部《医疗废物管理条例》进行处理。

（3）其他器械按要求灭菌或消毒后备用。

### 4.2　处理剩余疫苗

（1）记录疫苗的使用数量及废弃数量。

（2）废弃疫苗按照感染性医疗垃圾处理。

（3）冷藏容器内未打开的疫苗做好标记，放冰箱保存，于有效期内在下次接种时首先使用。

### 4.3　清理核对接种通知单和预防接种卡，及时登记，确定需补种的人数和名单，并补发通知

### 4.4　统计本次接种情况和下次接种的疫苗使用计划，每月按规定上报疫苗使用量报表

# 第 25 章　北京市免疫预防资料存档规范

免疫预防资料存档是免疫预防的核心工作之一，它能够全面反映和概括免疫预防活动的工作内容及水平，对促进北京市免疫预防工作的发展起着非常重要的作用。本规范依据卫生部国家免疫预防工作的相关规定，参照《中华人民共和国档案法实施办法》，结合北京市实际情况而制定。

## 1　免疫预防资料实行分级管理

一级：北京市疾病预防控制中心免疫预防所负责。

二级：区（县）疾病预防控制中心免疫预防科（组）负责。

三级：预防接种单位负责。

## 2　免疫预防资料管理要求

（1）统一标准的资料案卷皮（册、盒）。

（2）资料中所有报表按全市统一格式。

（3）资料文件可用计算机打印，也可用钢笔或签字笔填写，禁止使用复写纸、铅笔或圆珠笔。

（4）纸张使用 A4 纸。

（5）每卷、册、盒内文件要附有卷内目录和备考表，并认真填写。

（6）建立检索目录，将成卷（册、盒）的资料按要求编号并填写总目录，以方便查证。

（7）每年第一季度要将上一年的资料按要求装订成册。

（8）资料应有纸质版本、电子版存档（目前国家档案机构未要求取消纸板）。

（9）区（县）疾病预防控制中心需上报市疾病预防控制中心的资料应在规定的时间范围内及时报出。

## 3　免疫预防资料管理内容

### 3.1　一级管理

#### 3.1.1　文书资料

（1）行政文件

a. 上级行政部门文件。

b. 本级行政部门文件。

c. 国家疾病预防控制中心文件。

d. 本级疾病预防控制中心上报文件。

e. 本级疾病预防控制中心下发文件。

f. 管理制度。

(2) 工作计划、总结。

### 3.1.2　基本资料

(1) 行政区划

a. 北京市区划图及各区（县）区划图。

b. 各区（县）、乡（镇、街道）、行政村（居委会）一览表。

(2) 人口资料

a. 来源于北京市统计局及国家免疫预防系统上报的各区（县）分年龄、性别统计表。

b. 北京市各区（县）出生人数、出生率、死亡人数、死亡率、自然增长率统计表。

c. 北京市各区（县）托幼园所、在校学生（小、中、大、专业技校等）统计表。

(3) 组织机构

a. 北京市从事免疫预防工作人员一览表。

b. 各区（县）、乡（镇、街道）从事免疫预防工作人员一览表。

c. 北京市各区（县）接种单位（门诊）数、接种周期及免疫服务形式。

### 3.1.3　专业总结分析

(1) 相关疾病总结分析。

(2) 免疫成功率监测分析。

(3) 人群抗体水平监测分析。

(4) 预防接种不良反应分析。

(5) 接种率监测、接种率调查、查漏补种数据分析。

(6) 疫苗滴度监测分析。

(7) 免疫预防工作检查考核、总结、分析等。

### 3.1.4　疫情资料

(1) 免疫规划疫苗针对传染病疫情资料（中心统计信息资料）。

（2）疫情处理调查报告（个案、暴发、突发）。

### 3.1.5　免疫接种

（1）北京市接种率监测、接种率调查、查漏补种报表。
（2）北京市强化免疫报表。

### 3.1.6　疫苗管理

按照《北京市疫苗管理规范》要求填写下表。
（1）第一类疫苗______年度需求计划表（通用）。
（2）______年____月第一类使用量统计月（年）报表。

### 3.1.7　简报

市疾病预防控制中心简报材料。

### 3.1.8　培训宣传

（1）市级举办的各类免疫预防相关培训班（每期一册）。
收集内容：通知、教材、课程表、签到表、考试题、考核成绩、培训小结。
（2）宣传。
a. 按项目填写下表。

**宣传情况统计表**（按次统计）

| 项目 | |
|---|---|
| 宣传形式 | |
| 宣传时间 | |
| 接受宣传的人数 | |
| 宣传内容 | |
| 资料份数 | |
| 领导参与 | |
| 经费 | |
| | |
| | |

b. 宣传资料备份。

#### 3.1.9　规范化门诊

（1）北京市规范化门诊申请表。
（2）北京市规范化门诊验收考核评分表。
（3）复验考核记录。

#### 3.1.10　杂文

（1）如果数量大可按内容分类装册；如数量小也可合为一册。
（2）通知类保留一年销毁。

### 3.2　二级管理

#### 3.2.1　文书资料

（1）行政文件
a. 上级行政部门文件。
b. 本级行政部门文件。
c. 上级疾病预防控制中心下发文件。
d. 本级疾病预防控制中心上报文件。
e. 本级疾病预防控制中心下发文件。
f. 管理制度。
（2）工作计划、总结。

#### 3.2.2　基本资料

（1）行政区划
a. 各区（县）行政区划图。
b. 各区（县）、乡（镇、街道）、行政村（居委会）一览表。
（2）人口资料
a. 来源于区（县）统计局及免疫预防系统上报的分年龄、性别统计表。
b. 出生人数、出生率、死亡人数、死亡率、自然增长率统计表。
c. 各乡（镇、街道）托幼园所、在校学生（小、中、大、专业技校等）统计表。
（3）组织机构
a. 各区（县）从事免疫预防工作人员一览表。
b. 乡（镇、街道）、行政村（居委会）防保部门从事免疫预防工作人员汇总表。

### 3.2.3 专业总结分析

（1）免疫规划疫苗针对传染病总结分析。
（2）免疫成功率监测分析。
（3）人群抗体水平监测分析。
（4）预防接种不良反应分析。
（5）接种率监测、接种率调查、查漏补种数据分析。
（6）免疫预防工作检查考核、总结、分析等。

### 3.2.4 疫情资料

（1）免疫规划疫苗针对传染病疫情资料（疾病预防控制中心统计信息资料）。
（2）疫情处理调查报告（个案、暴发、突发）。
（3）个案流调表（按病种分类）。

### 3.2.5 免疫接种

（1）本级常规免疫接种率监测、接种率调查、查漏补种报表。
（2）强化免疫报表。

### 3.2.6 疫苗管理

按照《北京市疫苗管理规范》要求填写下表。
（1）第一类疫苗______年度需求计划表（通用）。
（2）第二类疫苗______年度购买计划表（通用）。
（3）______年____月第一类疫苗使用量统计月（年）报表。
（4）______年____月第二类疫苗使用量统计月（年）报表。

### 3.2.7 冷链管理

按照《北京市冷链系统管理规范》要求填写下表。
（1）北京市冷链设备现况年报表。
（2）北京市冷链设备档案卡。

### 3.2.8 简报

区（县）疾病预防控制中心免疫预防简报材料。

### 3.2.9 培训宣传

（1）参加市级、本级举办各类免疫预防相关培训情况。

（2）对基层计免人员业务培训情况。

收集内容：通知、教材（目录）、课程表、签到、考试题、考核成绩、培训小结（每期一册）。

（3）宣传。

a. 按项目填写下表。

**宣传情况统计表**（按次统计）

| 项目 | |
|---|---|
| 宣传形式 | |
| 宣传时间 | |
| 接受宣传的人数 | |
| 宣传内容 | |
| 资料份数 | |
| 领导参与 | |
| 经费 | |
| | |
| | |

b. 宣传资料备份。

### 3.2.10　规范化门诊

（1）北京市规范化门诊申请表。

（2）北京市规范化门诊验收考核评分表。

（3）复验考核记录。

### 3.2.11　杂文

（1）如数量大可按内容分类装册；如数量小也可合为一册。

（2）通知类保留一年销毁。

## 3.3　三级管理

### 3.3.1　文书资料

（1）行政文件

a. 上级行政部门、疾病预防控制中心文件。

b. 本级行政部门文件。

c. 预防接种单位管理制度。

(2) 工作计划、总结

### 3.3.2 基本资料

(1) 行政区划和组织机构

a. 辖区行政区划图。

b. 辖区免疫规划工作网示意图。

c. 辖区从事免疫预防工作人员一览表。

(2) 人口资料

a. 辖区内人口数（本市、外地人口分开）、户数。

b. 辖区内分年龄、性别统计报表。

c. 辖区内出生人数、出生率、死亡数、死亡率、自然增长率统计。

d. 辖区内新生儿按月统计。

e. 辖区内托幼园所、在校学生（小、中、大、专业技校等）自管单位情况表。

f. 辖区内预防接种儿童迁入、迁出情况表。

g. 与预防接种有关的人口动态（按现管卡片分、按户籍分）。

### 3.3.3 专业总结分析

(1) 免疫规划疫苗针对传染病总结分析。

(2) 疑似预防接种异常反应分析。

(3) 接种率监测、接种率调查、查漏补种分析。

(4) 疫情处理调查报告或小结（个案、暴发）。

(5) 免疫预防工作检查考核、总结、分析等。

### 3.3.4 疫情资料

(1) 辖区内免疫规划疫苗针对传染病发病记录。

(2) 流行病学个案调查表（按病种分类）。

(3) 脊髓灰质炎/AFP/疫情主动监测记录。

(4) 麻疹疫情主动监测记录。

(5) 免疫规划疫苗针对传染病疫情报告记录。

### 3.3.5 免疫接种

(1) 预防接种汇总表。

（2）常规免疫接种率监测报表。

（3）查漏补种报表。

（4）疑似预防接种异常反应接报记录和个案调查表。

（5）强化免疫报表。

（6）学生预防接种登记册、统计报表。

（7）学龄前儿童预防接种登记册（地段医生保存）。

（8）学龄前儿童建卡、建证情况统计。

（9）幼儿园、中小学校查验接种证等相关报表。

### 3.3.6　疫苗管理

按照《北京市疫苗管理规范》要求填写下表。

（1）第一类疫苗______年度需求计划表（通用）。

（2）第二类疫苗______年度购买计划表（通用）。

（3）______年____月第一类疫苗使用量统计月（年）报表。

（4）______年____月第二类疫苗使用量统计月（年）报表。

### 3.3.7　冷链管理

按照《北京市冷链系统管理规范》要求填写下表。

（1）北京市冷链设备现况年报表。

（2）北京市冷链设备档案卡。

### 3.3.8　简报

免疫预防相关简报。

### 3.3.9　培训宣传

（1）参加各级举办免疫预防相关培训的次数、人次数、考核成绩。

（2）对本辖区内自管单位及行政村（居委会）防保人员的免疫预防培训情况。

收集内容：通知、教材（目录）、课程表、签到表、考试题、考核成绩、培训小结（每次一册）。

（3）宣传。

a. 按项目填写下表。

**宣传情况统计表**（按次统计）

| 项目 | |
|---|---|
| 宣传形式 | |
| 宣传时间 | |
| 接受宣传的人数 | |
| 宣传内容 | |
| 资料份数 | |
| 领导参与 | |
| 经费 | |
| | |
| | |

b. 宣传资料备份。

### 3.3.10　规范化门诊

（1）北京市规范化门诊申请表。

（2）北京市规范化门诊验收考核评分表。

（3）复验考核记录。

### 3.3.11　各类杂文

（1）如果数量大可按内容分类装册；如数量小也可合为一册。

（2）通知类保留一年销毁。

## 北京市免疫预防各级资料存档目录

| 1 | 文书资料 | |
|---|---|---|
| | | (1) 行政文件 |
| | | (2) 工作计划、总结 |
| 2 | 基本资料 | |
| | | (1) 行政区划 |
| | | (2) 人口资料 |
| | | (3) 组织机构 |
| 3 | 专业总结、分析 | |
| 4 | 疫情资料 | |
| 5 | 免疫接种 | |
| 6 | 疫苗管理 | |
| 7 | 冷链管理 | |
| 8 | 简报 | |
| 9 | 培训宣传 | |
| 10 | 杂文 | |
| | | |